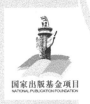

国家出版基金项目
NATIONAL PUBLICATION FOUNDATION

国家出版基金资助项目

"十三五"国家重点出版物出版规划项目

土单验方卷 8 （上）

新中国
地方中草药
文献研究
（1949—1979年）

张瑞贤 张 卫
刘更生 蒋力生

主编

SPM
南方出版传媒 广东科技出版社
北京科学技术出版社

图书在版编目（CIP）数据

新中国地方中草药文献研究：1949—1979年. 土单验方
卷. 8：全3册 / 张瑞贤等主编. —广州：广东科技出版社；
北京：北京科学技术出版社，2020.10
ISBN 978-7-5359-7368-9

Ⅰ. ①新… Ⅱ. ①张… Ⅲ. ①中草药—地方文献—研
究—中国—现代 ②土方—汇编 ③验方—汇编 Ⅳ. ①R28

中国版本图书馆CIP数据核字（2019）第240138号

新中国地方中草药文献研究（1949—1979年）·土单验方卷8：全3册

Xinzhongguo Difang Zhongcaoyao Wenxian Yanjiu（1949—1979 Nian） Tudan Yanfang
Juan 8 Quan 3 Ce

出 版 人：朱文清
责任编辑：莫志坚 赵雅雅 侍 伟 尤竞爽
责任校对：贾 荣
责任印制：彭海波 张 良
封面设计：蒋宏工作室
出版发行：广东科技出版社 http://www.gdstp.com.cn
（广州市环市东路水荫路11号 邮政编码：510075 电子信箱：gdkjzbb@gdstp.com.cn）
北京科学技术出版社 http://www.bkydw.cn
（北京市西直门南大街16号 邮政编码：100035 电子信箱：bjkj@bjkjpress.com）
销售热线：0086-10-66113227（发行部） 0086-10-66161952（发行部传真）
经 销：新华书店
印 刷：北京虎彩文化传播有限公司
（河北省廊坊市固安县工业区南区通达道临7号 邮政编码：065500）
规 格：787mm×1 092mm 1/16 印张142.5 字数1 140千
版 次：2020年10月第1版
2020年10月第1次印刷
定 价：2670.00元（全3册）

如发现因印装质量问题影响阅读，请与广东科技出版社印制室联系调换（电话：020-37607272）。

目 录

单方、验方汇编

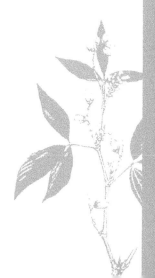

提　要

上海中医学院赴青浦教改实践队、上海市青浦县文教卫生局编印。

1969 年 10 月出版。共 55 页，其中前言、目录共 4 页，正文 49 页，插页 2 页。纸质封面，平装本。

编者将收集到的草药单方、验方汇集成册，以便广大"赤脚医生"和医药卫生人员在防病治病中应用。

本书按照疾病科别分为传染病，寄生虫病，内、儿科疾病，外科，皮肤病，伤科，耳、鼻、咽喉及口腔病，眼病，妇科病及计划生育，肿瘤 10 部分。每部分下列有疾病数种，每种疾病下出方几个甚至十几个。全书共计收方 680 个。因大多处方为民间单方、验方，所以没有方名，只有药物、剂量和特殊煎服法，个别方后附有随症加减。

书中有些处方没有剂量，而编写说明中指出，"大多数无毒草药的一般剂量，干者 1 两左右，新鲜者 2 ~ 4 两之间"。本书药物计量单位采用旧市制，即 1 斤等于 16 两。关于煎服法，"凡没有注明用法的都是煎服。按照中医传统方法分头煎、二煎两次服，其剂量为一帖的剂量"。

单方、验方汇编

（内部参考资料）

上海中医学院赴青浦教改实践队

上海市青浦县文教卫生局

目　　录

1949

新 中 国
地 方 中 草 药
文 献 研 究
(1949—1979年)

1979

· 白 页 ·

传 染 病

流 感：

1. 鲜白毛藤二两

2. 羌活五钱　板兰根一

3. 马鞭草一握

4. 紫苏叶一握　马蹄香三　　　　　　　　毛草一握　水煎分
　 二次服

随症加减：

　　咳嗽：加佛耳草四钱　桑白皮二

　　身热烦渴：加金银花(或金银花藤,　　　　　钱　淡竹
　　　　　　　叶二钱

　　咽喉肿痛：加挂金灯三钱　蒲公英五钱

流行性腮腺炎：

1. 忍冬藤一两　板兰根一两

2. 大青叶一两　蒲公英一两

3. 射干一两

4. 海金沙根　五钱至一两(干)一两至二两(鲜)　煎浓汁服

5. 天南星根　醋磨外敷患处

6. 醋蒜泥疗法：取去皮大蒜、食醋各等分，同捣如泥敷患处
　 每日二至四次，直至肿胀消退，每次现捣现敷。

7. 蛇蜕二钱洗净切碎，加鸡蛋二个，用油煎炒，一次吃下。
　 也可加些盐。成人蛇蜕用量加倍。

8. 蚯蚓糖浸液：取蚯蚓若干条去泥（不可用水洗）放于小盘
　 内，均匀撒上白糖，蚯蚓即分泌出浅黄色的液体，用纱布

1949

新 中 国
地 方 中 草 药
文 献 研 究
(1949—1979年)

1979

或棉球……每日2—3次。

9.乌蔹莓（鲜）打烂外敷患处。

白喉：

1. 白土牛膝根　五岁用一两　十岁用一两半　十四岁用二两　成人用三两　煎汤分多次服

2. 大叶马兰根一两　白土牛夕根五钱　白糖少量　煎汤服

3. 土茯苓二两

4. 酸浆(鲜)一钱至三钱　凤尾草一两

5. 鲜灯笼草(天泡子草)全草　鲜凤尾草叶各半，洗净捣烂绞取汁水加一些蜂蜜，开水冲服

6. 半边莲二两　麦冬一两　细马兰头根一两捣汁冲开水频频含服

麻疹：

1. 生麻黄　芫荽子　西河柳　紫背浮萍　各五钱　加黄酒半斤放在室内煎汤让热气薰蒸

2. 西河柳　蒿根各五钱　水煎服

水痘：

1. 银花六钱(或忍冬藤一两)　甘草六分

2. 大青叶一两　蒲公英一两

3. 海金沙根一两　野菊花根三钱　栀子一钱

百日咳：

1. 鸡苦胆汁加白糖适量燉温 调匀内服。一岁以内 三天服一个，二岁以内二天服一个，二岁以上每日服一个。每天分二—三次服。

   其他动物胆：如猪、牛、鸭、鹅、羊等胆汁也可代用，唯效稍差，可浓缩成腊烛状，加淀粉、白糖(1：1：2)共研成粉。六个月以下儿童每次0.2克，六个月至一岁儿童，每

2

次0.3克，1～4岁儿童每次0.4克，4—7岁每次0.5克～0.6克，每日二次，连服3—5天，温开水送下。

2.百部根三钱，南天竹子十五粒，放饭内蒸食，连服三天，休息1—2天后再服，至愈为止。

3.南天竹子三钱　冰糖二两　文火煎服

4.鲜侧柏叶四钱　鲜石胡荽四钱　单用或合用，以红枣或红糖为引　煎服

5.蚱蜢3—10只　煎汤服　每日一剂　连服4—5日

6.大蒜五钱加冷水浸泡半小时后用纱布过滤，取水加糖口服

7.铁拳头鲜草1—2钱，煎水加白糖冲服，每日三次，连服一周左右至愈为止。

8.鲜棕叶适量　加水煎服

9.贝母五分　青黛五分　白果10分　石羔10分　朱砂三分研粉吞服

肠炎、菌痢：

1.马齿苋一两—二两

2.白头翁一两

3.一见喜一两

4.辣蓼一两

5.凤尾草一两—三两

6.铁苋一两　凤尾草一两

7.地锦草一两—二两

8.车前草一两—二两

9.生大蒜头生吃　每日三次　每次一个

10.紫花地丁一两

11.荠菜一两五钱（干）

12.杨树花(即白杨树花)水煎加红白糖服下，用量不拘多少。

3

1949

新 中 国
地 方 中 草 药
文 献 研 究
(1949—1979年)

1979

13.小蓟根（俗名刺儿菜） 大人一两 小孩五钱 水煎服

14.马鞭草（又名龙牙草） 一两 可研细末服用或水煎服；
取其基叶或根3—6克 煎水或加龙牙草五钱 陈茶一撮，
用水煎服，日服三次饭后服，连服三天。

15.旱莲草一两，治久痢不愈，水煎服。

16.臭椿根一两，蟪地蜈蚣一两，车前草一两，水煎服，连
服3—5天。

17.蛇莓一——二两

18.地榆一两，仙鹤草五钱。

19.过坛龙全草一两，洗净捣烂，加冷开水，同捣汁，去渣
取汁，白糖调服，一日二次。

20.鲜蟋蟀草（又名牛顿草，水姑草）切碎，大米一小撮，
同捣烂，加开水擂汁服。

21.陈石榴皮焙干研成细粉，每日三次，每次三钱，用米汤
送下。

22.胡椒疗法：每岁一粒，研成细粉，放于脐眼内，再以小
膏药或胶布固定之（用于五岁以下小儿）

23.铁苋三钱 马齿苋二两 仙鹤草三钱 水煎服

传染性肝炎：

1.岩柏、乌韭、海金砂各一两加冰糖。

2.平地木一两，红枣十个。

3.石见穿二两，糯稻根二两。

4.岩柏全草（鲜）三两。

5.山黄栀根二两，红枣十个。

6.茵陈、蒲公英各一两（干）、水煎服，鲜者二两，捣烂取汁
口服。

7.明矾0.1克，每日三次，连服三周，休息三天再酌用。

4

此方利胆退黄作用很好。

8. 糯稻根六两，洗净剪短（一剂量）每日一剂，二次煎服，四周为一疗程。

9. 黄牛粪（用鲜粪炒干至黄褐色，炒焦，再晒干），一市斤加水2000毫升，煮沸至1000毫升时过滤，待凉，再煮沸后加甘草流浸羔100毫升，橘皮糖浆50毫升，香精少许，苯甲酸钠30克。成人每天四次，每次50毫升，以一个月为一疗程。

10. 明糯疗法：明矾0.1克，糯稻根一两（一剂量）每日一剂，二次煎服，十五天为一疗程，休息三天后再酌用。

11. 鲜天胡荽二两，以水酒白糖为引煎服，每日一剂。服到黄疸退净。

12. 半边莲（鲜）一两，白茅根（鲜）一两，水煎服，以白糖为引。

流行性乙型脑炎：

1. 大青叶一两至二两，板兰根五钱至一两，草河车一两，连乔五钱至一两，水煎服，每日二次。

2. 金线吊葫芦三钱，海金沙、紫地丁、白马骨、金银花藤、菊花叶各一两，生石羔二两（打碎先煎）加糯米一把，水煎服，每日二次。

3. 牛顿草：干草1—3两，鲜草4—8两，水煎分数次服。

4. 海金沙根三钱，紫花地丁五钱，勾藤三钱（后入），金银藤三钱，菊花三钱，加水煎，另用水牛角尖磨汁冲服。

流行性脑脊髓膜炎：

1. 金线吊葫芦三钱研末吞服。

2. 金线吊葫芦一钱，夜交藤三钱，白毛藤二钱，大活血二钱水煎服

3. 金线吊葫芦一钱，勾藤二钱，下山蜈蚣二钱，吸壁藤二钱

1949

新 中 国
地 方 中 草 药
文 献 研 究
(1949—1979年)

1979

水煎服。

4. 金银花、甘草、煎汤服，预防流脑。

5. 草河车二两、麦冬三钱、金银花藤五钱、青木香三钱，水煎服。

6. 紫地丁三钱，水煎内服。

肺结该：

1. 十大功劳叶一两至二两，水煎服。

2. 百部、白及、百合、天冬各一斤，研细放入童子鸡（去内脏）炖烂，去骨忌盐共制为丸，每次服三钱，每日服三次。

3. 羊苦胆烘干磨粉、装胶束，每次服一粒，每日服三次。

4. 络石藤一两、地落苏一两、猪肺一两，同炖服。每日一剂

5. 金樱子十斤，冰糖一斤熬膏，每次五钱，每日三次。

6. 藼草果穗新鲜者三两，干者一两，煎服，持续服用。

7. 女贞子、旱莲草、桑椹子等量、炼蜜为丸，每日服三次，每次服三钱。

8. 羊胆汁、川贝、白芨、百部、甘草合剂。

破伤风：

1. 蝉衣三钱——两，捣烂煎服(或黄酒冲服)，一天一剂。

6

寄 生 虫 病

急性血吸虫病：

1. 南瓜子研成粉，每服三两，一日三次，连服7—14日，儿童减半

2. 乌柏主根白皮、槟榔，分别研末，分别瓶装备用。每晚睡前各服五分，连服15次。服药期间忌油腻、酒等刺激性食物。如有呕吐、腹泻用大量糖水解之。体弱或反应重者，药量减到各服四分。

3. 桃花研末，每日服一至二钱，开水送下。

阿米巴痢疾：

1. 鸦胆子仁每次服十粒，一日三次，饭后服，装入胶束内或用桂圆肉包吞。

2. 白头翁一两煎服。

3. 大蒜空腹口服3—5枚，每日三次。

疟 疾：

1. 青蒿一两、马鞭草一两加水煎服。

2. 常山根一小撮，加黄豆半斤同煮后吃黄豆，也可用常山苗，每天用四至五钱加生姜三片煎服，服五至七天。

3. 鹅不食草三两加水煎至150毫升，每日分三次服。

4. 乌梅五个，冰糖一两，煎汤当茶吃。

5. 鸦胆子仁每次10—20粒，装入胶束吞服，一日三次，服五至七天。

6. 通草根五钱，红枣一个，水煎发作前二小时服。

7. 外治法：独头大蒜一个捣烂在疟疾发作前1—2小时敷在内关穴处，包上纱布二小时后取下，局部发泡，可有些疼

7

1949

新 中 国
地 方 中 草 药
文 献 研 究
(1949—1979年)

1979

痛。有的地区用旱莲草(鲜)嫩头3—5个揉烂外敷，方法同上。

3.药粉塞鼻法：苍术、白芷、川芎、桂枝各等分研末，每用一克包于绸布内用线扎紧，大小以能塞进鼻孔为度，塞入鼻孔内四小时以上，待疟疾发作出汗后取出，中途不可取出，本药粉容易泄气研好后密贮瓶中，勿使泄气。

丝虫病：

1.糯稻根八两至一斤，煎服，连续半月至一月。

2.大脚风发寒畏热，用油菜适量搋烂，擦患部或用凤仙花适量，捣汁或煎水洗患部，每日洗4—5次，连洗三天。

蛔虫病：

1.苦楝根皮五钱至二两，生大黄一钱至一钱半(后下)煎汁，每天早晨空腹服，连服二天。

2.使君子，每日每岁一粒，最大量不可超过20粒，分2—3次服，连服三天。

3.石榴根皮一两。

4.入地金牛、穿破石各五钱，十大功劳一两。

胆道蛔虫病：

1.米醋20毫升至30毫升一次服。

钩虫病：

1.榧子、槟榔、红藤各一两，贯众五钱，煎汁分二次服，每次服时随吃生大蒜2—3瓣，连服三天。

2.贯众汤：鲜苦楝根皮、贯众、紫苏、荆芥，水煎服。

3.乌桕树，新鲜主根嫩皮、槟榔研末吞服五分，每日三次，饭前一小时服。

蛲虫病：

1.百部一两，乌梅五钱，加水两碗，煎成一碗，作保留灌

8

肠，连续十天。

2．大蒜三两，捣碎：冷开水浸一天一夜，过滤取汁，每晚睡前用20—30毫升，作保留灌肠，七天为一疗程。

3．使君子肉，每天每岁一粒，最多不超过十粒，分三次饭前服，连用十五天。

4．紫草20克，百部20克，，将药烤干研粉，加儿士林100克配成软羔，外涂肛门周围。

5．马齿苋二两加水煎成一碗，加入食醋适量空腹一次服下。

蛲虫病：

南瓜子肉、槟榔各二一四两，先将南瓜子肉嚼碎吞服，隔二小时后再吃槟榔煎剂(即槟榔加水煎成浓汁)四至五小时后可见腹泻排出蛲虫，如无腹泻可服芒硝三钱使泻，小儿用量减半。

姜片虫病：

花槟榔1—2两，木香三钱，儿童减半，煎浓汁，早晨空腹一次服下，可连服二至三次，不必吃泻药。

9

1949

新 中 国
地 方 中 草 药
文 献 研 究
(1949—1979年)

1979

内、儿科疾病

发　热：

1. 金线吊葫芦三钱，白茅根一两，钩藤五钱（后入）。

2. 金线吊葫芦一钱，研末服。

3. 七叶一枝花五钱至一两，马兰五钱至一两。

4. 凤尾草一两至二两。

5. 鸭跖草一至二两。

6. 乌蔹莓五钱至一两。

上　感：

1. 一枝黄花二——五钱(或紫苏五钱)，葱白五根，生姜四片。

2. 羌活三钱，板兰根一两，蒲公英一两。

3. 鲜白毛藤二两。

4. 马鞭草一握。

5. 马蹄香三钱，仙鹤草三钱，葱白三根。

6. 山藿香(井岗地区叫六月雪)，干的用一至二两，鲜者用四两，水煎温服取微汗。

　加减：咳嗽，咽痛等可参照咳嗽、扁桃体炎各篇加药。

咳嗽，急、慢性支气管炎：

1. 佛耳草五钱——一两，加冰糖燉服。

2. 佛耳草五钱，枇杷叶十张去毛，车前草一两，煎服，如为黄痰，加冬瓜子一两，鱼腥草一两，发热加金银花五钱。

3. 陈皮适量加冰糖蒸水，去渣内服。

4. 云雾草一两，水煎服。

10

5. 落花生仁一两，以白糖或冰糖为引，水煎服。

6. 鲜萝卜汁八两，加麦芽糖一两，燉服。

7. 枇杷叶十张去毛，桑白皮一两（或桑叶五钱）车前草一两，杏仁三钱，水煎服。

8. 盐肤木根皮一两，鲜枇杷叶三片去毛，千日红十朵，水煎服。

9. 莱菔子三钱，苏子三钱，朝天子三钱，全瓜蒌三钱，水煎服。

10. 桔皮三钱，甘草二钱，麦冬四钱，煎服。

支气管哮喘：

1. 枫茄花叶一张，切成烟丝状，代烟吸入，用作缓解哮喘发作状态，缓解后即停用。

2. 金线吊葫芦一钱，川贝母一钱，桔梗一钱，水煎服。

3. 射干三钱，马兰根一两，水煎服。

4. 地龙烘干，研成粉末，每服一钱，日服三次。

5. 小猪睾丸晒干，研粉，每次服五分，每日服二次。

6. 五倍子树根一两，水煎服。

7. 镇平片（洋金花，远志、甘草）以上三味压片，每片含洋金花一厘四，远志一分四，甘草一分。

8. 玉蜓丹：蜓蚰十条，象贝三钱，共捣成丸，每次五分，每日二次。

支气管扩张症：

1. 冬瓜子二两，鲜芦根四根（或金银花五钱），水煎服，适用于黄脓痰多。

2. 臭牡丹根(鲜)一斤，猪心一只，冰糖一两，水煎服，连服三天，同时用臭牡丹茎叶晒干泡茶，连服巩固疗效。

3. 白及四两，野百合二两，蛤粉五钱，百部一两，麦冬二两，

11

天冬一两，研末压制一分片，每日三次，每次五片。

肺 炎：

1．鱼腥草一至三两，金刚刺一至二两，水煎服。

2．鱼腥草一两，白英一两，桑白皮三钱，杏仁三钱，水煎服

3．海金沙（全草）一两，马兰一两，百部五钱，麦冬五钱，七叶一枝花一两，水煎服。

4．鲜海金沙根、鲜马兰根、鲜金银花藤、鲜瓜子金各一两，水煎服。

5．金线吊葫芦三钱，瓜子金一两，十大功劳叶一两。

6．乌蔹莓二至四两，水煎服。

7．金线吊葫芦、雪里开花、黄连，水煎服。

肺脓疡：

1．陈芥菜卤，每次一酒盅，用白开水冲服，每日服二次。

2．鱼腥草一两，菝葜根（又名金刚刺）一两，水煎服。

3．鱼腥草一两，金银花藤一两，桃仁钱半，米仁五钱，鲜芦根二两，桔梗二钱，生甘草一钱，水煎服。

4．土大黄一两捣烂，酒煎服，日服一剂，连服三至七天。

咯 血：

1．仙鹤草一——二两。

2．白及粉一钱—钱半，吞服，每日3—4次。

3．新鲜小蓟三两，去泥洗净，挤出新鲜汁一次服下。

4．鲜茅根二——四两，洗净后切碎，放入碗中以开水冲泡，每日服2—3次。

5．仙桃草一两，脱力草一两，旱莲草一两，炒茜草五钱，水煎服。

6．鸡冠花（鲜）二两，加水煎成300毫升，加糖少许，分二次服。

12

7. 血余炭二两（即头发灰），干藕片五钱，加水煎成100毫升，每日服二次。

8. 红棕子、侧柏叶各三钱，京墨汁50毫升，将前两药共烧炭存性，研为细末，再将墨汁烧开冲服。

9. 地锦草、旱莲草、铁苋，水煎服。

胸膜炎：

1. 锈花针（全草），水煎服。

2. 羊乳根、忍冬叶，水煎服。

胃痛：

1. 红木香三钱，马蹄香一钱，红藤三钱，水煎服。

2. 青木香研末，吞服，每次五分——一钱，每日三次。

3. 辣椒根、空心菜根、五茄皮根、钩藤根，水煎服。

4. 鲜辣蓼枝头嫩叶三钱，捣烂，加开水一大碗，擂汁服。

5. 金钱草一两，水煎服。

溃疡病：

1. 蛋壳粉，每次五分——一钱，吞服，每次3—4次。

2. 乌贼骨粉，服法同上。

3. 螺丝壳粉，服法同上。

   以上三味药均可与等量甘草粉同服。

4. 蒲公英一两，红枣七枚，水煎服。

5. 甘草末一钱半，牡蛎五分，乌贼骨一钱，白矾二分，制成粉末分成三包，每日三次，每次一包。

6. 海螵蛸一两，陈皮三钱，丁香一钱，象贝五钱，甘草三钱，共研成细末，每日二次，每次一钱。

7. 瓜蒌根一斤半，川贝母半斤，鸡蛋壳一斤，研细末每次服一钱至三钱，每日服二—三次。

8. 海螵蛸45%，牡蛎22%，赤石脂10%，甘草粉10%，白及

13

1949

新　中　国
地方中草药
文　献　研　究
(1949—1979年)

1979

5％，干酵母5％；八角茴香2％，陈皮1％，再加糖精0.02％，薄荷油0.05％。

将所用药物磨粉后搅匀，再将糖精加蒸馏水溶介和薄荷油混入粉中搅匀以100℃干蒸三小时，冷后装盒。每日三次，每次1.5—3克或遵医嘱。

9.党参三钱，黄芪三钱，白及三钱，甘草一钱半，乳香一钱，乌贼骨五钱，甘松八分，白及二钱，鸡内金一钱半，山药三钱，作煎剂。甘草、乳香、白及、乌贼骨四味药要研成细末，其他药物可浓缩为液，再一并煎服。一般煎剂服三个月后壁龛大都有愈合，而症状有的完全消失。

呕　吐：

1.生姜捣汁涂舌尖，或生姜汁内服。
2.制半夏三钱，生姜四片，水煎内服。
3.蔓陀萝三钱，水煎服。
4.冲酱油汤内服。

呕血与黑粪：

1.翻白草三—五钱，白茅根一——二两，白麻骨五钱——一两，马兰五钱，水煎送服血余炭每次钱半至二钱。
2.马尾松根去粗皮、焙干炒黑，研成极细末，每次服一钱，每日二次用冷开水送下。
3.紫珠草一至二两，水煎服。
4.白及粉一钱一钱半，吞服，3—4次／日
5.仙鹤草二两，水煎服
6.地榆五钱，水煎服

黄　疸：

1.金钱草一握，海金沙一握或加车前草，扁蓄草各一两，水煎服，适用胆石症，阻塞性黄疸。

14

黄疸型肝炎见传染性肝炎。

肝脾肿大：

1. 石见穿一——二两。

2. 五灵脂、蒲黄、各三—五钱。

3. 马兰五钱，加糖少许煎服，治肝肿肝痛。

肝硬变：

1. 鲜半边莲二两，马蹄金一两。

2. 石见穿一两。

3. 阴阳草、虎骨刺、珍珠菜、白麻骨各一两，丹参五钱。

腹　水：

1. 半边莲四两。

2. 乌柏根白皮，研细末，加水做成丸如梧桐子大，阴干后储藏，每次服二粒，每日二次。

风湿热：

1. 柳枝二两。

2. 西河柳二两。

3. 筋骨草一两。

风湿性心瓣膜病：

1. 老茶叶树粗壮根三两(鲜)，糯米酒一斤，共煎，睡前燉酒服一盏。可改善症状。

关节疼痛：

1. 五茄皮三钱，忍冬藤一两，水煎服

2. 扞扞活（接骨木）一两，柳枝一两，煎服

3. 过山龙五钱，鸡血藤三钱，烧猪爪吃。

4. 臭梧桐一两，豨莶草一两，水煎服

5. 虎杖根一斤，烧酒三斤，浸一个月，按酒量每天服1—3两

15

1949

新 中 国
地 方 中 草 药
文 献 研 究
(1949—1979年)

1979

6.蜈蚣、全蝎、透骨草、海螵蛸各三钱，煎服据称对急重型
关节炎屡用屡效，一般服2—3剂即足。

7.土牛膝根一两(鲜的二两)加水和黄酒各半煎服。

8.五茄皮一两，薜荔藤一两，雄猪蹄一只，水煎去渣，米酒
为引内服。

9.六月雪根茎一两（干），加水250—300毫升，用砂锅煎至
剩半。余渣再以上法重煎一次，二液混合，一日内二次分
服，一周为一疗程，也可放鸡蛋1—2个同煎服之，如无不
良反应，可连服几个疗程，据称本方治风湿性关节炎，对
普通腰腿关节痛疗效不佳。

10.豨莶草、老桑枝、木贼、艾叶、过山香枝各一两，煎服。

11.络石藤、土牛膝、木贼各五钱，地榆、桑枝、松节、酒各
一两，煎服

12.生草乌三钱，先煎半小时，白蜜一两，生甘草三钱，煎服

13.巴子根、枸骨根、金樱子、茅根各一两，煎服

14.萌萱鲜根数两，煎服

外用药：

1.食盐一斤，小茴香四两，于锅内混合炒热，取二分之一用
布包好放于患处，凉了再换一次，每日可作二次。此药以
后仍可继续使用。

2.白辣蓼草三斤，净盐半斤，将草切碎放锅内用酒炒热，用
布包裹擦痛处，擦后勿用冷水洗涤。

3.生姜二块，鲜臭梧桐叶适量，打烂敷贴关节痛处，每晚一
次。

4.大蒜、生姜、辣椒，打烂成泥，敷患关节，用纱布包好，
每日换一次。为避免局部刺激，可在皮肤上放一菜叶，将
药敷在菜叶上。

16

5. 马钱子一斤（去皮用麻油炸见黄止），红花二两，广木香三两，生川乌、生草乌、生南星、生半夏各一两，以上各药打粉，再制成酒浸剂，擦局部。

高血压病：

1. 八角梧桐叶一两。
2. 豨莶草二两。
3. 车前草二两。
4. 野菊花一两。
5. 小蓟草二两。
6. 钩藤一两。
7. 决明子一两。
8. 向日葵叶一至二两。
9. 荠菜二两，鲜鼠曲草二两。
10. 夏枯草一两。
11. 旱芹菜去老叶及须4—6两，切碎加水煎，入罐密封变酸，每日吃一饭碗，加白糖少量。

   以上草药均有降压作用，根据情况可选择数味组成复方。

12. 青木香(鲜)二两，红糖为引，水煎徐徐服。

心力衰竭：

1. 万年青根五钱——一两，煎服
2. 铃兰草二钱，万年青钱半，大叶金钱草四钱，淫羊藿二钱五分，柏子仁三钱，白茅根一两。
3. 当归五钱——一两，丹参三钱——五钱，赤芍三钱——五钱，桃仁二钱——四钱。

水　肿：

1. 大蒜去皮四个，田螺去壳四只，车前子三钱，各药研细末做饼，贴在脐中，用带子固定。

17

1949

新　中　国
地 方 中 草 药
文 献 研 究
(1949—1979年)

1979

2.茅根、冬瓜皮各一两，水煎服。

3.五爪龙（高粱根上的分枝）一斤，洗净切碎，加水二斤煎成一斤，每次服100毫升，一日三次。

4.车前子三钱——一两，加水200毫升煎成100毫升，分二次服。

5.半边莲一两，煎服。

6.淡竹叶全草五钱，商陆根一两，煎服。

7.三白草根四两，菖蒲二两，加红糖煎服。

8.石菖蒲根三两，牛膝根三根，煎服。

9.野三七根少量，煎服。

10.荔枝草全草，煎服。

11.海金沙一两，玉米须四钱，天胡荽一两，马兰一两，水煎服忌盐。

血　尿：

1.白茅根一——二两。

2.鲜大、小蓟各一两。

3.旱莲草、车前草，各一两。

4.马齿苋二两，红糖一两。

急、慢性肾炎：

1.鲜车前草、玉米须各二两。

2.鲜白茅根、鲜车前草各二两，黄毛耳草（一名踏地蜈蚣草，又名山白茄）。

3.益母草晒干，一——四两，水煎分3—4次服。

4.翻白草四两，煎水薰洗浴，洗后盖被出汗，再用冬瓜子、皮，车前子、茅根、海金沙、陈葫芦壳各一两，煎服。

5.平地木研细末，每次一钱，每日三次，适用于慢性肾炎。

急、慢性尿路感染：

1.野菊花、桑叶、蒲公英各五钱——一两，水煎服。

18

2. 车前草一两，金钱草一两，板兰根一两。

3. 海金沙（全草、连根用），金钱草、马兰、车前草各一两，煎服。

4. 艾棉桃3—6只，开水冲，代茶。

5. 白花蛇舌草、野菊花、金银花各一两，石韦五钱，水煎代茶。

6. 鲜车前草二两，鲜筋骨草一两。

7. 一见喜五钱——一两。

8. 金钱草一两，扁蓄草一两，车前草一两。

紫癜：

1. 鲜小蓟、鲜茅根、鲜生地各一两，鲜侧柏叶五钱。

2. 桂圆肉，每次服五钱，每日服三次，食用。

3. 生白芍四钱，生甘草钱半——三钱，生地炭三钱，关乌梅一钱，防凤三钱，小蓟一两，槐花五钱，煎服。适用于过敏性紫癜。

缺铁性贫血：

1. 鸡血藤一——二两，煎服。或用鸡血藤30斤，加水适量，煎后去渣，浓缩至900毫升，加米酒100毫升，每次服15—20毫升，每日服三次。

2. 首乌五钱——一两，菠菜四钱，同煮食菠菜。

3. 脱力草一——二两，炙黄著三—五钱。

地方性甲状腺肿：

1. 黄药子二—五钱，煎服。

2. 海藻、昆布各五钱——一两，煎服。

3. 卤硷二克，每日三次，忌服豆制品。

糖尿病：

1. 猪胰一只，低温干燥，研为粉末，制成蜜丸，每次服三钱

19

1949
新 中 国
地方中草药
文 献 研 究
(1949—1979年)
1979

开水送下，宜长期服用，或用蚕茧十只，煎汤代茶。

头　痛：

1. 杜衡一钱，川芎三钱，煎服，或研末吹鼻。
2. 制蜈蚣三条，全蝎钱半，地龙三钱，煎服。或研末内服。每次一钱，每日二次。

偏头痛：

1. 野落花生根一两，公猪肉四两，煎服。
2. 夏枯草三钱，钩藤四钱，沙氏鹿茸草(六月雪)三钱，水芹菜四两，煎服。

神经衰弱：

1. 酸枣仁15—25粒，炒至半生熟，捣碎，睡前一次顿服。超过一倍量可发生中毒，故须注意。
2. 五味子钱半—三钱，水煎服。或用五味子200克，60度烧酒1000毫升，将五味子捣碎浸入酒内48小时后，过滤，用水将此液稀释成25％液体。
3. 白葵子若干炒熟，每晚睡前服二钱。

遗　精：

1. 刺猬皮一两，焙黄研末，蜜丸如桐子大，每日三次，开水送服。
2. 金樱子或金樱子树根熬膏内服，一日二次。
3. 复盆子、青桑椹，煎服，一日二次。
4. 野芥菜，水煎服。

瘿　病：

1. 甘松六钱，陈皮钱半，加水一大碗，煎至大半碗，一日分三次服。

癫　痫：

明矾半斤、朱砂、磁石各一两，研为细末，成人第一个月每

20

日服三次，第二个月每日服二次，第三个月每日服一次，每次服量均为六分。

面神经瘫痪：

1. 一枝黄花———二两，加水煎。
2. 鲜蓖麻子仁七个，捣烂，做成饼状，左边歪斜贴右面，右边歪斜贴左面，注意勿入眼内。
3. 活癞蛤蟆剥皮去肉，用皮贴患侧。
4. 葱白二枚，配合斑蝥一只，去头足，起捣烂，搓成二分硬币大小，敷患侧太阳穴，颊车穴，用橡皮胶固定，24小时后去掉，局部起小泡，不要弄破，外涂龙胆紫，如一次未愈，可再敷贴一次。

中　暑：

1. 黄荆叶捣汁滴鼻。
2. 长蒿、黄荆叶、鱼腥草各三钱，加水煎

有机磷农药中毒：

1. 兴国解毒药：香附三钱，好冰片三分，青木香五钱，大活血五钱，小活血五钱，广木香五钱，田漆五钱，小野鸡尾草五—八两，水煎服。

毒草中毒：

1. 凤尾草二两（鲜），水煎，白糖调服。
2. 小叶凤尾草二两，芭茅草(红茅草)根一两，水煎服。

盐卤中毒：

1. 生豆浆、灌服一大碗。

暑湿症：

1. 六月雪或藿香一两，煎汤代茶。
2. 马蹄香一钱，爵床（小青草）三钱，煎服。
3. 红木香根(盘柱南五味子根)研末，每次服五分，治暑湿偏

21

1949

新 中 国
地 方 中 草 药
文 献 研 究
(1949—1979年)

1979

寒腹痛。

脱　力：

1．大蓟根一两，煎服，加白糖少量。

2．泽兰根一两，红枣10枚，煎服。

3．仙桃草一两，红枣十枚，煎服。

4．蜜根(棉花根)一两，红枣十枚，煎服。

自汗、盗汗：

1．碧桃干七枚，糯稻根一两，野毛豆一两，煎服。

2．蜜根(棉花根)一两，碧桃干七枚，煎服。

3．韭菜根50根左右，水煎一次服，据称2—4剂可愈。

小儿疳积、消化不良：

1．仙鹤草三钱，络石藤三钱，红枣三个。

2．鸭跖草一两，山查三钱，仙鹤草三钱。

3．叶下珠（真珠草）一两。

4．旱莲草半斤，切碎，捣烂，冷开水一大碗，搅匀，榨取汁，每次服三汤匙，每1—3小时服一次。

5．鲜野黄麻草二两，水煎服，二煎可加酒酿一杯。

6．石榴皮一两。

7．白茅根五钱，车前草五服，叶下珠五钱——一两。
以上各方适用于小儿消化不良，泄泻。

8．麦芽三钱，山楂三钱，水煎服，适用于食积体虚。

9．醉鱼草根一两，加猪肝或鸡蛋煎服，适用于小儿疳积，皮黄骨瘦，头发稀疏。

10．西瓜、大蒜，将西瓜切开10分之3，放入大蒜七瓣，然后用草纸包7—9层，再用黄泥全包封，用空竹筒放入瓜内出气，用木炭烧干，然后取末用开水吞服。

22

佝偻病：

1. 鸡蛋壳、炒黄，研细末，开水调服，每次服五分，每日三次。

2. 乌贼骨粉五分，每日三次。

小儿惊厥：

1. 七叶一枝花五分，三叶青五分，研末，凉开水送服，每日三次，或煎服亦可。

2. 白颈红蚯蚓（在韭菜地里最易挖到）6—8条，截断取跳得高的一段，放入白糖内，蚯蚓即化为水，取水内服。

3. 金线吊葫芦一钱，钩藤二钱，蚤休二钱，水煎服。

4. 全蝎一钱，蜈蚣一条，僵蚕三钱，研末，每次一钱，日服三次。

遗　尿：

1. 桑螵蛸五钱，煅成炭，研细末，用砂糖调服，或用米酒冲服。

2. 补骨脂研粉，吞服，每次五分，每日三次。

小儿暑热症：

1. 连钱草五钱——一两，煎服。

1949
新 中 国
地 方 中 草 药
文 献 研 究
(1949—1979年)
1979

外　科

疖、痈、疔疮：

1. 大青叶一两，蒲公英一两，紫地丁一两。
2. 野菊花一两，苍耳子一两，紫地丁一两。
3. 带茎叶银花二两。
4. 新鲜马齿苋三两，未溃时，可用鲜草捣烂外敷。
5. 生南星或生半夏鲜者捣烂，干者研磨外涂。（只能涂于红肿部位，已溃后疮口不能接触）
6. 莴草叶适量，生盐少许共捣烂外敷患部。
7. 升汞一克，磺胺粉二克，共研细末备用。用时将药末少许撒布于疖肿中央，再以鱼石脂油膏或金黄膏、玉露膏敷之，疖肿在24小时内可自行溃破。（用于已熟之疖痈）
8. 疔疮走黄（败血症）昏迷可用芭蕉树根捣烂取汁一杯灌服。
9. 蚤休适量，磨醋涂患处。
10. 凤尾草（鲜）捣敷患处。

丹　毒：

1. 活蚯蚓六条（洗净）、白糖一两半，共同捣烂如糊状，调敷患处。
2. 大青叶一两（或紫地丁一两），车前草一两，土牛夕一两。
3. 枸骨根皮二两水煎服。
4. 蝉衣三钱煎服或煎水外洗。
5. 青黛、黄柏、大黄、黄连、紫草、煅石羔、蝉衣等分共研细末凡士林调敷。

24

[注] 本方也能用于湿疮及烫伤，湿疮用桐油调敷，烫伤用甘油调敷。

深部脓疡：

取蜈蚣焙黄研细末密封备用，溃疡可用此药撒于疮面，窦道、瘘管可渗入纸捻透入，后将纸捻取出，外敷小膏药或纱布。

腋淋巴结炎：

白茄子烘干研细末，青油调敷。

乳腺炎：

1. 复盆子根一两，水煎服，初起时能发散，化脓后能止痛。
2. 带叶银花一两，蒲公英二两。
3. 蒲公英一两，大蓟根一两煎服或捣烂外敷。

下肢溃疡：

1. 油桐树根皮同猪油捣烂，将患处先用温盐开水洗后贴上，每天早晚各换一次。三天后用蚕茧壳(煅灰)加铅丹三分熟石羔一钱共研细末敷上。
2. 猪油、松香、白糖等分，后二种研末和入猪油调成膏外敷。
3. 取杨树叶子二斤、醋三斤，用醋将杨树叶子煮熟贴患处，每日洗后更换杨树叶。
4. 取南瓜瓤适量，将其捣烂敷患处，晒干研末撒之更佳。
5. 取头发适量，洗净烧焦研细末加适量麻油调成糊状。清洗疮面后，将此膏涂于疮面用纱布复盖包扎，每日或隔日换药一次。

烫　伤：

1. 取南瓜瓤，去瓜子敷患处，每日换一次。
2. 取生大黄、生石膏各等分，共为细末。对于一度烫伤用酒调敷患处，可立即止疼。如已起泡破溃者，改为香油调敷。

25

1949

新 中 国
地 方 中 草 药
文 献 研 究

(1949—1979年)

1979

3. 取木耳二两（煅黄）、冰片五分，共为细末，香油调敷。

4. 取蜂蜡二两，加热溶化，加入轻粉二钱，冰片一钱，搅匀，刷于消毒的草纸上备用，用时贴于患处。

5. 取蚯蚓适量洗净，加白糖化水，以水涂烫伤处。（另有介绍用盐化水）

6. 初生小肉鼠，装入瓶内加麻油或菜油，浸泡一月，愈陈愈好。用时外涂患处。

7. 鸡蛋清（蛋在好烧酒中浸泡20分钟，后在蛋壳二端打一小孔，使蛋清流出），以冷开水少许调匀，敷烫伤处，一日数次。

8. 大蓟根洗净捣汁，涂烫伤处，一日数次。

9. 江猪熬油外敷。

10. 地榆和大黄等分，研末，麻油调敷。

11. 清凉膏（陈风化石灰一升，清水四碗，搅浑后放置澄清，吸去水面浮衣，取中间清水，加等量的麻油搅拌调匀）以毛笔或棉花捧醮涂布。

12. 鸡蛋清加冰片粉少许，再加入5％炼蜜，调匀，外搽。

13. 黄连油（黄连粉10克，芝麻油100克，制成10％油剂），在烧伤表面清创后，涂黄连油薄薄一层包扎。

14. 桐子花、南瓜瓢、甲鱼蛋、柏子油（水油）、雪水、硬见七、冰片。

油剂制法：桐树在开花时落地的花瓣，拾取用清水洗净，晾干；同时南瓜上市季节，在伏天取其束。桐子花和南瓜瓢等量切碎，和以甲鱼蛋数个，浸泡柏子油内，加以雪水适量，如油渐干，可继续加油，浸泡时间在一年以上，越长越好。

粉剂制法：用硬见七花和叶洗净，晒干，不要霉烂，可在用

26

时研成细末，每斤硬见七加冰片粉二至三钱。

用法：用完全暴露法在初烫伤的二至三天内，每斤油剂和以甲鱼蛋1—2个，捣碎混和，涂刷患处，干即再涂，每天数次，保持润湿，当涂至红色肉芽组织有出血现象，则敷以硬见七粉末，再涂无甲鱼蛋的稀油剂，仍每天数次，至自然脱落而止，本方对大面积烧伤也可应用，有一定疗效。

15. 生桐油二斤，麻油二斤，猪油二斤，羊油八斤，五倍子八两，蜂蜡二两，米腊六两，红丹（不含汞）八两。

制法：生桐油、麻油、羊油、猪油加五倍子，炸成焦枯色，然后加蜂蜡、米腊溶解，待沸再加红丹撒下和匀。制成品如油状膏，用时涂敷患处。

清创法：用生理盐水或金银花煎水洗清患处，如有水泡，不要弄破，三天后抽液。

主治：烧伤面积在15%以内者佳，最多20%，深度则为一度或浅二度。

16. 生石灰搅匀弃去上层浮浊，上清液加香油成乳剂涂搽患处能止痛、消炎、生肌、拔脓。

冻疮：

1. 煤油疗法：先将患处洗净，以棉花沾煤油涂于患处包扎，2—3天换一次。无论是否溃烂均可用。

2. 酒姜疗法：生姜20克，于100毫升土烧酒内烧开备用。用时用棉花沾此液擦洗未破冻疮。

3. 辣椒疗法：辣椒粉40克，放于200毫升水内烧沸备用。用时擦洗未破溃冻疮。

4. 茄子杆疗法：取茄子杆二两，加水煎熬，浸洗患处10分钟。

5. 蚬壳或蚌壳煅研细末，香油调敷，如溃疡且湿则敷……

27

1949

新 中 国
地方中草药
文 献 研 究
(1949—1979年)

1979

每日数次。

6.习惯性冻疮预防：夏季取西瓜皮烦擦手足，发热后停止，多做几次。

毒蛇咬伤：

1.半边莲鲜草三两—五两，洗净捣烂取汁，冷开水送服，渣加盐少许外敷，——日服二次。

2.樟树嫩叶口中嚼烂，敷咬伤处，外贴桑叶，布包扎，如肿不退则伤处可能有蛇齿断留，外用蟾酥调敷，则断齿可拔出。

3.雄黄、五灵脂等分为末，外敷并内服（每服二钱）。

4.葎草二两水煎服，并可捣烂敷患处。

5.鲜石胡荽捣烂外敷疮口。

6.用冷水洗出竹、木烟杆或烟袋里的烟油，饮服2—3碗，受毒重的病人会觉得味甜不辣，可饮至病人感到味辣为止。

疯狗咬伤：

1.取新鲜万年青（连根）约一两，捣烂，用纱布包裹，绞取自然汁灌服，服后大便解出血块。

2.桃仁、大黄、地必虫各三钱，共研成极细末，轻伤一日服一剂，伤重一日服二剂，每剂分二次服，用温水送下。服药后，大小便排出粉红色水粪，一直到小便清为止。

3.抽搐时，可用蜈蚣二条焙黄研末，烧酒少许调服。

各种毒虫咬伤：

1.蜈蚣：1.雄鸡口内涎沫涂患处。
　　　　2.甘草、雄黄等分菜油调敷患处。
　　　　3.夏枯草捣烂敷患处。

2.刺毛虫：用豆豉、菜油捣敷患处，少时刺毛出现，去掉豆豉及刺毛，再用白芷汤洗。溃烂时用海螵蛸末掺敷。

28

3. 蝎子：大蜗牛捣烂敷之，或以明矾米醋调敷。

4. 蚂蟥：如蚂蟥叮咬腿上，以手掌轻轻拍击叮咬部周围，或用醋、酒、盐水、烟油涂蚂蟥叮咬部，蚂蟥就会放松吸盘而落下，切勿强行拉下。

5. 黄蜂 1. 芋茎水揩伤口， 2. 肥皂水揩伤口，

6. 老鼠：荔枝肉口嚼碎贴伤口，痛即消。

鸡眼：

1. 用生荸荠切开，晚上贴硬疗，用布包扎，六、七次其疗由硬变软。

2. 墨水疗法：先削去鸡眼的角质层，将蓝墨水点在鸡眼上，每日2—3次。

3. 水晶膏疗法：取糯米130粒，溶于10毫升50％氢氧化钾中，36小时后即成一种淡黄色软膏。用法：将鸡眼洗净，削去角质层，周围皮肤以胶布保护，将药膏敷于鸡眼上，再盖上一层胶布，隔日换一次，一般换药三次可愈。

4. 卤水疗法：取卤水1—2毫升。用法：先用温水烫洗脚后将卤水加热（用灯火烧热也可）再用火柴棒沾卤水点鸡眼中心，每晚一次。

刀伤出血：

1. 生半夏研粉敷伤口。

2. 野桃杷树刮下树皮，把树枝表面青皮削去，用嘴嚼烂敷伤口，立即止血。

3. 雌雄鸡血并和阴干研末敷之。

竹木刺入肉：

1. 蓖麻子捣烂外贴。

2. 蟑螂、蓖麻子、淡猪油各适量捣敷伤口。

3. 松树油、糯米饭适量，捣敷伤口。

29

1949
新　中　国
地 方 中 草 药
文 献 研 究
(1949—1979年)
1979

肛门病:

(一)内外混合痔: 卷柏三至五钱, 水煎服, 一天二次。

(二)脱肛: 1.蜗牛壳疗法: 蜗牛壳一两, 烧灰研成细末, 用猪油和敷。

2.蝉蜕三钱, 研为细末, 用香油调擦。

3.煅龙骨、煅牡蛎、五倍子各五钱, 共研粉过筛。用法: 便后洗净将药粉撒上, 用敷料固定, 多者14次可愈。

4.榵木根六至八两, 猪直肠五寸。煎汤每日一剂, 煎二汁服, 榵木根挖出洗净, 晒干、切片保存, 愈陈愈好, 煎时不能用金属锅, 服药期间忌食辣椒、大蒜等刺激性食物。

(三)痔疮、脱肛: 木槿皮一两煎汤洗。

急性阑尾炎:

1.子不离母一两、旱莲草一两、凤尾草一两、金钱草一两, 均用鲜草, 青木香三钱, 乌药二钱水煎服。

2.白花蛇舌草五两　羊蹄草二两　入地金牛根三钱　水煎服每日一剂, 分二次服。

3.鬼针草二两煎服, 一日二次, 也可用七叶一支花煎服。

胆束炎、胆结石:

1.金钱草四两　红枣十枚。

2.大叶老鸦碗一两、落地金钱一两、鸡内金三钱。

3.积雪草一两、马蹄金一两、鸡内金三钱。

4.柴胡、白芍、郁金、枳壳、生甘草、乌贼骨各五两, 金钱草一斤, 共研粗末, 用水煎二—三次, 滤去渣滓, 将全部煎药合并浓缩, 使每毫升含生药一钱, 每日一—三次, 每次5毫升—10毫升, (治疗慢性胆束炎、胆石症)

30

5. 茵陈一两、黄芩三钱，黄连一分、枳壳三钱、柴胡二钱、郁金三钱、厚朴三钱、木香一钱半、大黄一钱半白芍三钱、苍术三钱（治疗总胆管结石及手术后胆道残余结石）

蛔虫性肠梗阻：

1. 先用葱汁一两灌服，后再灌麻油(豆油、菜油均可)二两。

2. 茵陈一两、苦栋皮五钱、枳实五钱，白芍五钱。

3. 槟榔一两、木香三钱、枳壳二钱、使君子五钱、苦栋皮五钱。

肾及膀胱结石：

1. 金钱草四两、海金沙五钱、半边莲四钱。

31

1949

新 中 国
地 方 中 草 药
文 献 研 究
(1949—1979年)

1979

皮 肤 科

稻田皮炎：

1. 石榴皮煎汁浸泡（石榴皮四钱加水二两）。
2. 复方密陀僧膏：密陀僧、赤石脂各四两研粉，加生桐油或凡士林五两搅匀成膏外用。
3. 漆大姑叶1—2两煎水外洗。
4. 复方五倍子搽剂：五倍子半斤、白酒二斤、明矾三两混合浸泡二天备用，用时每天擦3—4次。
5. 射干一两煎汤洗患处。
6. 早稻草适量切碎加水煎沸30分钟，用前十分钟加入明矾外洗。

湿 疹：

1. 小蓟、枯矾、氧化锌等量混合外用。
2. 漆大姑叶1—2两煎水外洗。
3. 梅树叶四两煎汤内服。（适用于慢性湿疹）
4. 苦楝树根皮、乌桕树叶、如意花各适量水煎外洗。
5. 榄核莲（一见喜）粉30克、甘油100毫升混合外用。（适用于阴束湿疹）
6. 生百部一两、高良姜一两加水2000毫升煎至1500毫升，外洗患处，每日一次。（用于阴束湿疹）
7. 田螺去尾，放碗内用火燉片刻，田螺吐水外搽。（用于阴束湿疹）
8. 车前草一两、蒲公英一两水煎服。
9. 明矾、雄黄各少许、冷茶叶头同捣敷。

32

10.藓草半斤至1斤煎汤外洗。

11.青蒿一两水煎服，外用适量煎汤洗。

12.浮萍五钱煎服，并洗患处。

荨麻疹：

1.苍耳茎、叶、子各等量，晒干研粉，每次服二钱。

2.紫苏叶三钱、白术三钱煎汤服。

3.乌桕树根适量煎水暖洗。

4.白毛藤五钱洗净切碎后，加鸡蛋两个煎成蛋饼食。

5.野菊花一两、藓草一两、金钱草一两、扁蓄一两加水煎洗

6.鲜毛茛草洗净捣烂，包于稀布或纱布中，擦患处每日1—2
次。

7.参阅湿疹10.11.12方。

8.慢性荨麻疹可用全虫粉一钱、天龙粉五分，每天吞服一次

9.韭菜根、大蒜子、白矾、青盐、捣烂布包摩擦患处。

神经性皮炎：

1.取活蜘蛛，把蜘蛛头摘掉，挤出肚肠内浆液，涂在患处，
数上后有象涂上油漆紧绷的刺激感觉，可用几次到十几次

2.1—2个鸡蛋浸泡于老醋内四昼夜（并密封），用蛋清涂
3—5分钟。

接触性皮炎：

1.漆大姑一两、杠板归一两、金银花一两水煎外洗。

2.车前草一两、蒲公英一两水煎服。

3.明矾、雄黄各少许，冷茶叶头同捣敷。

癣：

1.生半夏用醋磨汁外用。

2.苦楝树根皮煎汤董洗，每日一次。

3.五倍子、枯矾各三钱，干燥后磨成粉，睡前洗脚擦干，将

33

1949

新 中 国
地方中草药
文 献 研 究
(1949—1979年)

1979

药粉撒上，穿好袜子，每二天上药一次。

4. 土槿皮六钱、斑螯五钱、雄黄四钱，以陈醋浸后外搽。（本方刺激性较大，用量应注意）。

5. 百部三钱、高良姜三钱、艾根三钱、葱头五个加水煎洗。

6. 决明子适量浸泡于75％酒精内外涂。

7. 甲癣可用白凤仙花捣烂涂指甲上，用布包好，每日一次。

8. 鹅掌疯可用臭梧桐茎叶二两，加水煮沸，稍冷后浸洗。

9. 头癣可用大蒜头去皮捣碎成泥状，加麻油拌匀成膏状敷患处，如有炎症或皮肤抓破者忌用。

10. 土大黄根捣汁再加米泔水搽患处。

脓泡疮:

1. 蒲公英、紫地丁、乌蔹莓、忍冬藤、野菊花任选一种或数种，二至二两（干草减半）水煎服。

2. 蚕豆荚煅灰干扑，或麻油调敷。

3. 鲜挂金灯一握，冷开水洗净，捣烂，纱布包好绞汁，涂擦疮部。

4. 新鲜虎耳草打烂、取汁调滑石粉涂。

5. 半边莲适量捣烂敷患处。

带状泡疹:

1. 大蓟草捣烂外敷或铺地蜈蚣（伸筋草）半斤，烧灰调植物油外敷。

2. 生的留行子炒黄直至少数开花，然后研碎过筛取细末，泡疹未破时用麻油调药末为稀糊状，每日涂2—3次，泡疹已破，则可将药末撒于破损处。

3. 大青叶一两、蒲公英一两、野菊花一两。

4. 硫黄一斤、小麦粉一斤、荞麦粉一斤和匀水调发酵风干，用时冷水调制敷泡疹处，内服龙胆泻肝汤。

34

5.河白草适量，捣烂绞汁，黄连少许调搽患处。

扁平疣:

1.米仁二两煎汤代茶，连续服数周或一月。

2.板兰根一两煎汤代茶。

3.鲜鸡肫皮外擦法：将新取出之鸡肫皮任何一面，在皮肤损害面摩擦，摩擦时不可将表皮擦破，每日1—2次，若取出之鸡肫皮久置干燥，用时可先将其浸入水中，使之变软使用。

4.鸦胆子仁捣碎，用纱布包后外搽，擦后局部如有刺激反症，则停止。

痒　疹:

1.鲜百部根折断，用断面擦。

银屑病:

1.乌梢蛇粉一钱至二钱、当归一钱研粉吞。连服1—2月。

1949
新中国
地方中草药
文献研究
(1949—1979年)
1979

伤　科

急性扭伤：

1. 生硼酸研极细末点二眼大角，泪出即愈。

2. 取韭菜三份，面粉一份，共捣成糊敷于患处，每日二次。

3. 取黄栀子三份，面粉一份加少量烧酒，共捣成糊敷于患处每日二次。

4. 取桑枝酒炒后加等量丝瓜络水煎服。

5. 鹅不食草适量捣烂外敷，每天一次。

6. 骨碎补、含羞草根鲜药各等量，捣烂，炒热加75%酒精适量，外敷患处，每日一次。

7. 酢浆草鲜草适量捣烂外敷。

跌打损伤：

1. 刘寄奴一两（或益母草一两）泽兰一两、扦扦活一两。

2. 生茜草根一两。

3. 白茅根一握捣烂、调红糖、米酒外敷。

4. 鲜石胡荽四钱水煎服、或干粉二钱老酒送服。外用鲜草一握加酒捣烂擦伤处。

5. 小松树苗：取根洗净（用量以伤部大小轻重而定）剥下根皮捣烂调以红糖、米酒外敷伤处。把去皮之根一两煎水去渣内服。

6. 鹅不食草、酸味草、韭菜根、冬青叶、旱莲草取鲜药五钱至一两，捣烂酒炒热敷患处，每日换药一次。

36

坐骨神经痛：

1 山奈一钱、甘松一钱半、续断三钱、杜仲四钱、牛膝三钱。

腰背痛：

1. 豨莶草一两、嫩桑枝一两。
2. 五加皮四钱，煎水去渣内服，以水酒为引，也可切细浸酒壹周后去渣，日服适量。
3. 陈艾叶煎汤薰洗，一日三—四次。

1949

新 中 国
地 方 中 草 药
文 献 研 究
(1949—1979年)

1979

耳鼻咽喉及口腔病

外耳道疖、外耳道炎：

1. 新鲜野菊叶一两煎浓汁，澄清后滴耳。

化脓性中耳炎：

1. 虎耳草（金丝荷叶）洗净捣烂取汁滴耳，每日二次。

2. 取大蒜榨汁十毫升，加蒸馏水九十毫升、奴夫卡因二克。
   滴耳四—六次／日，蒜汁不能久放。

3. 黄柏（研成粗末）二十克，硼砂三克，加水至一百毫升，
   用文火煎一小时后，过滤取汁，再加甘油十毫升摇匀滴耳

4. 土牛膝洗净捣烂取汁滴耳。

5. 轻粉一钱、枯矾一钱、冰片二分、研细末吹耳。

6. 柠檬果一个，用盐水泡三个月以上。取其果汁滴耳。

7. 滴耳油：紫草茸、血竭、冰片二分菜油或麻油浸一、二日
   滴耳，

美尼尔氏病：

1. 苍耳叶，晒干为末用酒调服每日一钱。

耳鸣耳聋：

1. 石菖蒲五钱、路路通五只。

2. 石菖蒲五钱、夏枯草一两。

鼻前庭炎、鼻前庭疖：

1. 用嫩桃叶或嫩桃枝捣烂塞鼻。

2. 鲜蒲公英全草一两洗净捣烂塞鼻。

慢性鼻炎：

1. 苍耳子三钱、辛夷花三钱。

38

2．苍耳子壹钱研末吸入鼻内。

3．鲜鹅不食草适量洗净捣烂塞鼻，每日一次每次一小时。

4．70％鹅不食草汁一百毫升、氯化钠一克、麻黄素0.5克、苯海拉明0.15克制成滴剂，每日一至二次。

5．鹅不食草粉七钱、凡士林二两二钱调膏搽鼻。

萎缩性鼻炎：

1．松花粉时时吸鼻。

副鼻窦炎：

1．霜打后的丝瓜藤根壹握，烘干研末吸鼻。

2．藿香三钱、薄荷一钱、苍耳子三钱、菖蒲三钱。

3．鱼腥草茎煎汤服。

鼻出血：

1．大蒜头一个切开，擦涌泉穴。

2．陈棕绳烧灰五钱。

3．鲜马兰一两、鲜茅根二两。

4．小蓟一两、鲜茅根二两。

5．焦山枝三钱、茅根三钱、扁柏五钱。

6．侧柏叶四钱。

扁桃体炎：

1．板兰根一两、射干五钱。

2．土牛膝三钱、挂金灯三钱。

3．开喉箭三钱加水三百毫升煎至一百五十毫升，每日一次，连服二日。一个疗程不超过三天，如服第二疗程，须间隔一至二日，孕妇忌服。

4．老虎耳三两，分三次服。

5．马兰（鲜）一两水煎服或当茶饮。

6．土牛膝根一至二两。

39

1949

新 中 国
地 方 中 草 药
文 献 研 究

(1949—1979年)

1979

7.大青叶一两、桔梗三钱。

8.一枝黄花七钱、野菊花一两。

9.野荞麦五钱至二两。

10.山豆根片：山豆根四两、甘草一两研成粉末压片（每片一克），每次服二片，每日三次。

慢性咽炎：

1.新鲜的萝卜菜捣汁服，干萝卜菜适量。

2.野菊花一两。

3.生牡蛎七钱。

喉　炎：

1.鲜佛耳草(全草)一两煎汤加冰糖适量服。

2.马兰头一两、侧柏三钱煎汤加冰糖适量服。

3.木蝴蝶八片，开水冲泡当茶饮。

4.胖大海四只开水冲泡当茶饮。

5.皂角一个刮去里皮除去子、萝卜一个切片，合水二碗，煎剩半碗（不可加盐）服，如能连萝卜吃下就更好。

骨梗喉间：

1.威灵仙一两、红蓖麻根一两、水醋各一两煎汤内服二分之一其余含漱。

2.威灵仙一两煎汤含漱。

3.醋五钱含漱。

4.水仙花子三钱、白玉簪花子三钱。

口腔炎：

1.柿霜吹搽在患处，每日三—四次。

2.金银花一两、菊花五钱加水煎汤代茶。

3.仙鹤草一两或白马兰头一两。

4.百草霜一钱、花生油适量调匀搽患处，每日三次；

40

5. 大蓟一两，加水煎汤代茶饮。

6. 半枝莲二钱、寒刺泡根二钱、大叶积雪草二钱。

7. 仙鹤草一两。

8. 一枝黄花一两。

9. 马蹄香（土细辛）一两捣烂煎服。

10. 白头翁一握。

11. 细辛六钱、甘油十滴加水适量调成糊状，敷脐部以胶布固定，夏天敷二十四小时，冬天敷四十八小时。

牙痛：

1. 皂刺一两、银花一两、白芷三钱、生甘草二钱、陈皮一钱半。

2. 生地一两、香白芷三钱、细辛一钱半、升麻一钱、菊花四钱、生石羔一两、生甘草一钱。

3. 海金沙四钱。

4. 人中白研粉放痛处。

5. 五倍子三钱加水二碗煎至一碗含漱。

麦粒肿：

1. 白及用人乳磨汁涂于患处。

2. 蛇蜕浸于醋中备用，用时将蛇蜕捞出，敷贴患处。

3. 鲜薄荷叶擦外眼睑红肿处，每日数次。

4. 用野菊花三钱或鲜蒲公英二两。

5. 半边莲（全草）捣烂塞鼻，左塞右，右塞左，同时也可煎服。

霰粒肿：

1. 生南星三钱研粉，用醋调成糊状，敷于外眼睑患处。

倒睫：

1. 用木必子数粒，去壳捣烂绵裹如黄豆大小，塞入同侧鼻

1949

新 中 国
地 方 中 草 药
文 献 研 究
(1949—1979年)

1979

孔，塞后鼻涕、眼泪较多，每十二小时换药一次。

沙　眼：

1. 薄荷一钱、玄明粉二钱、加水约十汤匙，煎成二汤匙，再取其澄清液滴眼，每日二次，连续二至三天。
2. 猪胆一个、玄明粉一两半，先将玄明粉置入胆束内，挂于阴凉处至胆外出现粉硝轻轻拂下，置于并中备用。用时取粉硝加蒸馏水三匙，化为澄清液滴眼，每日四次。

结膜炎：

1. 新鲜野菊叶一两，煎成浓液，取澄清液洗眼。
2. 浮萍八钱—一二两。
3. 野菊花三钱、桑叶三钱。
4. 鲜马兰头加食盐少许，捣汁滴鼻，同时用舌醮其汁舐眼。
5. 秦皮五钱、玄明粉三钱，早晨薰洗患眼。
6. 黄连粉一钱溶于一汤匙新鲜人乳内，每日滴眼六—八次。

角膜炎：

1. 紫花地丁叶三钱、捣烂取澄清液，加白糖适量调匀，用灯心醮药水滴眼。
2. 紫花地丁（全草）一两，加水煎，白糖冲服。
3. 猪胆汁用文火熬羔加冰片少许，候冷研成细末舐之无渣点眼。
4. 苍耳子三钱—五钱。
5. 光明草（狗尾草）全草煎汤洗眼。或全草一两—四两加猪肝适量水煎服及食猪肝。
6. 合萌（梗通）全草一两至二两。
7. 毛茛根20—50斤，洗极净捣烂加冷水搓洗，过滤去渣，澄清去浑浊取白粉晒干，备用。用时取白粉一分冰片少许，乳汁调和，用灯心醮药水滴眼内，日滴三次。

42

慢性青光眼：

　　1.活鲫鱼胆用冷开水洗净吞服，每日二次，每次一至二颗。

玻璃体混浊：

　　1.石菖蒲一钱、冰片一分，研细末，用桔叶包裹，交叉塞鼻

夜　盲：

　　1.猪肝二两。

　　2.胡萝卜半斤加水煎代饮。

　　3.合萌一两。

　　4.苍术三两、夜明砂一两半研成细末与猪肝一斤拌成糊状用
　　　文火烘干为散，每日早晚用盐汤送服三钱。

43

1949

新 中 国
地 方 中 草 药
文 献 研 究
(1949—1979年)

1979

妇科与计划生育

月经不调：

1. 野菊花根二两，红糖适量。
2. 剌桃二两、白毛藤一两、胡颓子一两。
3. 丹参五钱、小蓟一两。
4. 丹参一两，水煎去渣加红糖五钱，每次经前可连服三至五剂。
5. 香附一两研末，每日二次，每次一钱，用红花二钱煎汤送服，经前服三至五日。
6. 珍珠菜根一两、土牛膝五钱加糖、酒适量。

月经过多：

1. 楗树花三钱至五钱。
2. 山茶花一两晒干研末，每次三钱用开水送服。
3. 地锦草三钱、陈棕炭六钱、紫珠草三钱。
4. 旱莲草五钱至一两。
5. 仙鹤草一两、红枣十个。
6. 寒泡剌根二两、黑豆二两酒、水各半。
7. 丹参五钱、鹿含草一两、香附五钱、煎汤冲红糖服。

闭　经：

1. 珍珠菜一两、香花屋豆藤一两。
2. 茜草五钱、红枣十个。
3. 红土牛膝五钱、剌桃二两。
4. 赤地利根二两、母鸡一只燉服。
5. 蚕砂炒黄四两、黄酒半斤、同煎至沸，滤去药渣，日服二

44

次，每次一小杯。

6. 益母草一两、赤砂糖一两。

7. 红花一两、黄酒适量，每日服一小酒杯。

8. 丹参五钱、水煎去渣加黄酒一两，每日一剂。

9. 鸡血藤一两、红糖五钱，每日一剂，连服三一十剂。

痛　经：

1. 珍珠菜五钱、艾叶一钱。

2. 一枝黄花二两。

3. 叶下红一钱。

4. 生姜三片、赤砂糖二两。

5. 雪见草五钱、益母草五钱、白木槿花树五钱，琴叶榕五钱
野荞麦根三钱。

6. 韭菜兜、鸡蛋同炒。

7. 玄胡三钱、丹参五钱煎汤冲红糖服。

8. 新鲜益母草与鸡蛋调匀，红糖为引，酒水各半煎服。

9. 木香二钱、红花一钱半、益母草一钱。

10. 凤尾草一两、生姜五钱、鸡蛋一个、白糖适量。

11. 益母草四两。

带　下：

1. 白果十个捣碎，用豆浆冲服。

2. 鸡冠花一两。

3. 白毛藤一两加酒冲服。

4. 白木槿根二两至四两加酒炖服或用花三钱。

5. 白扁豆花三钱。

6. 珍珠菜根一两、木槿树根一两、酢浆草五两。

7. 萝卜或蒜洗净，切碎榨汁，用有线棉球浸透后塞入阴道。

45

1949

新 中 国
地 方 中 草 药
文 献 研 究
(1949—1979年)

1979

8—10小时后患者自已取出棉球。

8. 蛇床子五钱、苦参五钱、花椒五钱、生矾五钱煎汤薰洗外阴部。

9. 鲜苦楝根皮四两，煎汤薰洗外阴部。

10. 五倍子四两、蛇床子炒二两、生黄柏一两、冰片四分研细末；每晚先用苏打水或淡盐水洗净阴道，再用药末放入阴道内，每次二分，

11. 海螵蛸四两。

12. 野菊花根一两和鸡蛋煎服。

13. 黄芩五钱、鹤虱五钱。

14. 白鸡冠花三钱、椿根皮三钱。

子宫脱垂：

1. 棉花根一两、仙鹤草一两、益母草五钱。

2. 升麻五钱，金樱子根一两，水煎冲红糖服。

3. 芭蕉根二两。

4. 韭菜半斤煎汤薰洗外阴部。

流 产：

1. 荞麦炒黄三至五钱。

2. 苎麻根一两、艾叶一钱。

3. 五倍子末二钱酒冲煎。

4. 盐肤木根五钱、梵天花五钱、野苎麻根一两、仙鹤草五钱。

5. 络石藤一两、苎麻根二两。

6. 南瓜蒂三—四枚切碎。

7. 糯米二两、红枣五钱烧粥，每日二碗。

8. 苎麻根五钱、桂圆十个。

46

妊娠疾病：

妊娠呕吐：

1. 红砖一块敲碎水煎服。

2. 灶心土二两、生姜三片。

3. 芦根一根。

4. 伏龙肝（灶心土）一块烧红淬水服每日一至二次。

妊娠尿闭：

5. 鲜栝天花根一两、米仁五钱、赤小豆五钱。

6. 冬瓜皮一两 赤小豆一两。

子痫：

7. 钩藤四钱、寄生五钱、黄芩三钱、当归三钱、生地四钱、
   菖蒲三钱、党参三钱、白芍三钱、甘草一钱半。

催 乳：

1. 苦爹菜五钱至一两。

2. 赤小豆适量煮粥。

3. 通草三钱、猪蹄一只。

4. 鬼球四只。

5. 紫丹参二两，煎浓汁去渣冲鸡蛋吃。

回 乳：

1. 枇杷叶一两去毛水煎服。

2. 生麦芽二两。

3. 皮硝八两敷乳部。

产后腹痛：

1. 白毛藤一两、红糖为引。

2. 桃仁一两、生姜七片、红糖米酒为引。

3. 大叶马兰根一两、红糖米酒为引。

47

1949

新 中 国
地方中草药
文 献 研 究
(1949—1979年)

1979

功能性子宫出血：

1. 地榆炭一两、醋五两、煎汤取汁四两每日二次每次一两。

避孕：

1. 鹅不食草一两加水煎服，月经净后第三天起连服三剂，续服三个经期。

2. 鹿含草五钱、芸苔子五钱、川牛膝三钱、干地龙三钱、淫羊藿二钱，共研细末，经后三天始服，连服三至五剂，续服三个经期。每日二次，每次二钱。

肿 瘤

1. 阿魏八钱、乳香八钱、莪术五钱、蜂房六钱、鸡内金一两五钱、天仙藤一两、没药八钱、瑙砂四钱、黄药子八钱、玄胡一两、生玳瑁九钱、三棱五钱、蟾酥三钱、木鳖子四钱、甘草五钱、以蜜为丸、梧桐子大小，日服二——三次每次五粒，治疗肝、胃、直肠癌等，皆能缓解症状，延长寿命。

2. 马钱子10、活蜗牛5、蜈蚣15、乳香3、带子蜂房10、没药1、全蝎3.马钱子用水泡24小时，换清水，连换7——10次，泡完去皮晒干，用麻油炒黄研末，将蜈蚣、蜂房、全蝎炒微黄研末，再将蜗牛捣烂晒干研末和乳香粉末糊泛丸，每钱20粒。

3. 山核桃枝四两、鸡蛋二个，用山核桃枝煮鸡蛋约4小时勿使蛋破裂，每日服二个鸡蛋，连服三——六个月。治疗胃肠道癌。

4. 七叶一枝花（又名蚤休、重楼），制成片剂治疗胃癌能使

48

疼痛缓解，症状初步有所好转。

5. 半枝莲治疗宫颈癌、肾癌。

6. 石打穿（又名石见穿、月下红、紫参）。治疗肺癌、脑癌等。

7. 白毛藤（又名白英），治疗肺、胃、宫颈等癌症。

8. 铁树叶半斤、红枣十个，在瓦缶内共煮内服治疗肺癌等。

9. 白花蛇舌草一斤、茅根一斤、红糖半斤，治疗肺、胃癌。

10. 夏枯草治疗淋巴肿瘤、纵膈肿瘤等。

11. 蒟蒻（又名鬼腊烛），治疗淋巴瘤、鼻咽癌、头颈部肿瘤及食道癌等。此药需久煎达三小时之久，方可服用，否则会引起麻醉作用。

12. "201"局部外敷药：乳香3.3钱、硼砂3.5钱、蛇床子1.5钱、冰片3.5钱、血竭3.5钱、漳丹1.55两、没药3钱、钟乳石4.4钱、麝香4分、雄黄4.4钱、儿茶3.6钱、瑙砂3.5钱、白矾19.5两。上药用凡士林、羊毛脂调成糊状，局部外敷，治疗宫颈癌。

49

中草药验方选编

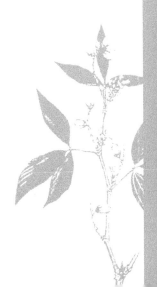

提　要

镇海县生产指挥组卫生局编。

1972 年 5 月第 1 版第 1 次印刷。32 开本。约 6.2 万字。共 228 页，其中前言、编写说明、目录共 14 页，正文 171 页，附录 42 页，插页 1 页。平装本。

编者将镇海县近几十年来实际使用的中草药验方和学习先进地区、先进单位的经验加以整理，编写成此书，仅供"赤脚医生"和基层医务人员参考。本书处方用药多选择易用易得的中草药。

本书从实际出发，以病统方，共收列 9 个疾病科别，包括 170 个病种，计中草药验方 840 个左右。每病下先列症状，后出治疗方法，包括中草药处方和新针疗法两部分。中草药处方中选入了一部分在本县使用的和外地介绍的有一定疗效的预防方。本书从中西医结合的角度出发，采用常用病名或症状名。在处方用药方面偏重选择易得的中草药。每方下均大致列出组成和制备、服用方法。新针疗法下则列出主穴、配穴、针刺方法等内容。

本书中草药名称以《浙江民间常用草药》的植物名、地方名为主。如该书未收载的，则用本县通用的植物名或地方名。处方中凡用"水煎服"者，一般均按中药习惯煎法，即一日一剂，水煎二汁，分头二汁服用。药物未注明用鲜品者，都指干品。本书处方剂量，除说明者外，一般指成人一日量，老弱幼儿则用量酌减。所载药物计量单位采用旧市制，即 1 斤折 16 两，1 两折 10 钱，1 钱折 10 分。若折合公制，则 1 钱等于 3.125 克。

附录镇海县中草药制剂选编，介绍了当地常用制剂的处方、性能、应用、用法，其中部分收录了制法和典型病例，供参考。常用中草药制剂方法介绍，介绍了 10 种中草药剂型的制备方法和注意事项，又介绍了制剂过程中入药顺序的一般知识。

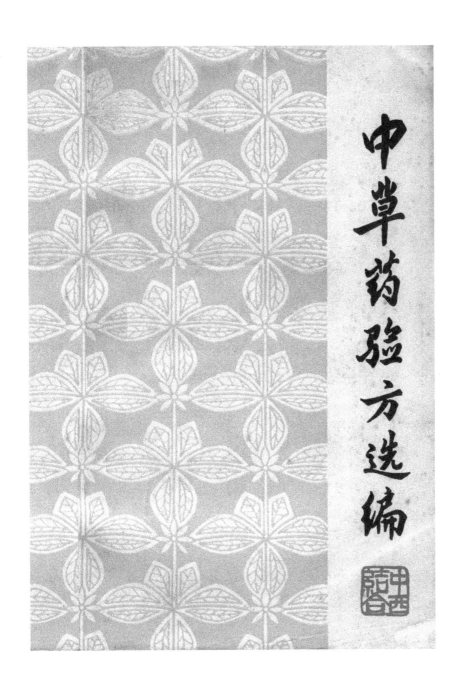

中草药验方选编

目　　录

1949

新　中　国
地方中草药
文　献　研　究
(1949—1979年)

1979

· 2 ·

1949
新 中 国
地 方 中 草 药
文 献 研 究
(1949—1979年)
1979

· 4 ·

1949
新 中 国
地 方 中 草 药
文 献 研 究
(1949—1979年)
1979

1949

新 中 国
地 方 中 草 药
文 献 研 究
(1949—1979年)

1979

· 8 ·

1949

新 中 国
地 方 中 草 药
文 献 研 究
(1949—1979年)

1979

· 10 ·

· 白 页 ·

一、传 染 病

感冒和流行性感冒

感冒（上呼吸道感染），是病毒和细菌引起的急性上呼吸道炎症，在气候突变或受凉后易发生，表现为打喷嚏、鼻塞、流涕、咳嗽、头痛、发烧，全身不适等。

流行性感冒是流感病毒引起的呼吸道传染病，常在冬春季流行。表现为起病急、畏寒、高热、头痛、眼眶痛及四肢关节酸痛，眼结膜及咽部充血，少数有鼻出血、恶心、呕吐。

（新针疗法）

主穴： 风池、大椎、合谷。

配穴： 曲池、太阳、天突、丰隆、迎香。

方法：每次选主穴1～2个，并酌情针配穴。中、强刺激，每日1～2次。

（穴位注射疗法）

取穴：大椎、曲池。

方法：安乃近0.5毫升（成人），于大椎穴垂直进针5～8分，得气后注药。发烧时可加曲池。每日一次，一般1～3次即可见效。

（中草药）

预防方：

1、贯众三钱，水煎服。流行期间，每日服一次。

2、集体预防：绿豆九两，甘草三两。加水10斤，煎

1949

新 中 国
地 方 中 草 药
文 献 研 究
(1949—1979年)

1979

汤内服。流行期间，每人一次服２００毫升，每日１～２次（没有绿豆可用黑豆代替）。

３、集体预防：大叶桉树叶。取鲜叶十斤，加水千五斤，煎成十斤，取汁作喉头喷雾、每日２～３次。

治疗方：

１：贯众一两，板蓝根三钱（或大青叶一两），水煎，一日二次分服。

２、生姜、大蒜头各二钱，红糖五钱，水煎顿服。卧床盖被使微发汗。

３、荆芥、防风、紫苏叶各三钱，水煎服。

４、蒲公英六钱，或连翘三至五钱，水煎服。

５、野菊花、桑叶、枇杷叶（去除绒毛）各三钱，水煎服。

６、马鞭草一至二两，半边莲五钱，水煎服。

７、白英五钱，热重加茅根，水煎服。

８、马蹄金（鲜）一至二两，冰糖五钱，捣烂开水冲服。

９、一枝黄花一两，白英一两，杜衡根一钱，仙鹤草五钱，葱白三枚，水煎，加红糖一两冲服。

10、一枝黄花（全草）、野菊花（全草）、金银花各三钱，水煎服。咳嗽有痰加鼠曲草（全草）三钱。

11、沙氏鹿茸草（全草）三钱，或鼠曲草五钱。枇杷叶（去绒毛）三钱，盐肤木、白茅根各五钱，水煎，红糖冲服。

12、球子草（鹅不食草）：２０％煎汁滴鼻。

13、白英一两，鼠曲草五钱、盐肤木一两、千日红三钱、干姜5片，水煎服。（主治：感冒后顽咳）。

14、葱蒜注射液：取葱白40克，大蒜50克制成100毫升、每次肌注2毫升，一日2～3次。

15、大青叶一两、海金砂一两、水煎服。

麻　　疹

本病是病毒引起的急性传染病，多在冬春季发病。病初发烧、流泪、怕光、流涕、咳嗽等。2—3天后，口腔颊部粘膜上可见白色小点（科泼氏斑点）3—4天后，首先于耳后、前额、头颈部发现皮疹。2—5天内散布全身。皮疹初为淡红色细小斑疹，随后融合成暗红色小片状斑丘疹。出疹期间，发烧、咳嗽继续加重，易并发肺炎。皮疹出全后，症状减轻，皮疹逐渐消退。

（新针疗法）

取穴：一组：曲池、大椎。

　　　二组：合谷、印堂、少商。

方法：高烧不退者针一组穴。声音嘶哑者针二组穴。少商可浅刺出血，均用中等刺激。每日1—2次。

（中草药）

预防方：

1、集体预防：紫草十两，甘草五两。水煎浓缩至1000毫升，过滤加入适量糖浆备用。用法：六个月至二岁，每天服10毫升，二至五岁每天服15毫升，五岁以上每天服20毫升。均连服三天。

2、贯众研粉。六个月至三岁，每日服二次（0.5克

1949

新 中 国
地 方 中 草 药
文 献 研 究
(1949—1979年)

1979

粉分二次服），连服三日为一期，每月服用三期。

治疗方：

1、紫草三钱，鲜芦根一尺，水煎，每日 3 — 4 次分服。适用于麻疹初起、出而忽回、高热咳嗽者。

2、柽柳（西河柳）枝叶三钱，莞荽子一至二钱。水煎服，适应透疹。

3、大青叶五钱，生石膏四钱，玉竹三钱，水煎，每日 3 — 4 次分服。适用于麻疹出齐，潮热不退，无咳喘者。

4、阴地蕨全草二至三钱，水煎服。治麻疹并发肺炎。

流 行 性 腮 腺 炎

本病是病毒引起的急性传染病，多流行于冬春两季，学龄儿童多见。以发烧、头痛、食欲不振开始，1 — 2 天后，耳旁腮部一侧或两侧逐渐肿大，变硬疼痛，咀嚼时更痛。并发睾丸炎者，则有睾丸肿胀及疼痛。

（新针疗法）

1、主穴：医风、颊车。

配穴：合谷、少商、曲池、血海、三阴交。

方法：针刺医风、颊车、合谷时，用中、强刺激。少商可点刺出血。发烧加曲池，并发睾丸炎时加血海、三阴交。每日一次。

2、主穴：痄灵穴（位于廉泉穴与天突穴中点向后，胸锁乳突肌与头夹肌之间）。

配穴：角孙穴。

方法：针痄灵穴时以５０度角向下进针０.５至０.７

• 4 •

寸，不留针，每日一次。针角孙穴时，平刺向后方 0.3 至 5分。一般针1－2次见效。

（中草药）

1、鸭跖草八钱，金银花三钱，甘草二钱，水煎，一日二次分服。

2、鸡蛋二个，蛇壳二钱（切碎），将鸡蛋打入碗内，放入蛇壳搅拌均匀，放盐少许，用豆油炒熟，一次内服。成人量加倍，每日一次。

3、明矾一两，雄黄一两，冰片一钱，共研为末，用50—75%酒精调成糊状，涂患处，每日1－2次。

4、板蓝根、夏枯草各三钱。水煎服。

5、紫花地丁五钱。水煎服。

6、菟丝子六钱（炒七成焦研末），银花五钱，水煎服。亦可外用，加青黛粉调醋，敷于患处。

白　　喉

本病是由白喉杆菌侵入咽部引起的呼吸道传染病，多发于冬春季节。初起发热、咽痛、失音、干咳、面色苍白；重症呼吸困难，扁桃体上可看到灰白色假膜，不易剥离，若蔓延至喉部或气管则情况更为严重。

（中草药）

1、黄芩六钱，连翘六钱，麦冬三钱，元参五钱，鲜生地一两，水煎浓缩60毫升，一日四次分服。

2、土牛膝一两，水煎服，连服4～5天。

3、大青叶、板蓝根各一两，水煎服。可酌加白糖。

1949
新　中　国
地方中草药
文　献　研　究
(1949—1979年)
1979

4、水芹菜根，一枝黄花根，鸡儿肠（马兰头）根各一两。水煎服，每日一剂。

5、益母草液：鲜益母草捣汁，纱布过滤后加入20％醋调和。用法：用铜质喉头卷棉子裹棉花蘸药液，每一至二小时涂抹咽喉一次。

百　日　咳

本病是小儿常见的呼吸道传染病。由百日咳杆菌引起。病初似感冒，1—2周后咳嗽逐渐加重，呈阵发性痉挛咳嗽。每次咳十几声，连续不断，每阵咳完后，有回声，常伴有呕吐、颜面及眼睑浮肿。

（新针疗法）

主穴：治喘、天突。

配穴：丰隆、大椎。

方法：先针治喘穴，后针天突穴，然后在大椎穴拔火罐，痰多加丰隆。中、强刺激，每日一次。

（中草药）

1、鸡苦胆一个，开水泡过吞服。一周岁以下三天服一个；两周岁以下二天服一个；三周岁以上每天服一个（也可用猪苦胆代替，一个猪苦胆相当7—8个鸡苦胆）。

2、大蒜头2—3个，捣烂，用300—400毫升开水泡一夜，取上清液加糖即可内服。每日二次，1—2岁五天服完，2—4岁四天服完，五岁以上三天服完。

3、胆汁注射液。每日一至二次，每次二毫升。一般3—5天见效。

4、杠板归一两，微炒，加黄酒和冰糖煎汁。代茶饮，一般服二剂见效，连服五至六剂为一疗程。

5、有角乌蔹莓（三叶青）根一钱，研粉吞服。

6、望江南（子）有小毒。炒后研末吞服，一日二次，每次二钱。

流行性脑脊髓膜炎

本病是脑膜炎双球菌引起的化脓性脑脊髓膜炎，经呼吸道传染，儿童多见。起病急，有高热，剧烈头痛，恶心，呕吐（常为喷射状）颈项强直，皮肤有淤点或淤斑等。小儿常有惊厥，昏迷。少数患者皮肤可见大片出血，血压下降，肢体发凉，呼吸不整，称为暴发性流脑。应及时抢救。

（新针疗法）

主穴：百会，风池，合谷，哑门，大椎。

配穴：曲池，人中，内关，廉泉。

方法：每次选主穴2—3个，酌情选用配穴。高热取曲池，大椎。抽搐昏迷取百会，人中。失语取哑门，廉泉，呕吐取内关。中强刺激。

（中草药）

预防方：

1、一枝黄花一斤，头汁加水八斤，二汁加水六斤，合并煎汁浓缩至二斤。

预防用每次25毫升，一日二次，连服四天，间隔七天后再服三天。

2、野菊花一斤，加一倍水，煎成500毫升，喉头喷

1949

新 中 国
地 方 中 草 药
文 献 研 究
(1949—1979年)

1979

雾。

（治疗方）

1、山豆根、大青叶，板蓝根各一两，水煎，一日3—4次分服。

2、大青叶根一两半，野菊花、金银花各一两水煎，一日2—3次分服，连服5—7天。

3、龙胆草五钱——两，水煎服，每日一剂。

流 行 性 乙 型 脑 炎

本病是由脑炎病毒引起的急性传染病。经蚊子叮咬传播，夏秋季发病率最高。表现为突然起病、高烧、剧烈头痛、恶心、呕吐、谵妄昏迷、颈项强直。少数病人有抽风。病人一般7—10天后体温下降，逐渐清醒，重症患者可遗留失语，智力减退、肢体瘫痪等后遗症。

（新针疗法）

主穴：风池、大椎、曲池、阳陵泉。

配穴：人中、中冲、涌泉、内关、太阳。

方法：每次取主穴2—3个，强刺激，每日1—2次。高热抽风者加中冲或十宣放血；昏迷加人中、涌泉、内关；头痛加太阳。

（中草药）

预防方：

1、牛筋草2—4两，煎汤代茶，连服3—5天。

治疗方：

1、板蓝根二两，水煎，一日二次分服。

2、大青叶二钱，板蓝根、生石膏各四两，山豆根、生地、连翘各一两，黄芩六钱，水煎，成２００毫升。１０岁以上者，每次服２５毫升，六小时一次；１０岁以下者，每次服１５毫升，六小时一次。

3、生石膏一至四两，知母三钱，生甘草三钱，粳米五钱至一两，水煎，一日二次分服。适用于高热有汗者。

4、方药一：（脑Ⅰ、脑Ⅱ、脑Ⅲ）脑Ⅰ：银花、连翘、菊花、荷叶各三钱，石膏八钱，薄荷、竹叶各二钱，六一散四钱。脑Ⅱ：脑Ⅰ去菊花、薄荷、加知母、佩兰各三钱，芦根一两。脑Ⅲ：脑Ⅱ去六一散，改益元散四钱，加菖蒲、郁金、栀子各三钱，茅根一两。

常加药：大青叶、板蓝根、钩藤、僵蚕、生地、元参各三钱。

方药二：恢复期Ⅰ号：忍冬藤、扁豆衣、丝瓜络、荷叶各三钱、竹叶二钱、西瓜翠衣一两。Ⅱ号：脑Ⅲ加元参、生地各三钱。

用法：根据病情轻重不同用药，均水煎服。

轻中型：用脑Ⅰ或脑Ⅱ，3—7天，7岁以内，每剂一天四次，每次５０毫升左右。7岁以上，每剂煎２００毫升，分三至四次服。以后可予以恢复期Ⅰ号。

重型：用脑Ⅱ或脑Ⅲ，疗程为７—１０天，用量及用法同上。

附：分型标准：①重型：有昏迷者，多有高热稽留，频抽、呼吸衰竭等，可留有后遗症；

②中型：高热持续５天以上者，可有短暂的昏迷、抽风；

1949

新 中 国
地方中草药
文 献 研 究
(1949—1979年)

1979

③轻型：神志清或嗜睡，高热不超过 5 天，可有一、二次抽风，不影响神志者。

传 染 性 肝 炎

本病是肝炎病毒引起的急性传染病，一年四季都可能发生。以发热、乏力、恶心、食欲不振、厌油、腹胀、腹泻、极度消化不良等症开始，继有肝区不适及疼痛。部份病人有黄疸（皮肤、巩膜黄染），尿如浓茶样。病程持续六个月以后，有些转为慢性肝炎。

（新针疗法）

取穴：一组　胆俞、太冲、阳陵泉。

二组　肝俞、至阳、足三里。

三组　脾俞、期门、天枢。

方法：三组交替针刺，中、强刺激，每日一次。急性肝炎１０日为一疗程，慢性肝炎１４日为一疗程。疗程间隔３—５日。重症病人可针合谷透后溪、中封、太冲、医明。

（穴位注射疗法）

一方

取穴：肝俞、肝热。

方法：急性肝炎用维生素B_1及板兰根注射液（先用维生素B_1待黄疸消退后改用板兰根），慢性肝炎用肝太乐注射。每穴１毫升，每日一次，１０—１５次为一疗程。

二方

主穴：肝俞、肝热、期门、至阳、足三里。

配穴：食欲不振加胃俞，黄疸或者脾功能亢进加脾俞。

· 10 ·

方法：每次取主穴二个，酌情选用配穴，每穴注射当归液０.５至１.０毫升。三周为一疗程，疗程间隔为一周。多汗加肺俞，皮肤搔痒加大杼。

（中草药）

预防方：

1、茵陈一两，山栀三钱，甘草一钱，煎汤服，每日一次，连服三天。

2、蒲公英一两，甘草二钱，煎汤服，每日一次，连服三天。

3、紫花地丁、柳枝各五两，分别加水各３００毫升，各煎成１５０毫升，混合服用，每日３次，每次３０毫升，连服三天。

以上三方可任选一种。

治疗方：

一、急性黄疸型肝炎：

1、紫金牛一两，红枣十枚，红糖二两。水煎服，一日一次，一个月为一疗程。

2、乌韭三至四两，水煎内服。对退黄疸有效。

3、摩来卷柏二两（小孩一两）。黄疸深加茵陈一两，栀子三钱。胃纳差加平地木五钱，麦芽三钱。肝区痛加丹参一两。谷丙转氨酶高加半枝莲一两，六月雪一两，败酱草一两，蒲公英一两。水煎服，日服一剂，一个月为一疗程。

4、柴胡三钱，生山栀三钱，茵陈一两，平地木一两，黄毛耳草一两，海金砂一两，生军三钱，元明粉三钱。黄疸明显减退或便溏者可去生军、元明粉。尿短少者可加车前草茯苓、泽泻，（小儿剂量酌减）

◆ 11 ◆

1949
新　中　国
地方中草药
文　献　研　究
(1949—1979年)
1979

5、麦芽糖浆。用大麦低温发芽的幼根，长约０．５公分左右，干燥后磨成粉制成糖浆。每次１０毫升（内含麦芽根粉１５克），每日三次，饭后服。此方对肝炎的肝痛、厌食、疲倦、低热四个主要症状都有改善作用。服药时间半月至三个月。

6、青黛一钱半，明矾九钱，研末装入胶囊每服１．５克，每日三次。

7、柴胡三钱，白芍四钱，瓜蒌四钱，焦山楂四钱，栀子一钱半，甘草一钱半，红花一钱，红枣十枚。有黄疸者加茵陈一两，金钱草一两，水煎服。

8、蒲公英五钱，茵陈五钱，土茯苓五钱，白茅根五钱，田基黄五钱，水煎服。

二、慢性肝炎

1、一包针（全草）五钱，虎杖根一两，马鞭草（全草）五钱，紫金牛一两，茵陈八钱。肝硬化加仙鹤草根二钱；腹水加冬瓜皮二钱；腹水草五钱，地骷髅五钱；肝区疼痛加马蹄金一两，水煎服。

2、黄毛耳草二两，六月雪一两。水煎服。

3、垂盆草一两，黄栀子五钱。水煎服。

4、紫金牛、仙鹤草、垂盆草、马鞭草、腹水草各一两。水煎服。

5、虎杖一两，鸡眼草二两。每天一剂，二次煎服，连服２—１５天。

三、降谷丙转氨酶升高

1、２５％红花注射液，一日二次，每次２毫升，十至十五天为一疗程。

2、蒲公英五钱，茵陈五钱，土茯苓五钱，白茅根五钱，水煎服。

3、五味子五钱至一两，水煎服。

4、凤尾草一两，白英一两，丹参一两，水煎服。

5、败酱草四钱，白英一两，六月雪一两，水煎服。

6、贯柞根（胡颓子根）一两，紫金牛一两，六月雪一两，水煎服。

7、复方垂盆草糖浆，垂盆草（鲜）125克，紫金牛32克，苯甲酸钠0.5％，蔗糖30克，加蒸馏水制成100毫升。每日二次，每次服50毫升，十五天为一疗程。

8、地骨皮一至二两，水煎服，对降低麝浊和锌浊有效。

四、肝硬化腹水

1、取九头狮子草（京大戟）根，洗净晒干磨粉，文火焙成咖啡色，装入胶囊，每丸0.3克。成人每次服13—16丸（儿童减半），早饭后二小时温开水送下，至腹水消失。

2、半边莲四两，水煎服。

3、蟋蟀六只，焙干研末，分三次用开水吞服，一日服完。

4、半边莲二两，紫金牛一两，石见穿一两，连钱草一两，凤尾草一两，丹参五钱，水煎服。

5、白英一两，白茅根一两，蒲公英一两，对坐草一两，紫金牛一两，茵陈一两，鸭跖草一两。水煎服。用于胆管炎，胆汁性肝硬化。

• 13 •

1949

新　中　国
地方中草药
文　献　研　究
(1949—1979年)

1979

6、"6912"注射液。每日肌注2—4毫升。

（全国中草药新医疗法展览会资料）

细 菌 性 痢 疾

本病是痢疾杆菌引起的肠道传染病。常因吃生冷不洁食物而发病。起病急、发冷、发烧、腹痛、腹泻、里急后重，脓血便。每日数次至数十次。严重时可有高热、抽风、昏迷，四肢冰冷、血压下降等，称为中毒性菌痢。

（新针疗法）

1、主穴：止泻（脐下2.5寸）。足三里。

配穴：天枢、阴陵泉、内关、曲池。

方法：每次均取主穴，酌情加用配穴。腹痛加天枢；里急后重加阴陵泉；恶心呕吐加内关；发烧加曲池。中、强刺激，每日1—2次。

2、取穴过敏点胫骨内缘三阴交与地机穴之间最明显酸痛点。强刺激、大幅度捻转不留针。

（穴位注射疗法）

方法：取穴：天枢用25%葡萄糖于两侧天枢穴注射，每穴1毫升（也可用维生素B$_1$，每穴25毫克），每日一次，七天为一疗程。进针深度要达腹直肌后鞘处，酸、麻、胀感越明显效果越好。

（中草药方）

1、长萼鸡眼草五钱，珍珠草（或铁苋）五钱，黄毛茸草五钱或凤尾草五钱水煎取汁冲蜂蜜一两待凉分次服。

①清水泻加小青草五钱。

·14·

②里急后重加臭椿根皮五钱。

③痧气冷泻加长梗南五味子（红木香）三钱，刘寄奴三钱，水蓼三钱。

④食积泻加山楂根三钱，大血屯三钱。

⑤肠绞痛加金灯屯三钱，扁蓄三钱。

2、炒石榴皮粉三钱开水冲服。

3、仙鹤草、臭椿皮、铁苋、长萼鸡眼草、青相子草各三钱。

4、白花壶瓶草（野蚊子草）一两，水煎服。

5、止痢糖浆。水辣蓼二两，凤尾草（或鸭跖草），小青草（或马齿苋）五钱。水煎浓缩加糖及防腐剂适量，每剂３０毫升，适用一般腹泻及小儿菌痢。

6、老鹳草一两，凤尾草一两，水煎服。

7、翻白草一两，水煎服。

8、鲜地锦草二两，加水４００毫升，煎至１５０毫升，分二次内服。

9、马齿苋一斤，水煎榨出药液２００毫升。每服３０～５０毫升，一日３～４次。

10、白头翁二钱，黄芩一钱，白矾六分，研末装入零号胶丸，每六小时二粒。

11、久泻：

①无花果叶七张，水煎服，每日一剂。

②络石屯二两，红枣十枚，水煎服，每日一剂。

③白花石榴皮五钱，水煎服，每日一剂。

12、止痢片。（镇海县制药厂生产）每日４次，每次服四至六片。

1949

新 中 国
地 方 中 草 药
文 献 研 究
(1949—1979年)

1979

疟　　疾

本病是疟原虫引起的传染病。由蚊子叮咬传播。其特点为周期性，阵发性的寒战、高热、出大汗等。慢性者有脾肿大与贫血。临床上常见有间日疟（隔日发作一次），三日疟（隔二日发作一次），恶性疟（发作无规律或高热不退）等三种。发作时，末稍血可查到疟原虫。

（新针疗法）

取穴：陶道、间使、内关、曲池。

方法：每次取2～3个穴，于发作前1～2小时针刺，强刺激。连续针刺3～6天。

（中草药方）

1、鲜爵床（小青草）一至二两，在发作前三小时水煎服，一般一剂而愈。

2、豨莶草一两，每天一剂，两次煎服，连服三天。

3、鲜球子草（鹅不食草）二两，捣烂加黄酒一两。取汁内服。渣敷内关穴，在发作前三小时使用。

4、桃树嫩枝（连叶）一两，发作前水煎服。

5、车前草根三株。洗净切碎，发作前2小时开水送服。

6、丁香1至3粒。研粉，发作前三小时敷神阙。胶布固定。

钩 端 螺 旋 体 病

本病是由致病性的钩端螺旋体、从皮肤或粘膜进入人体所引起的急性传染病。流行季节多在7～10月气候炎热季节。

主要临床表现为起病急，高热，剧烈肌痛，出血倾向及肝、肾、肺等多种脏器损害。

（新针疗法）

取穴：一、大椎、曲池、合谷。

二、委中（刺血）、内关、三阴交。

每日一次、两组轮流针刺。

头痛加风池、太阳、印堂。

小腿痛加承山、飞扬、阳陵泉。无尿加关元、三阴交。

黄疸加阳陵泉、足三里、肝俞透胆俞。

昏迷加十宣、人中刺出血。

（中草药方）

预防方：

1、土茯苓煎汤当茶喝，每人每天1～2两，分二次煎服。

2、一枝黄花、千里光、白毛夏枯草各五钱至一两。每天一剂，水煎，分二次服。

3、马鞭草（鲜）1～2两，每天一剂，水煎服。（干草减半）

4、金银花一两（或忍冬藤二两），连翘一两，白茅根二两，黄芩六钱，藿香四钱。

用法：在接触疫水期内，每日一剂，分三次煎服。

治疗方：

中草药治疗伤寒型及其各型的早期症状：

轻症：

1949

新 中 国
地方中草药
文 献 研 究
(1949—1979年)

1979

1、桑菊饮：桑叶三钱，菊花三钱，连翘三钱，薄荷二钱，桔梗二钱，生甘草二钱，杏仁三钱，鲜芦根一两，每日一剂，水煎服。

2、银翘解毒丸（成药），每天4～6粒。

较重症：

1、银翘散（汤）：金银花五钱至一两，连翘五钱至一两，鲜芦根五钱至一两，淡竹叶、荆芥、牛蒡子、桔梗、淡豆豉各三钱，薄荷、甘草各二钱，每日一剂，分2～3次煎服。

2、土茯苓二两、甘草三钱，每日一剂，分二次煎服。如病情较重而体质较好者，土茯苓可加至五两，并可酌情加黄芩、防己、茵陈、泽泻。

3、千里光一至二两，水煎服。

4、黄连一钱，黄芩三钱，黄柏三钱，山栀三钱，水煎服。

二、内科疾病

支 气 管 炎

本病可由细菌或病毒引起，也可由理化性刺激物所致。按病程长短分为急性和慢性两种。急性支气管炎以咳嗽为主，咳痰呈粘液或脓性，常有发热。慢性支气管炎主要为长期反复咳嗽、咳白色粘液痰，有的尚有呼吸困难，在冬季及感冒后加重。久病多继发肺气肿。

（新针疗法）

1、主穴：膻中、天突、定喘。

配穴：丰隆、曲池、足三里。

方法：每次取主穴1—2个，痰多加丰隆，发烧加曲池。失眠、体弱加足三里，中、强刺激。

2、听宫（体穴）透内鼻（耳穴）

方法：每日一次，10天为一疗程。左右耳交替透刺。以寸针或毫针取体穴听宫进针，以拇指、食指提取耳屏，以食指尖压耳屏后部弧形沟之中央部，产生耳根疼痛、耳胀感觉。从此点进针二至三分后转向斜下，刺入耳屏"肾上腺"穴下方之软骨膜上的内鼻穴，使之产生持续性针刺样疼痛感觉（以病人耐受为度）留针10—15分钟。一般可感觉鼻通气、鼻咽发凉、呼吸通畅、咳喘减轻。

（中草药方）

一、急性支气管炎

1949

新 中 国
地 方 中 草 药
文 献 研 究
(1949—1979年)

1979

1、半边莲一两，紫花地丁一两，一枝黄花一两，黄独三钱。水煎服。

2、盐肤木一两，白英三钱，酢浆草五钱，百部三钱，细辛三分。水煎服。

3、车前草、杏香兔耳风、枇杷叶（去绒毛）、鱼腥草、匍伏堇各三至五钱，水煎服。

4、野菊花五钱，金银花五钱，光叶水苏三钱，水煎服。

5、鲜鸡儿肠（马兰）根三至四两，豆腐一至二斤同煮（放盐不放油）。食其豆腐及汤，每日一剂，孕妇忌服。

6、猪胆粉五钱，陈皮二钱，甘草一钱，共研细末装入胶囊，每日一剂分三次服。

7、雅梨一个，麻黄一钱，川贝一钱，冰糖三钱，将川贝放入去核后的梨内，蒸熟食汁。

8、全瓜蒌一个，牛蒡子四两，共研细末，每服二钱，黄酒送服。

9、云雾草、南沙参各五钱，桔梗三钱，南天竹子三钱，蔓荆子五钱，水煎服。

10、麻黄一钱，杏仁一钱，生石膏四钱，白果一钱，姜半夏二钱，瓜蒌仁二钱。每日一剂，水煎分三至四次服。用于小儿咳喘病程不长者。

二、慢性支气管炎

1、紫金牛一两半。水煎，一日二次分服。

2、丝瓜藤三至五两。水煎，一日三次分服。

3、七叶一枝花三钱，地龙三钱，盐肤木一两，水煎服。

4、侧柏叶三两，平地木一两，水煎服。

5、鱼腥草一两，鼠曲草一两，盐肤木一两，地龙二钱，甘草二钱。水煎服。

6、棉花根二至四两，水煎二小时以上内服。

7、虎杖、十大功劳、枇杷叶（去绒毛）各一两，水煎服，十天为一疗程。

8、山桃树皮二两，水煎服。

9、云雾草一两，水煎，每日一剂。

10、巴豆一个，苹果一个。将苹果洗净，用小刀挖一个三角形小洞，巴豆去皮，将仁放入苹果小洞中，蒸半小时到一小时，凉后取出巴豆仁。用法：吃苹果并饮汁，成人每次服一个，轻症而在夜间发作者睡前服，重症早晚各服一个，持续喘息每八小时服一个，八岁以下儿童适当减量。个别患者服药后出现腹泻及咽部发"辣"感或全身发热感。停药，很快消退。本方对喘息型有效。

11、石韦一两，百部五钱，兰花根一两，分别研细，炼蜜为丸，每丸三钱，每服1—2丸，每日3—4次，10天为一疗程。此药平喘作用较强。

12、灵芝草酊剂。将全草用95％乙醇于60°C浸泡48小时，用低温蒸馏法将部份乙醇回收，去渣，配成10％酊剂。每晚10毫升，50天为一疗程。此方有明显止喘作用，对老年人效果较好。

13、补骨脂、黑芝麻、当归、姜半夏、麻黄各三钱，乌梅四钱，水煎服。本方对并发肺气肿有效。

14、复方地龙注射液：一日一次，每次2毫升，20—30天为一疗程。适用于喘息型。

1949
新中国
地方中草药
文献研究
(1949—1979年)
1979

支气管哮喘

本病是一种过敏性疾病，以小支气管痉挛为主要病变，常反复发作。发作时咳嗽、胸闷、呼吸困难、张口抬肩、面色苍白、口唇青紫、喉中痰鸣、咳白色泡沫痰、出冷汗等。听诊呼气延长，有哮鸣音、干性罗音。每次发作可持续数小时至数天不等，发作间歇期和健康人一样。病久常并发肺气肿、肺原性心脏病。

（新针疗法）

主穴：定喘、膻中、内关。

配穴：大椎、中喘、丰隆。

方法：每次取2—3穴，每日一次，中、强刺激，7—10次为一疗程。

（穴位注射疗法）

取穴：定喘、中喘、肺俞。

方法：每次取一穴，缓慢注入胶性钙或当归液一毫升，每日一次，10次为一疗程。

（手针疗法）

咳喘穴（掌面，食指掌指关节尺侧。）用普通针直刺，以不穿透背面皮肤为宜，提插加捻转半分钟，留针三分钟。

（中草药方）

1、胡桃肉一两，杏仁（炒）五钱，捣碎，每服一至二钱，姜汤送下。

2、卤块50克，氯化铵5克。卤块用清水冲洗外层后，加入３００毫升水溶化，再加入氯化铵溶解过滤，滤液加水５００毫升，每日三次，每次２０—３０毫升，饭后服用。

3、巴豆霜用姜汁调成膏，取膏约枣核大，用纱布包好，塞入鼻腔内，使患者感到发热即可。每天一次。

4、盐肤木根皮一两，单叶铁线莲根一钱，水煎服。

5、芭蕉根二两，黄独块根五钱，冰糖一两。

6、蟾蜍一只，白胡椒三钱，陈皮一钱，半夏二钱，将上药研粉，蟾蜍去内脏及外皮、洗净，放入蟾蜍腹内缝好，外用黄泥封闭，放炭火上煅后去泥研粉。每日一次，三日服完。

7、３０％千日红注射液，穴位注射。常用穴位二肺俞、定喘。喘重加天突，痰多加丰隆，憋气加膻中，体弱病人可改用千日红花三至五钱，文火煎服。

肺 结 核

本病是结核杆菌引起的慢性传染病，经呼吸道传染。起病缓慢，表现为倦怠、消瘦、食欲不振、经常咳嗽、咳痰，有时痰中带血丝或大口咯血，伴有胸部闷痛、失眠、午后发热、面颊潮红、盗汗。
体征常不明显，但血沉常增快。痰中有时可查到结核杆菌，胸部透视可助确诊。

（新针疗法）

取穴：肺俞、定喘、大椎、孔最、中喘。

方法：每次取２—３穴，交替针刺，中、强弧度刮针

1949

新 中 国
地 方 中 草 药
文 献 研 究
(1949—1979年)

1979

法。咳血者针孔最穴效果好。

（中草药方）

1、夏枯草二至三两，水煎，去渣后浓缩成膏。取干膏、青蒿各一钱，鳖甲五分，共研为细末或水煎，一日三次分服。或取夏枯草二斤，加水五斤煮汁去渣浓缩至斤许，加红糖收膏，每日服三次，每次15毫升，连服三个月为一疗程，有显效。

2、大蒜白芨粥

取紫皮蒜（白皮蒜效果差）15—20瓣（约30克）去皮，放入沸水中煮1—2分钟（以蒜表热里生为度），将蒜捞出。取米一两放入蒜水中煮成稀粥。再将蒜放入粥内搅拌均匀即可服用。白芨粉一钱与大蒜粥同服。上为一次量分早晚饭后服用。疗程视病程而定。

3、白芨粉八两，川贝粉、紫河车粉各二两，海螵蛸五钱。上药研末，早晚各服三钱，温开水送服。

4、紫金牛、十大功劳各一两，天冬三两或百部三钱，共研末以蜜为丸，共10丸，每丸重五钱，每次一丸，每日三次，温开水送服或装入胶丸，服一个月为一疗程。

5、儿茶一两，明矾八钱。共为细末，装于有色瓶内备用，每次0.1至0.2克，每日3至4次，对中、小量咯血患者有效。

6、白毛夏枯草三钱，研粉套胶囊，一日三次，连服三个月。

7、仙鹤草一两，大蓟一两，白茅根一两，水煎服。治肺结核咯血。

8、榉木一两，菊叶三七五钱，水煎服或将上药晒干研末，每日二次，每次一钱，治咯血。

9、野荞麦根二两，碧桃干五钱，糯稻根一两，水煎服。治盗汗。

大 叶 性 肺 炎

本病是由肺炎双球菌等引起的肺部急性炎症，病变多侵犯肺的一叶。临床表现为突然寒战、持续高热、胸痛、咳嗽，常于3—4日后咳出铁锈色痰。患侧肺部叩诊呈浊音，听诊呼吸音减弱或有水泡音。重症病人出现烦燥不安、面色苍白、出冷汗、呼吸困难、脉细而快、血压降低甚至昏迷等为中毒性肺炎，须迅速抢救。

（新针疗法）

主穴：肺俞、内关、大椎。

配穴：合谷、曲池、尺泽。

方法：每次取2—3穴，均用中等刺激，高热可在尺泽点刺放血。

（穴位注射疗法）

取穴：肺热、中府、孔最、肺俞、大椎。

方法：每次取2—3穴，每穴注射青霉素5—10万单位，一日二次。或中草药抗菌消炎针剂0.5—1.0毫升。

（中草药方）

1、白毛夏枯草二两，水煎服。

2、一枝黄花一两，野菊花一两，金银花一两，白英一两，水煎服。

3、白花蛇舌草二两，败酱草一两，紫花地丁一两，蒲

1949

新 中 国
地 方 中 草 药
文 献 研 究
(1949—1979年)

1979

公英一两，水煎服。

4、海金砂一两，鸡儿肠根一两，抱石莲一两，犁头草一两，水煎服。

5、麻黄二钱，石膏二两，杏仁三钱，大青叶一两，生甘草二钱，水煎服。

6、虎杖（干根）一斤，切片加水5000毫升，煎至1000毫升。每日服2—3次，每次50—100毫升。烧退，症状好转后酌情减量，肺内炎症完全消失时停药。

7、穿心莲、十大功劳各五钱，陈皮二钱，水煎，一日二次分服。

8、鱼腥草注射液。每日2—4次，每次5毫升肌注。

9、鱼腥草、蒲公英各一两，忍冬屯，柳叶白前根各五钱，水煎服。

10、有角乌莶莓（三叶青）块根五钱，抱石莲全草一两，十大功劳根五钱。水煎服。

肺脓疡 （肺痈）

本病是肺组织的局部化脓性感染，可形成空洞，常为几种细菌混合感染所致。起病急，表现为发冷、发烧、咳嗽、胸痛。病后一周左右咳出大量脓性臭痰，有时带血。当大量脓痰排出后，发烧等中毒症状减轻。

（中草药方）

1金银花五钱至一两，桔梗二钱，夏枯草、贝母、茯苓、大黄、知母各三钱，水煎，一日二次分服。

2、羊乳（山海螺）三两，冬瓜籽二两，薏苡仁一两，芦根二两，桔梗二钱，野菊花四钱，银花三钱，甘草二钱，水煎，一日二次分服。

3、鱼腥草二两，水煎服。

4、甘草三钱，仙桃草一两，水煎服。

5、鱼腥草一两，桔梗五钱，水煎服。

6、鱼腥草一两，虎耳草一两，水煎服。吐脓痰加桔梗二钱，吐血加白芨五钱。

7、大蓟一两，鱼腥草二两，水煎服。

8、鱼腥草八钱，忍冬屯一两，肺形草一两，米仁一两，水煎服。

9、拔契二两，鱼腥草一两，水煎服。

10、鱼腥草注射液。一日2—4次，每次5毫升肌注。

风湿性关节炎（痹症）

本病与感染、潮湿、寒冷和疲劳等因素有关。急性发作期是风湿热的主要症状之一；表现为发热，膝、肘、踝、腕等关节红肿热痛，多为游走性，关节活动受限，且易侵犯心脏。常在关节周围出现皮下结节，环形红斑。慢性者多无急性发作经过，只有各大关节游走性疼痛，关节外部无明显炎症现象。

（新针疗法）

1、上肢关节痛：

主穴：曲池

配穴：疼痛偏重肩部，加肩禺透极泉；偏重腕部可加养老透内关，合谷透后溪。

1949
新 中 国
地 方 中 草 药
文 献 研 究
(1949—1979年)
1979

方法：中、强刺激、每日一次。

2、下肢关节痛

主穴：阳陵泉

配穴：疼痛偏重髋部加闭孔；偏重膝部加足三里；偏重踝部加绝骨透三阴交。

方法：中、强刺激、每日一次。

3、脊柱痛

主穴：人中。

配穴：大椎、长强、相应部位的脊穴。

方法：中、强刺激，每日一次。

4、颞颌关节痛：

主穴：合谷；下关

配穴：颊车、医风、外关。

方法：中、强刺激，每日一次。

5、全身关节痛

主穴：曲池，足三里。

配穴：外关、阳陵泉，大肠俞。

方法：中、强刺激，每日一次。

（中草药方）

1、红茴香三钱，桂枝三至五钱，水煎服。

2、腺梗豨莶草五钱，水煎服。

3、虎杖、中华常春屯、红屯各五钱，水煎服。

4、水龙骨根茎二钱，抱石莲三钱。水煎服。

5、筋骨草、大蓟、虎杖各一两，一枝黄花二两，水煎服。

6、石蟾蜍三钱至五钱，水煎服，连服数天（风湿痹痛）。

7、牯岭勾儿茶四两、茜草一两，阴地蕨一两，钩屯一两五钱、威灵仙五钱，和猪蹄蹄煎服。

8、膝关节疯痛：抱石莲五钱，水煎黄酒冲服。

9、白英四两，水煎服，用红楂黄酒为引。

10 凌宵花根二两，当归一两水煎服。

风 湿 性 心 脏 病

本病是一种全身性疾病，可能与溶血性链球菌感染有关。临床表现以心脏炎（心界扩大、心跳快、心音弱），关节炎为主，并有发热、多汗、皮下结节、环形红斑或舞蹈病等症状。长期反复发作可发展成慢性风湿性心脏瓣膜病（最常见的受损瓣膜是二尖瓣，其次是主动脉瓣）。随着病情发展病人逐渐出现心慌、气短、唇颊发绀等症状，听诊心尖部有杂音，严重时可出现呼吸困难、不能平卧，颈静脉怒张，肝肿大和下肢浮肿等心力衰竭症状。

（新针疗法）

取穴：内关、间使、郄门、心俞。

辨证施针下列穴位：

1、抗风湿，止痛：阳陵泉透阴陵泉，膝眼，足三里，三阴交透绝骨，环跳。

2、心动过速：郄上、郄门、内关、侠白、间使、心俞，或甬灵透小天星，寸平透内关，少府透小天星，大陵透小天星。

3、期前收缩：心房纤颤：间使、郄上、郄门、泽前、

1949

新　中　国
地方中草药
文　献　研　究
(1949—1979年)

1979

内关、少府、神门。

4、心动过缓：内关、通里、素髎。

5、腹水、浮肿：水分，中极透曲骨，水道，飞扬，复溜，阴陵泉透阳陵泉，三阴交，肾俞，大横。

6、肝大、肝痛：筋缩、肝俞、太冲。

7、咯血：列缺、太渊、肺俞。

8、咳嗽、气喘：鱼际、合谷、列缺、尺泽、大椎及胸椎一至五棘突下、定喘、膻中、俞府、丰隆。

9、失眠：神门、安眠、赤医针第七穴配上合谷（双）。

10、消化不良：中脘、天枢、气海、足三里。

11、心绞痛：痛灵透小天星、膻中透乳根、心俞。

以上穴位根据病程选用。以"少而精"的原则一般四至五个，辩证取穴。针感逐渐加强、每个疗程七至十天，休息二至三天后再进行下一疗程。治疗中宜中西结合，针、药并用，并充分调动病人的积极因素。

（耳针、体针结合疗法）

耳穴：心，神门，小肠，内分泌，皮质下。

体穴：心俞，厥阴俞，内关，神门，神道，却门，太溪，太冲，大陵，三阴交，足三里，下侠白，膻中。以上穴位按症状选用。

也可分组轮替使用：①心俞，内关，太溪，②厥阴俞，却门，太溪。③神道，大陵，足三里。④督俞，下侠白，太冲。

以上穴位据实践疗效有四个方面：①心率减慢，②心脏功能改善；③心率不正对期前收缩有效；④减少强心药物的用量等。

· 30 ·

（中草药方）

1、铃兰二十棵，白酒二两，浸泡4～5天，每服5毫升，每晚一次。

2、牯岭勾儿茶根四钱，红枣十枚，水煎三至四小时，每天一剂，连续服用。

3、银翘白虎汤：连翘四钱，银花、防己、宣木瓜、知母、粳米各五钱，生石膏二两、桑枝一两、甘草二钱。湿重加苍术五钱，苡仁八钱，厚朴四钱；热重加栀子、黄柏各三钱、黄连二钱；心前区闷痛加全瓜蒌，薤白各五钱，桃仁，丹参各三钱；心跳加茯神，枣仁，远志各三钱，柏子仁五钱。（适用于风湿活动时）。

4、金钱草四钱，万年青根一钱五分，铃兰全草二钱，淫羊藿一钱五分，柏子仁三钱，白茅根一两，水煎服。

5、老茶根二两，黄酒少量，加水煎服。

6、玉竹三钱，当归三钱、秦艽三钱，甘草三钱，水煎服。

类风湿性关节炎

本病是一种全身多发性慢性关节炎，常反复发作，多见于青壮年。病变主要侵犯四肢小关节（指、掌、腕、趾、跖等关节），逐渐向大关节蔓延。早期关节肿胀、疼痛，关节内积液。晚期肌肉萎缩、关节梭形肿胀，逐渐侵及全部脊柱者，早期有腰痛、脊柱活动受限，晚期脊柱形成圆背畸形，以至完全强直。

（新针疗法）

1949

新 中 国
地 方 中 草 药
文 献 研 究
(1949—1979年)

1979

上肢：一组　新设、曲池透少海。

　　　二组　大椎、养老透内关。

下肢：一组　大肠俞、阳陵泉透阴陵泉。

　　　二组　十七椎，上风市、下五里。

脊柱：夹脊穴、人中、大椎。

方法：按病变部位取穴，每组交替使用，弱、中弧度刮针法，每日一次。

（穴位注射法）

取穴：同新针穴位。

方法：每穴注入５％卤硷液０.５～１.０毫升。１０次为一疗程。

（中草药方）

１、威灵仙四钱，穿山龙五钱，独活、当归、桂枝各三钱，水煎，一日二次分服。此方可配合１０％卤硷注射液肌肉注射，每次２—４毫升，每日１—２次，半月为一疗程。

２、锦鸡儿根、樶木根、牛膝、虎刺各一两，水煎服。

３、鸟不企五钱至一两，虎杖五钱至一两，小槐花三钱，茜草二至三钱，青棉花藤五钱，凌霄三至五钱，当归五钱，中华常春藤五钱，五加皮五钱。水煎服，一日一剂。

４、半边莲一两至二两，煎汤内服，连续服用三斤。

５、蛇酒：蕲蛇（干）二两，乌风蛇（干），去头尾。用烧酒浸半个月，制成蛇酒三斤半。一日三次，每次服１０毫升。

高 血 压 病

本病是动脉血压增高（长期超过１４０/９０毫米汞

柱）为主要表现的全身慢性疾病，多见于４０岁以上者。常有头晕、头胀、头痛、耳鸣、心跳、记忆力减退、烦躁、失眠、颜面潮红及全身无力或有四肢麻木等。有的引起脑溢血表现偏瘫、失语、昏迷等症状。甚至死亡。

（新针疗法）

1、主穴：曲池、足三里、人迎。

配穴：医明、印堂。

方法：每次取主穴１－２个，失眠加医明；

头痛、头晕加印堂，强弧度刮针法。一般针后３０分钟血压下降，血压恢复正常后可继续针足三里，中度刺激，以巩固疗效。高血压脑病者可先在百会穴点刺放血，再针曲池、足三里。

2、降压穴（位于大敦与太冲之间）进针一寸，用泻法治Ⅰ、Ⅱ期高血压有效，针一次收缩压可下降２０～４０，舒张压下降１０－２０毫米汞柱。

（中草药方）

1、草决明四两，黄芩、夏枯草各二两，加水八倍煮一小时，过滤，再加水四倍煮半小时，再过滤，合并两次滤液，浓缩至４００毫升左右，分十天服完。

2、鲜柳叶一斤，加水１０００毫升，煎至５００毫升，再加２００毫升糖浆混合即成，每次服５０毫升，每日三次。

3、桑枝、桑叶、充蔚子各五钱，加水１０００毫升，煎至６００～７００毫升备用。将药加热至５０℃左右，倒入盆中，立即将脚放入药水中浸泡３０～４０分钟。洗脚时，患者下肢有不同程度的发麻或蚁走感，洗毕入睡。泡脚

· 33 ·

1949

新 中 国
地方中草药
文 献 研 究
(1949—1979年)

1979

过程中，宜保持安静。

4、吴朱萸研末，醋调贴于两脚心，24小时后血压下降。

5、锦鸡儿。取根去外皮，切片，每日八钱至一两，煎水取汁，加白糖适量，分三次服。

6、野菊花三钱，岩珠五钱，岩蚕一两。水煎服。

7、女贞子三钱，钩藤根五钱，藤梨根一两，水煎服。适用于高血压引起的头昏。

8、蚕豆花五钱，豨莶草五钱，车前草三钱，水煎服。

9、绿豆半斤，煮烂加糖适量内服。

10、槐花：能促进血液凝固、减低血管通透性，而能止血。又能增强毛细血管抵抗力，能防止脑血管破裂出血，对预防高血压中风有一定效果。用量：三至五钱，水煎服。

11、晚蚕砂：可预防中风、能治高血压，用量：三钱至五钱。

低 血 压 病

成年人收缩压低于90毫米汞柱叫低血压，常见于体质衰弱或因某种疾病所致。表现为头晕、目眩、疲乏无力等。

（新针疗法）

主穴：人迎、内关、素髎。

配穴：人中、太冲。

方法：浅刺人迎5～8分，主、配穴交替使用，弱、中刺激。每日一次，7～10次为一疗程。

（中草药方）

五味子洗后捣烂放入罐内，加等量蜂蜜拌匀密封，一周后服，每次一匙，每日三次。

心 力 衰 竭

心脏本身或心脏以外疾病引起心肌收缩无力，失去代偿能力，不能把回心血量如数排出，因而出现动脉系统供血不足，静脉系统淤血，由此产生的一系列综合病症叫做心力衰竭。

（新针疗法）

主穴：内关、间使。

配穴：中极、三阴交、阳陵泉、阴陵泉、足三里、水分。

方法：小捻转提插，得气后退针。利尿加中极、三阴交；抗风湿加阳陵泉透阴陵泉；调整胃肠功能加足三里、水分透天枢。

（中草药方）

1、夹竹桃叶洗净阴干，研末，每次０.１克，（约半瓣）。每日三次，首次服量加倍（此药毒性强，要慎用）。不可久服。

2、万年青。成人每日量：六钱至一两二钱达饱和量。一疗程７～１０天。小儿每公斤体重五分至一钱为饱和量。按一日６小时服一次。每日维持量约为饱和量１/１５，如心衰未控制，则用４～７日维持量后，继续用第二疗程饱和量，下类推。

用法：

1、速给法：将鲜草一至一两半熬煎头汁２０毫升，早

1949

新 中 国
地 方 中 草 药
文 献 研 究
(1949—1979年)

1979

牍保留灌肠。二汁２０毫升，晚上灌肠。

２、缓给法：按用量一煎加水１５０毫升，火煨煮，取
５０毫升；第二煎加水１２０毫升，煎成４０毫升，混合两
次煎液９０毫升。每次３０毫升，一日三次分服。

中 毒 性 休 克

新针疗法）

１、主穴：素髎、内关。

　　配穴：少冲、少泽、中冲、会宗、人迎、人中，涌
泉，中都。

针法：用中、强刺激，留针并持续或间断捻转至血压稳
定。先用主穴，如无升压反应或收缩压未达到８０毫米汞柱
以上者，再加用１～２个配穴。同时注意病因及对症治疗。

２、主穴：涌泉、足三里。配穴：（耳针）皮质下，肾
上腺，内分泌。

针法：开始强刺激，血压上升后逐渐延长捻针的间
隔时间，血压稳定后数小时可拔针。

一般只用主穴，如效果不理想再加用耳针穴或加灸百会
穴。同时根据病情加用抗菌素及其他对症，支持疗法。

急 性 胃 肠 炎

本病为夏秋季常见病，多因暴饮暴食或吃了腐烂不洁的
食物所引起。主要表现为恶心、呕吐、腹痛、腹泻、大便呈
水样。可伴有头痛、发烧、全身无力，严重时出现精神萎
糜、皮肤松弛、眼窝下陷、甚至中毒昏迷等。

（新针疗法）

1、主穴：足三里、止泻、中脘。

配穴：天枢、内关、曲池。

方法：先针主穴，若效果不明显时，加天枢、内关，发烧加曲池，中、强刺激，每日针1—2次。

2、止泻穴（脐下二寸五分、关元上五分）、足三里。配穴：内关、中脘。

3、中脘、食关穴（建里向左右旁开各一寸五分）、足三里、内关。用法：食关穴直刺一寸五分，也可食关透中脘、内关透外关。

4、神阙穴。艾灸10—15分钟，适用小儿胃肠炎。

（中草药方）

1、蒲公英二至四两（干的减半），水煎，一日2—3次分服。

2、斑地锦、铁苋、马齿苋各一两，水煎服。

3、水辣蓼晒干，炒黄研粉，加大蒜捣烂开水冲服。

4、老鹳草一两，凤尾草一两，水煎服。

5、车前草、酢浆草各二两，水煎服。

6、刘寄奴一两，焙研细末，每天三次，每次吞服一钱。

7、槐花米、香茶菜、地榆各一两，水煎服。适用泻中带血。上述治疗过程，凡严重脱水者，都应及时补液。

肠功能紊乱（慢性腹泻）

腹部隐痛、饱胀、消化不良、大便次数多、便稀薄或有便秘，反复发作。

1949
新 中 国
地 方 中 草 药
文 献 研 究
(1949—1979年)
1979

（中草药方）

1、鸡眼草二两，水煎服。腹泻次数多可加车前草二两；大便有粘冻状可加紫花地丁一两，肠鸣加枳壳五钱，发热加黄芩五钱同煎；腹痛另加广木香五分，研末吞服。

2、穿心莲三钱，铁扫帚一两，水煎服。

3、黄毛耳草一两，仙鹤草二钱，水煎服。

4、白术、山药、鸡内金各一两，焙研细末，每天三次，每次吞服一钱五分。

胃和十二指肠溃疡

本病与情绪焦虑和饮食不节，精神过度紧张有关，表现为上腹部胀痛，往往长期反复发作，灼痛或隐痛。重症患者并发胃出血、胃穿孔等并发症，须及时抢救。

（新针疗法）

1、主穴：脊10穴、11穴、落枕。

配穴：中脘、内关、足三里。

方法：主、配穴交替针刺，强刺激，每日一次，7—10次为一疗程。

2、胃肠痛点（手轻握拳屈指，无名指尖所指的掌心部位是穴。

（穴位注射疗法）

取穴：肝俞、胆俞、脾俞、胃俞。

方法：每次取二个穴，每次注射无水酒精1—2毫升，每日或隔日一次，七次为一疗程。一般1—7日内自觉症状可以改善或消失。

（中草药方）

1、乌贼骨一斤，浙贝母三两，大黄一两，共研为细末，每服五分至一钱，一日三次。

2、活血丹（鲜）全草一两，水煎服，每日一次，六天为一疗程，连服二疗程，每疗程中间隔停药六天。

3、鸟不企二至三两，红木香、甘草、乌药、枳壳各三钱，水煎服。

4、香附、徐长卿（根）各三钱，长梗南五味子（红木香）根皮六钱，水煎服。

5、延胡索三钱，焙干研末，吞服，每服五分，每天三次，用于止痛。

6、新棉花子炒黄研末，每天一至二次，每次二钱吞服。

7、生侧柏叶三钱、白芨三钱，水煎服，用于溃疡出血。

8、杨梅树根皮（去粗皮）青木香（马兜铃根）各等量。洗净切片烘干，共研细末，制成丸，每丸含杨梅树皮和青木香各一钱半。每日二次。每次一丸，温水送服，止痛效速。

9、苦参。洗净晒干，研细末，装入胶囊每粒重0.31克。日服三至四次，每次3～4粒。

10、行气止痛散（酊）制法：延胡索、青木香、红木香、香附、威灵仙各二两，龙胆草一两，细辛一两，焙干研粉过筛，成细粉。每日一次，每次五分至一钱。也可浸白酒七天至十天后应用，每次10毫升。

11、蒲公英五斤，红枣五斤，水煎成膏。一日三次，每

1949
新　中　国
地方中草药
文　献　研　究
(1949—1979年)
1979

次一大匙。

胃　下　垂

本病多因体质瘦弱，胃肠功能低下所致。常呈现消化不良、便秘、食欲不振、食后腹胀、发闷和下坠感等症状，胃泡震水音在脐下，胃肠透视可确诊。

（新针疗法）

1、主穴：中脘、足三里。

配穴：脊12穴、胃上穴、阴陵泉。

方法：针中脘时向水分穴方向斜刺，得气（脐部抽动感）后，将针尖退至皮下再转向大横穴方向斜刺，加足三里；针胃上穴向天枢方向斜刺，阴陵泉透阳陵泉。主、配穴交替使用，中、强弧度刮针法，每日一次。

2、取穴：提胃穴。（中脘穴旁开4寸）

方法：由提胃穴向天枢穴方向斜刺，进针4～5寸，两侧同时捻转，强刺激，留针15～20分钟，每5分钟捻转一次，每日一次，七次为一疗程。

呃逆（膈肌痉挛）

呃逆为膈神经兴奋所致，呃逆连声，短促而频，数小时不停，重者数月不愈。胸腹胀满，甚为痛苦。

（新针疗法）

1、主穴：天突、内关。

配穴：中脘、太冲。

方法：每次取2～3穴、强刺激，大幅度捻转三分钟。

（中草药方）

1、丁香一钱五分，柿蒂三钱，水煎，每日二次分服。

2、韭菜子二钱，烘干研粉，开水送服，每日二次。

胆 囊 炎

本病为胆汁淤积、胆道梗阻（胆石或蛔虫阻塞胆道）、细菌感染等引起的胆囊、胆道炎症。急性者起病急骤，表现为上腹或右上腹剧痛，呈持续性阵发性加重，向右肩部放散，并伴有恶心、呕吐、发热、发冷，可有黄疸（皮肤、巩膜黄染），右上腹有局限性压痛、肌紧张和反跳痛，甚或触到肿大的胆囊。慢性病人多消化不良、嗳气、厌油食，右季肋部胀痛和压痛等，常因吃油腻食物后病情加重。

（新针疗法）

1、主穴：脊10穴、阳陵泉。

配穴：悬钟、肝俞、胆俞、胆囊穴。

方法：阳陵泉透阴陵泉，悬钟透三阴交，胆俞向脊柱方向斜刺1.5寸，中、强刺激，弧度刮针法，每日取3—4穴，每日一次。

2、主穴：内关。

配穴：足三里、阳陵泉、太冲等穴。

每次留针30分钟。

（中草药方）

1、郁金、干姜一钱至三钱、茵陈各五钱，水煎，一日二次分服。

2、柴胡、龙胆草、山栀、黄芩各三钱，茵陈五钱，水

1949

新 中 国
地 方 中 草 药
文 献 研 究
(1949—1979年)

1979

煎一日二分次分服。高热加银花一两，连翘三钱，大青叶四钱；黄疸重用茵陈，加赤小豆、连翘各四钱；便秘加大黄、元明粉各三钱。

3、过路黄全草、茵陈蒿（绵茵陈）、活血丹全草、海金砂全草各二两，红枣七个，水煎服。

4、马蹄金全草、积雪草全草各八钱，水煎服。

5、山栀子根一两，金钱草一两，水煎服。

6、板兰根五钱，黄芩五钱，菊花五钱，连翘五钱，每日一剂，水煎服。

7、过路黄二两，金钱草一两，蒲公英一两，大黄三钱，水煎服。

8、落得打、马蹄金各一两，水煎服。

9、连钱草二两，穿心莲五钱，水煎服。

10、野菊花、马齿苋、鱼腥草、活血丹各一两，香附、乌药各三钱，水煎服。

肾　　炎

本病是由溶血性链球菌感染所引起的一种变态反应性疾病，寒冷、潮湿与过劳可为诱因，多见于感冒、扁桃体炎、猩红热、化脓性皮肤病之后。起病常有眼睑或全身浮肿、尿少、血尿、血压增高。重者伴有心力衰竭。急性期迁延不愈，可转为慢性。常反复发作，浮肿重、血压高、并有贫血。晚期出现头痛、恶心、呕吐、昏迷、尿毒症等。

（新针疗法）

取穴：一组　复溜、飞杨、子宫。

二组　肾俞、三阴交、中极。

方法：两组穴交替使用，中强弧度刮针法。血压高加曲池、少海，失眠、头痛加医明，每日一次。

（中草药方）

1、白茅根五两，益母草二两，水煎，一日二次分服。

2、玉米须二两，冬瓜皮二两，金钱草五钱，水煎服，日二次分服。

3、方①珍珠草、白花蛇舌草各三钱，紫珠草、石韦各三钱；方②白茅根、糯稻根、羊蹄（久煎）各一两。水煎，每日一剂（先用方1，浮肿消退后用方2巩固疗效）。

4、九头狮子草根，刮去粗皮，切片，每斤加食盐三钱，加水混匀，烘干呈淡黄色，研成细末，日服二次，每次1.5～2分，隔日服用。于空腹时用温开水送下。6～9次为一疗程。服药期间禁食生冷、辛辣、鱼腥及猪头肉等发食。用低盐饮食。孕妇禁用。

5、金钱松一两、鸭脚菜五钱、凤仙花五钱。白茅根二两，石见穿一两，水煎服。每日一次先服二天，口干加天花粉五钱如肝炎腹水加栎树皮，一般连服5～6天，小儿体虚弱者慎用。

6、白茅根二两，葫芦壳二两，一枝黄花一两，水煎服。

7、黄毛耳草一两，水煎服。

8、马鞭草，车前草各一两，水煎服。

9、鸡儿肠（马兰头）根一两，爵床全草二两，白茅根三钱、红枣十枚，水煎服。

10、律草（鲜）全草，捣烂敷两脚底心。

1949
新 中 国
地 方 中 草 药
文 献 研 究
(1949—1979年)
1979

11、翳蓂鲜叶，捣烂敷"百会""神阙"穴。

12、半边莲全草四两，水煎服。

13、马蹄金（鲜）草三至四两，酒酿一小碗，捣烂搅匀敷脐部，每天一换，七天为一疗程。

14、商陆三钱，瘦猪肉二两，煎汤服，也可吃肉。

15、萹蓄二两，侧柏叶二两，甘草一钱，大枣四枚，荠菜一两，水煎服。

16、大蓟根、薏苡根、活血丹全草、白英全草各一两，水煎服。（适用乳糜尿）。

17、车前草二两，白茅根四两，牛膝根一两，水煎服。如有结石加活血丹全草一两。炎症加白英一两，尿闭加木通五钱。适用血尿。

尿 路 感 染

尿路感染是肾盂肾炎，膀胱炎、尿道炎的总称，多见于女性。主要症状为尿频、尿急、排尿等膀胱刺激症状。严重者有脓尿、血尿。病变向上侵犯，引起肾盂肾炎时，出现高热、寒战、腰痛、浮肿。急性期治疗不彻底，可变成慢性，容易复发，迁延不愈。

（新针疗法）

主穴：肾俞、筑宾。

配穴：复溜、归来、飞扬、中极。

方法：每次取2—3穴，主、配穴交替使用，中、强刺激。

·44·

（中草药方）

1、瞿麦二两，洗净加水煎成 2500～3000毫升，小儿每日不少于1000毫升，成人不少于2500毫升，当茶饮，七日为一疗程。

2、滑石粉一两，黄柏三钱，水煎，一日二次分服。

3、海金砂、车前子、活血丹、马兰各一两，水煎服。

4、海金砂、穿心莲各五钱，车前草、马兰根、蒲公英、金钱草、萹蓄草各一两，生甘草二钱。水煎服。尿中白细胞多加大蓟根、葵花心、薏苡根；尿中红细胞多加地锦草、仙鹤草、乌蔹莓（五爪金龙）；腰酸加川断、狗脊。

尿 潴 溜

本病是指膀胱内有尿而不能排出而言。表现为膀胱胀满、小腹胀疼。有强烈尿意，但排不出。多见于腰麻、腹部手术后、神经疾患、前列腺肥大、尿道结石、子宫脱垂等。

（新针疗法）

主穴：关元、中极。

配穴：三阴交、阴陵泉、次髎。

方法：先针主穴，针尖斜向下刺，用弧度刮针法，使针传至会阴部，必要时针配穴，按摩小腹，往往立即排尿。

（中草药方）

1、生地五钱，茯苓、竹叶、木通、车前子各三钱，陈皮、甘草梢各二钱，水煎，一日二次分服。

2、柳叶二两，水煎，一日二次分服。

3、蝼蛄十二只，蟋蟀十二只，甘草二钱，水煎服。

· 45 ·

1949

新 中 国
地 方 中 草 药
文 献 研 究
(1949—1979年)

1979

尿 崩 症

表现为多尿、烦渴。每日可饮水数升，尿量很多，色淡如水。如限制饮水，则异常口渴、烦燥不安、头昏、倦怠、皮肤干燥、脱水。本病与糖尿病症状相似，但化验尿中无糖，血糖不高。

（新针疗法）

取穴：一组：三阴交、关元、肾俞。

二组：气海、命门、腰俞。

方法：二组穴交替使用，强刺激，每日一次。

（中草药方）

1、甘草粉每服一至二钱，每日四次。

2、熟地一两半，枸杞子、白术、山药各一两，肉桂、干姜、附子各三钱，党参、牛膝、补骨脂各五钱，益智仁、桑螵蛸各四钱，水煎，一日二次分服。

糖 尿 病

本病是由胰岛素功能减退而引起的糖代谢紊乱的疾病。典型症状是三多：多食、多饮、多尿。并有疲乏无力，日渐消瘦，同时血糖增高，出现糖尿。重者食欲减退、恶心、呕吐、腹痛、脱水、呼吸深快、血压下降、四肢冰冷，出现酸中毒、昏迷症状。

（新针疗法）

取穴：一组 脊11穴、三阴交、足三里。

二组 中脘、关元、太冲。

　　三组：归来、水分、筑宾。

　　方法：三组穴交替使用，中、弱刺激，每日一次，１０
次为一疗程。

　　（中草药方）

　　1、猪胰（俗称搭肝）一具，芡实一两，煮熟吃，一日
一帖。

　　2、蚕茧一两，玉蜀黍须二两，水煎，一日二次分服。

　　3、鸟不企根五钱，冬瓜皮五—七两，水煎服。或单用
冬瓜皮水煎服。

　　4、生地一两，淮山药二两，水煎服。

　　5、羊蹄一两，红枣十枚，白英一两，水煎服。羊蹄、
红枣先服三剂，后单用白英服至愈。

　　6、仙茅四钱，水煎服。

　　7、松树二层皮（干）二两，苍天松树为佳，煮猪骨取
汁内服，每天一剂。同时服熟地、淮山药各一两，党参、复
盆子各五钱，五味子一钱五分，五倍子一钱，水煎内服，每
天一剂。

单纯性甲状腺肿

　　本病是因缺碘而发生的对称的弥漫性甲状腺肿大。大小
程度不一，多无震颤及杂音。早期表面光滑、柔软，能随吞
咽而上下移动。少数有大小不等的结节，质地较硬。甲状腺
肿大显著时，有邻近器官受压症状，如呼吸困难，吞咽不
逼、声调改变等。

1949

新　中　国
地方中草药
文　献　研　究
(1949—1979年)

1979

（新针疗法）

1、取穴：腺体阿是穴、曲池。

方法：①毫针对刺法：在肿大的甲状腺两侧，选出对称点（阿是穴），针尖向对侧缓缓针刺 1 — 1.5 寸深（注意不要刺伤动脉）。局部出现胀感后退针，然后针曲池，隔日一次。

②三棱针锥形刺法：取三棱针（按腺体大小选用）向肿大之腺体横刺，快速进针，深度以恰到对侧壁为宜，进针后不捻转，不提插，迅速出针（拔针切忌偏斜），随即用棉球压迫针眼 1 — 2 分钟，以防出血。也可用第二种方法，即进针后，将针退至皮下，再向肿物上下左右速刺四针，深度恰到对侧壁（即五条针道呈锥体形）出针后迅速用棉球压迫针眼 3 — 5 分钟。

针刺甲状腺囊肿时，刺进囊腔后稍退针（针尖留在囊内），左手挤压囊肿，使液体全部流出，随即迅速出针；压迫针眼 1 — 2 分钟。

（中草药方）

1、海带，经常煮食，不限量。

2、蒲草（蒲黄草）、玄参、昆布各五钱，夏枯草、海藻各一两，牡蛎二两，水煎，一日二次分服。

3、取鲜柳叶（量不限），水煎，浓缩成膏。每服 1 0 毫升，每日二次，也可外敷。

4、黄独三钱，水煎服，连服七至十天为一疗程。

5、园叶鸭跖草（鲜）二两。取一两水煎内服。余药捣烂，加食盐少许敷肿处，每日一剂。

甲状腺机能亢进

本病是由于甲状腺分泌过盛所致，青壮年女性多见。临床表现心悸、脉快、失眠、多汗、手震颤、眼球突出、情绪易激动、食量增多、日渐消瘦。甲状腺常为对称性肿大，可触到震颤，听到收缩期血管杂音。

（新针疗法）

主穴：阿是穴、内关。

配穴：人迎、合谷、医明、足三里。

方法：每次取 2—3 穴，阿是穴是指甲状腺处的穴。用毫针直接刺入甲状腺。内关透支沟，失眠加医明，胃肠失调加足三里。中、强弧度刮针法，每日一次，10次为一疗程（三棱针治本病的方法，同单纯性甲状腺肿）。

（中草药方）

1、夏枯草、牡蛎各五钱，海藻、昆布各三钱，水煎，一日二次分服。

2、黄独三两，烧酒一斤，装瓶里放在锅内蒸二小时，再放置一周。一日三次，每次一小酒盅。

缺铁性贫血

本病由于胃肠道吸收功能障碍，体内对铁的需要量增多或慢性出血致铁丢失过多而引起。表现为皮肤、粘膜苍白，尤其是指甲床和睑结膜苍白、心跳气短、耳鸣、眼花、全身无力等。

49

1949

新 中 国
地 方 中 草 药
文 献 研 究
(1949—1979年)

1979

（新针疗法）

主穴：大椎、足三里。

配穴：曲池、血海、胃俞、膈俞。

方法：主配穴交替针刺。弱、中弧度刮针法。

（中草药方）

1、黄芪、当归各三两，白芍、肉桂、炙甘草各二两，研末。每服三钱，每日二次，水冲服。

2、何首乌五钱至一两，菠菜四两，同煮、吃菠菜及汤。

3、鸡血藤一两至二两，每日一剂，水煎服。

4、仙鹤草一两至二两，炙黄芪三钱至五钱，水煎服。

再 生 障 碍 性 贫 血

本病有的是由于骨髓造血功能障碍而产生的一种进行性贫血。红细胞、白细胞和血小板减少，原发性原因不明。继发者多因接触某些化学药品（砷、汞等）服用药物（氯霉素、磺胺等）或放射线等所引起。

（新针疗法）

1、取穴：大椎、曲池、足三里。

配穴：内关、肝俞。

方法：每日一次，主配穴交替使用，中刺激，14日为一疗程。

2、盲募、行间透涌泉、中刺激。

（穴位注射疗法）

主穴：脾俞、膈俞、心俞。

配穴：足三里、肾俞、肝俞、悬钟。

方法：每次主、配穴各一个，两侧交替使用，每穴注入维生素B$_{12}$或5％当归注射液0.5毫升，每日一次，10次为一疗程，疗程间隔5～7日。

（中草药方）

1、生地五钱，当归三钱，茜草四钱，三七粉五分，地榆炭三钱，槐花三钱，红枣五枚，水煎，一日二次分服。

2、生地五钱，当归、阿胶、丹参、鹿角胶各三钱，麦冬、白芍各四钱，桂枝二钱，丹皮三钱，陈皮三钱，水煎，一日二次分服。

3、红参（先煎）二钱，当归、熟地各五钱，鹿角胶、龟板胶、补骨脂各三钱，灸黄芪六钱，肉桂二钱，大枣十枚，水煎，一日二次分服。

4、甲鱼血液（取颈脖血）凑足100毫升。趁热喝下，每周二至三次。

5、党参二两，大枣十枚，煎汤代茶，并吞服胎盘粉四钱。

白　血　病

本病由于造血组织内原始及早期幼稚白细胞无限制地增生，进一步侵犯身体各个组织，血液化验常有大量白细胞，并有幼稚白细胞出现。急性白血病表现为起病急、畏寒、高热、乏力、心悸、头痛（全身疼痛）症状。进行性皮肤苍白、紫斑、鼻、牙龈、眼底、胃肠、泌尿道出血，肝、脾及淋巴结肿大。慢性白血病表现为起病缓慢，一般症状较急性

1949
新中国
地方中草药
文献研究
(1949—1979年)
1979

为轻，有头晕、乏力、体重减轻、低热和腹胀。

（中草药方）

1、羊蹄叶（土大黄）一两，水煎代茶饮。

2、漏芦二两，水煎，一日二次分服。

3、石见穿二两，白花蛇舌草二两，半枝莲一两，半边莲一两，七叶一枝花五钱，花梗南星（先煎2小时）五钱，水煎服。

4、猪殃殃二两至三两，忍冬藤、半枝莲、马蹄金、龙葵草、枸杞根、丹参、黄精各五钱至一两，水煎服。

5、何首乌一钱，白芨二钱，水煎服。

6、黄鼠狼一只，去皮及内脏，将骨肉烤干，研成粉，每日三次，每次一汤匙。

7、党参五钱，炙黄芪三钱，当归三钱，制香附三钱，炙鳖甲五钱，炒枳壳一钱半，台乌药三钱，乳香、没药各一钱半，凌霄花三钱，虎杖五钱，石见穿二两，水煎。分上下午服。如浅表淋巴结肿大，可加生牡蛎一两（先煎）夏枯草五钱。

白细胞减少症

本病有的由于化学药品和药物中毒或放射线照射引起。临床表现为急剧的发烧、寒战、头痛、衰弱、咽部疼痛、红肿、口腔粘膜发生溃疡。易并发全身感染。末稍血象白细胞减少。

（新针疗法）

主穴，足三里、合谷。

配穴：大椎、胆俞、复溜。

方法：主、配穴交替针刺，中、强弧度刮针法，一般2—4次见效。

（中草药方）

1、桂枝、甘草各二钱，白芍六钱，党参四钱，加水300毫升，煎成150毫升，一日二次分服。

2、小枣一两半，黑豆、生侧柏叶各一两，枸杞果四钱，骨碎补、党参各三钱，当归、冬瓜子，天冬、生黄芪各二钱，甘草一钱半，乳香五分。制法：①将小枣剪碎煮3小时过滤。滤液放置。滤渣与黑豆共煮2小时过滤，去渣将二次滤液合并，继续煮熬成膏状。

②其余十味药共煮，第一次煎煮4小时，过滤，去渣。二次滤液合并，继续熬成稠状。③然后将二种药膏合并，微火共熬炼至滴水成珠，装瓶、每天60毫升，分二次服。

血小板减少紫瘢症

皮肤、粘膜、自发性出血点或出血斑，或出血不止、均称为紫瘢。

（中草药方）

1、白茅根半斤，水煎一次服。

2、大红枣放在锅内蒸熟，装瓶备用，每日三次，每次服七个，七天为一疗程，连服三个疗程。

3、鲜小蓟、鲜茅根、鲜生地各一两，鲜侧柏叶五钱，浓煎，每日一剂分二次服。

4、桂圆肉五钱，每日三次。

1949

新 中 国
地 方 中 草 药
文 献 研 究
(1949—1979年)

1979

5、生甘草一至二钱，乌梅三至四钱，防风二钱至三钱，水煎服。适用过敏性紫癜。

6、丹参根四钱，金银花一两，仙鹤草、筋骨草、鳢肠草（墨旱莲）各五钱，牛膝三钱，水煎服，连服六剂，适用过敏性紫癜。

7、龟板、鳖甲、仙鹤草各一两，大青叶、麦冬、丹皮各三钱，当归、熟地各五钱，升麻四钱，水煎，一日二次分服。

8、党参、白术、茯苓、当归、黄芪、酸枣仁、阿胶珠、远志各三钱，木香、炙甘草各二钱，水煎，一日二次分服。

多 发 性 神 经 炎

本病主要侵害肢体周围神经末梢，常因营养缺乏、代谢障碍、受凉及热性病或化学中毒所引起。病初手足发麻、胀痛或有蚁走感，逐渐向近心端发展，远端则呈手套形或短袜形感觉减退或丧失，出现双侧肢体远端对称性肌无力或瘫痪，皮肤粗糙、发凉、不出汗、膝、跟腱反射减弱或消失。

（新针疗法）

主穴：新设、肩贞、大肠俞、闭孔。

配穴：曲池、合谷、阳陵泉、八风、八邪。

方法：每次取2—4穴，主、配穴交替针刺，闭孔直刺3—4寸深，肩贞透极泉，曲池透少海，合谷透后溪，阳陵泉透阴陵泉，均用中、强刺激。

（穴位注射疗法）

取穴：腰阳关、命门、悬枢。

方法：每次取一穴，用维生素 B_{12} 100微克，注入穴内。隔日一次，10～15次为一疗程。（注射后仰卧休息3～5分钟）。

（中草药方）

1、艾叶、透骨草各一两，川椒、防风各三钱，桂枝五钱，水煎熏洗患肢，每日1～2次。

2、川乌二钱，细辛、川椒、松节、桂枝各一钱，秦艽、木瓜、独活各三钱，鸡血藤一两，水煎，一日二次分服（适用于疾病初期）

面神经麻痹（口眼歪斜、面瘫）

周围性面神经麻痹多因面部受凉和局部感染所引起。患侧面部表情丧失，额纹消失，鼻唇沟变浅，眼裂变大，眼睑不能闭合，不能鼓腮吹哨，喝水时外流，口角向健侧歪斜，笑时更加明显。由颅内疾患引起的中枢性面神经麻痹，额纹不消失，眼裂正常，眼睑能闭合。

（新针疗法）

主穴：太阳、颊车、巨髎。

配穴：医风、合谷。

方法：太阳透阳白或太阳向下斜刺二寸，巨髎透颧髎，颊车透地仓，合谷透后溪，病初用弱刺激，后期用中、强刺激，效果不好时可与健侧穴位交替针刺。

（穴位注射法）

主穴：医风、颊车。

1949

新 中 国
地 方 中 草 药
文 献 研 究
(1949—1979年)

1979

配穴：地仓、太阳、迎香、下关。

方法：每次取1—2穴，主、配穴交替使用，每穴注射维生素B₁0.5～1.0毫升，每日一次，10～15次为一疗程，疗程间隔5～7日。

（中草药方）

1、生黄芪一两，赤芍、当归各四钱，防风三钱，蜈蚣二条，水煎，每日三次分服。

2、马钱子湿润后，切成薄片（18～24片约重一钱二分）排列于橡皮膏上，贴于患者歪嘴的相反方向，7～10天换一张到正常为止，一般轻症贴换二张即愈。

进 行 性 肌 营 养 不 良

本病的特症是一定肌群对称性萎缩或假性肥大。多在5～6岁起病，病程缓慢，男孩多见。病初表现为下肢无力，步行摇摆，容易跌倒。重症患儿自行站立困难。直立时两足伸开，腹部前凸，上胸部后弯，两小腿屈肌假性肥大，若肩胛部肌萎缩，则举肩时肩胛骨内侧远离胸壁似鸟翼状肩胛，腱反射减弱或消失。

（新针疗法）

取穴：一组 大肠俞、白环俞、条口透承山。

二组 髀边、闭孔、殷门、飞扬透筑宾。

三组 脊14穴、阳陵泉透阴陵泉，悬钟透三阴交，昆仑透太溪。

方法：三组穴交替使用，每日一次，中等刺激。

（中草药方）

1、桑皮二两，黄芪一两，酒芍六钱，桂枝、生姜各三钱，大枣（去核）20个，水煎，连服20～30帖。

2、黄芪一两至二两半，当归二至四钱，沙参、麦冬各四钱，五味子、菖蒲、远志各三钱，细辛五分至一钱，半枝莲五钱至一两，水煎，每日二次分服。

坐骨神经痛

坐骨神经痛多为风湿或腰间盘脱出所引起。表现为臀部和大腿后面持续性疼痛，可延至腘窝、小腿后外侧和足踝。咳嗽、大便、腰部活动可使疼痛加剧，在闭孔、委中、承山穴处有压痛点。仰卧直腿抬高离床面30—40度即产生疼痛。

（新针疗法）

主穴：闭孔、股门、承山、腰部阿是穴。

配穴：骨边、闪电、阳陵泉、条口、昆仑。

方法：每次取1—3穴，主、配穴交替针刺，强刺激，每日一次。

（中草药方）

1、桑枝二两，桂枝、秦艽、当归、川芎、香附、威灵仙各三钱，牛膝五钱，木瓜四钱，水煎，一日三次分服。

2、虎刺根五钱，鸟不企、凌霄根、山药，石豆兰全草各一两。水煎服。

3、锦鸡儿根、地榆、牛膝各五钱，卫矛三钱，腺梗豨莶全草四钱，水煎服。

4、海风藤四钱，青风藤五钱，锦鸡儿根一两，五加皮

1949

新　中　国
地 方 中 草 药
文 献 研 究
(1949—1979年)

1979

三钱，拔葜五钱，牛膝三钱。水煎服。

5、虎杖根、老鹳草全草各一两，牛膝五钱，水煎服。

6、红藤四两，牛膝、朱砂根、虎杖各五钱，水煎服。

7、积雪草、活血丹各一两，生香附五钱，水煎服。

8、羌活、秦艽、延胡索、郁金各三钱、台乌药二钱，水煎服。

三 叉 神 经 痛

本病为三叉神经分布区内有阵发性电击样或刀割样剧痛，历时数十秒或1～2分钟。重者伴有面肌抽搐、流泪和流涎等。谈话、饮食、刷牙等均可引起疼痛发作。常因剧痛不能进食，无感觉障碍及器质性改变。

（新针疗法）

主穴：第一支痛、阳白透鱼腰，太阳。

　　　第二支痛、四白透迎香，下关。

　　　第三支痛、颊车透地仓，医明。

配穴：合谷，后溪。

方法：依疼痛部位选取穴位，加用配穴，

均为强刺激，疼痛不止可留针30分钟。也可先针合谷穴，得气后再针面部穴。

（穴位注射法）

取穴：第一支痛、鱼腰。

　　　第二支痛、颧髎。

　　　第三支痛、颊车。

方法：颧髎可刺入颧弓下3～3.5寸，注射生理盐水1.5～2.0毫升，鱼腰、颊车均注入维生素B₁1毫升。

（中草药方）

1、白芷、香附各二钱，研粉，痛时吞服，每次二钱。

2、白英五钱、延胡索三钱，水煎服。

肋间神经痛

肋间神经痛的特点是沿肋间神经分布区有电击样或灼热样疼痛。呼吸及弯向健侧时疼痛加重，脊柱旁、腋中线和胸骨旁有压痛点。

（新针疗法）

主穴：支沟、脊柱旁压痛点。

配穴：悬钟、膻中、阳陵泉。

方法：脊柱旁开0.5分压痛点处斜刺，每5分钟捻转一次，止痛后取针。

（水针疗法）

部位：疼痛的肋间水平脊柱旁开半寸

方法：直刺达肋间神经根部，稍退针，注射5～10%葡萄糖10～15毫升。

（中草药方）

1、柴胡、枳实各二钱，白芍、瓜蒌皮各四钱，郁金、薤白各三钱（痛甚加乳香、没药各一钱半、川栋子二钱），水煎，一日二次分服。

炒茴香一两，炒枳壳五钱，共研细末，每服二钱，淡盐汤送下，一日二次。

脑血管病（中风）

脑血管病包括脑出血、蛛网膜下腔出血、脑血管血栓形

1949

新　中　国
地 方 中 草 药
文 献 研 究
(1949—1979年)

1979

成及脑血管栓塞等疾病。主要表现为突然出现头痛、神志昏迷、语言障碍、偏瘫等。划足底反射阳性（拇趾上翘，其他四趾呈扇面散开）。

（新针疗法）

主穴：哑门、新设、曲池、大肠俞、环跳阳陵泉。

配穴：大椎、养老、外关、合谷、殷门、条口、廉泉。

方法：每次取3～4穴，哑门、大椎针1.5～2.0寸。四肢采用透穴，中、强刺激。急性期每日一次，恢复期隔日一次，10～15天为一疗程。

（中草药方）

1、细辛五分，皂角二钱，薄荷二分，共研细末，吹鼻内取嚏（适用于昏迷不省）。

2、松叶一斤（切碎），白酒三斤装罐内封口后放锅内煮30分钟，每日服一次，每服1～2盅（适用于口眼歪斜）。

3、钩藤八钱，夏枯草、地龙各五钱，白芍、生杜仲、黄芩、当归各三钱，龙骨一两，川芎一钱，水煎，一日二次分服（适用于偏瘫）。

癫　痫（羊痫风）

癫痫为阵发性意识障碍、伴有肢体的痉挛与抽搐，常反复多次发作。

（新针疗法）

主穴：风池、哑门、大椎、脊五穴。

配穴：医明、内关、三阴交、太冲、新一。

方法：强刺激，主、配穴交替应用，每次针2～3穴，

10次为一疗程，疗程期隔3～5日

（穴位注射疗法）

取穴：心俞、意舍、志室。

方法：95％酒精加2％普鲁卡因等量混合液，每穴注入0.5毫升，每次取2～3穴，双侧穴交替使用，隔日一次，七次为一疗程。

（中草药方）

1、硼砂半分至二分，每日三次，长期服用无副作用。

2、油桐花一至二朵，紫云英花六至七朵，佛甲草花七至八朵，桃花三至五朵，白扁豆花三至五朵，金灯藤五分。鲜豆腐渣适量。以上均采用顶头花、晒干研粉，加入豆腐渣拌匀，再用红糖调味做成饼。放入火内煨至外表带黄色发硬不焦为度，睡前服下。过一至二个月再服一次。

3、地骨皮一两，水煎服，每日一剂，连续服用。

癔　病

本病多因精神受刺激而引起，青年、女性多见，发时喜怒无常，悲伤欲哭，胡言乱语，大喊大叫，昏睡不语，饮食无常，或有失眠耳聋、失语，甚至有时抽搐、昏倒人事不清、肢体感觉麻木或运动障碍等，表现多种多样，但无相应的阳性体征。

（新针疗法）

癔病发作时：

主穴：内关、人中。

配穴：涌泉、百会、三阴交。

1949

新 中 国
地 方 中 草 药
文 献 研 究
(1949—1979年)

1979

方法：先针主穴，效果不好时改配穴，强刺激。

瘾病所致的各个症状的新针穴位：

瘫痪：主穴：曲池透少海，合谷透劳宫，内关透外关，阳陵泉透阴陵泉，三阴交透悬钟。

配穴：肩三针、闭孔、足三里、承山。

方法：每次取3～4穴、强刺激，每日一次，10～15次为一疗程。

失语：主穴：哑门、廉泉。

配穴：内关、四读。

方法：强刺激

耳聋：取穴：听宫、听会、耳门。

方法：每次取1～2穴，强刺激。

失眠：取穴：一组 球后、通里。

二组 晴明、内关。

方法：两组交替使用，眼区穴弱刺激，四肢穴中、强刺激。

（中草药方）

柴胡、白术、菖蒲各二钱，当归、白芍各三钱，茯神四钱，甘草一钱。水煎，一日分二次服。

神 经 衰 弱

神经衰弱，多是高级神经活动过分紧张以后，神经活动处于相对疲乏的一种状态。患者可有头晕、脑胀、耳鸣、眼花。记忆力减退，思想分散不易集中，易激动。睡眠不好，精神不振，腰背酸痛、手脚无力等症状。有的也可出现循

• 62 •

环、消化、泌尿生殖系统的部份症状。本病为功能性疾病，但须与某些器质性疾病鉴别，以免误诊。

（新针疗法）

主穴：医明、三阴交、印堂、内关。

配穴：足三里、通里、太冲、四读、风池。

方法：先针双侧医明，其他双侧穴交义取用。主、配穴交替针刺，每次取3～4穴，中、强刺激，留针10分钟，弧度刮针。

（穴位注射疗法）

取穴：医明、内关。

方法：每穴注入10%葡萄糖5毫升或复方冬眠灵0.1毫升，两侧交替取穴，每晚睡前一次。

（中草药方）

1、缬草四两，五味子二两，用白酒浸泡（没药为度）三日，每次服5～10毫升，每日三次。

2、丹参三钱，加水400毫升，煎至100毫升，早晚分服（适用于失眠者）。

3、当归四钱，炒枣仁一两，川芎、桑叶各二钱，水煎，一日二次分服。

4、柴胡三钱，菖蒲四钱、半夏四钱，橘红三钱，制军一钱，茯苓四钱，薄荷一钱，生姜二钱，水煎，一日二次分服。

5、金樱子一两，菟丝子四钱，水煎服。

6、太子参四钱，龙骨五钱，牡蛎一两，淮山药五钱，水煎服。

7、鲜花生叶六至八两，水煎，当茶饮或睡前服。

1949

新中国
地方中草药
文献研究
(1949—1979年)

1979

8、铁扫帚根二两，煮肉吃。

9、牯岭勾儿茶藤，元宝草（全草），枸杞子各一两，夜交藤四钱，水煎服。如头晕、头痛加白芷三钱。

10、酢浆草十斤，松针二斤，大枣一斤。取酢浆草（全株）洗净，与松针加水8000毫升煎一小时，过滤去渣，另将大枣搗烂加水2000毫升煎一小时，过滤去渣。将两液混合，加适量糖及防腐剂，分装备用。每日三次，每次15～20毫升。

11、酸枣树根（不去皮）一两，丹参四钱。每日一剂，水煎1～2小时，分二次服。（午后、睡前各一次）。

头　　痛

（新针疗法）

主穴：风池、四读。

配穴：太阳、合谷、印堂。

方法：交替针刺风池、四读、太阳横刺率谷或斜刺下关。中、强刺激，每日一次，10～15天为一疗程，疗程间隔3～5日

（中草药方）

1、炙白附子、天麻、白芷各三钱五分，细辛二钱，藁本三钱，水煎。每日二次分服；或研细末，炼密为丸，每丸一钱，每次一丸，每日服三次。

2、白芷、冰片等份，研细末鼻闻之。

3、川芎三份，细辛二份，石膏四份，共研细末。每服四分，每日2～3次。

遗精、阳萎、早泄

（新针疗法）

主穴：关元、三阴交。

配穴：肾俞、足三里。

方法：针关元穴时向耻骨斜刺，针感应达到外生殖器。针刺三阴交针感应放散到足底和内侧膝盖上，身体虚弱时加足三里，，隔日一次。效果不好时，可在三阴交穴埋针4～6小时。

（穴位注射疗法）

取穴：关元、中极、肾俞。

方法：每穴注入维生素B_1 30毫克，或维生素B_{12} 15微克，或5％当归液0.5毫升，进针后针感应达到外生殖器时再推药，每日一次，10天为一疗程。

（中草药方）

1、韭菜籽一两，龙骨三钱，桑螵蛸五钱，水煎，一日二次分服。

2、刺猬皮焙干，研细末，每服三钱，每日二次。

3、五倍子适量。将五倍子研粉，加温水调匀后，敷于脐部，每晚一次，连续作五至六次。

4、金樱子根五钱，生牡蛎一两五钱，水煎服。

5、萹蓄一两、茶叶适量、泡开水当茶饮。

6、茅莓（红梅消）根二两，锦鸡儿根一两，金灯藤四钱，水煎服。

7、淫羊藿叶：三至四钱，水煎服，适用阳萎，不可久

1949
新中国
地方中草药
文献研究
(1949—1979年)
1979

服。

蛔 虫 病

本病是一种最常见的肠道寄生虫病。由于吃进被蛔虫卵污染的食物而感染，小儿多见。常有阵发性脐周围痛，食欲不振；有的食欲则亢进，身体消瘦，有喜吃土块等怪癖。夜惊、睡觉咬牙、皮肤起风疹块等。若蛔虫钻入胆道即为胆道蛔虫症，表现为上腹部阵发性绞痛，辗转不安，伴有呕吐、有的吐蛔虫，痛后如正常人。

（新针疗法）

驱蛔虫

主穴：大横、止泻穴。

配穴：足三里、阳陵泉。

方法：主、配穴交替使用，强刺激，连针三日，一般当日或第二天可排出蛔虫，１２岁以下排虫率较成人为高。

胆 道 蛔 虫 症

（新针疗法）

一、主穴：迎香透四白，至阳透胆俞。

配穴：足三里、阳陵泉、脊８穴。

方法：每次取２～３穴，强刺激，可留针１０～２０分钟，疼痛缓解后，食醋三至四两。

二、穴位：百虫窝（膝内上３寸靠前方）。

驱虫刺激点（安眠$_2$下２寸处）

方法：采用强刺激手法。

三、穴位：镇蛔穴（腹部正中线胸骨剑突尖部，用左食指顶住剑突尖取穴），配手针一号穴（在食指背面第二指掌关节的挠侧缘），大幅度提插捻转，针感以酸麻为度，可留针3—5分钟。止痛后服醋三至四两，一日三次。并采取药物驱蛔。

（中草药方）

1、苦楝树根白皮、大血藤各三钱，萹蓄三钱五分，甘草五分。将苦楝树根白皮、萹蓄和大血藤三药先煎，后放甘草，过滤取汁一饭碗。十五岁以上服一碗，二至四岁服三分之一碗，五至八岁服半碗，九至十四岁服三分之二碗。上午九～十时或下午二～三时服药，一次服完。注意：苦楝树根皮外面的红皮要刮净，以减少毒性。

2、茵陈蒿四钱，水煎。一日二次分服。

3、马齿苋全草二两，水煎汁加食醋适量，空腹一次服下。

4、乌梅一两，制香附、广木香各三钱，匍伏堇全草、苦楝树根白皮各四钱，一枝黄花全草二钱，水煎服。

5、萹蓄二两，醋二两，煎汁分二次服。

6、葱白二个，生菜油或麻油一两，先将鲜葱白洗净捣烂，用菜油调服。此方适用蛔虫所致肠梗阻。

1949
新 中 国
地 方 中 草 药
文 献 研 究
(1949—1979年)
1979

三、小 儿 科 疾 病

单 纯 性 消 化 不 良

多由于喂养不当或吃了被污染不洁的食物及腹部受凉等原因而引起的胃肠道功能紊乱。多发于夏、秋季节，以二岁以下小儿多见。

主要临床表现为腹泻，每日几次至十多次，颜色或黄或绿，大便中可混有少量粘液和白色乳块，有酸臭味。可有轻虚呕吐，一般不发热，食欲尚好。

（新针疗法）

主穴：足三里、四缝。

配穴：内关、曲池、止泻。

方法：足三里每日一次，止泻与四缝交替使用，呕吐加内关，发烧加曲池、腹泻加止泻，久泻体虚者悬灸神阙。每日一次，中、强刺激。四缝穴用三棱针或粗针点刺，挤出少量黄色液体。

（中草药方）

①凤尾草一钱，葛根二钱，车前草二钱。水煎服。

②石榴皮三钱，海金沙二钱，山楂根二钱。水煎服。

③鸡屎藤五钱，红枣五个。水煎服。

④焦山楂、焦神曲、焦麦芽、炒枳壳各二钱。水煎服。

⑤斑地锦全草五钱，红枣五枚。水煎服。

⑥水辣蓼全草五钱，麦芽四钱。水煎煎。

⑦白扁豆花五钱至一两。水煎加红糖服。

⑧胡椒粉五厘。敷脐部，用胶布固定，隔日换一次。

⑨桑螵蛸（酒炒）五钱、生姜三片。水煎服。

小 儿 疳 积

多由长期消化不良、营养障碍或肠寄生虫感染引起。

临床表现：患儿肢体逐渐消瘦，皮肤干瘪，腹部膨大，运动机能迟缓，食欲减退或异常亢进，常交替出现便秘和腹泻。因机体抵抗力减弱，易患继发性感染。严重者，可致极度消瘦和出现夜盲等维生素缺乏症。

（新针疗法）

主穴：足三里、大横。

配穴：中脘、四缝、脾俞。

方法：每次取2－3穴，中、弱刺激，四缝点刺，挤出少许黄色液体，一日二次，10日为一疗程。

（中草药方）

1、大血藤、炒山楂、大腹皮、苡米仁各二钱，枳壳八分，鸡眼草一钱，茯苓皮一钱五分，飞来鹤一钱，红枣四个。

用法：水煎服。若发热咳嗽加七叶一枝花、千日红各八分；若四肢浮肿加绢毛胡枝子一钱，生姜皮五分；若盗汗加野荞麦一钱，浮小麦三钱。

2、炒黑丑、槟榔、生鸡内金各一钱，使君子三钱。共研细末，每日用一钱，加鸡蛋一个，红糖少许，放饭上蒸熟吃。

1949

新 中 国
地 方 中 草 药
文 献 研 究
(1949—1979年)

1979

注：该方适用于虫积便秘，腹部膨大的患儿。

高 热 惊 厥

惊厥是大脑皮层机能的暂时紊乱。由于小儿大脑发育尚未完善，所以一般小儿疾病发生高热时就容易引起惊厥。中医称急惊风。

临床表现为发作突然，时间短暂，肌肉阵阵痉挛，四肢抽搐，两眼上翻，口角牵动，牙关紧闭，口吐白沫，呼吸不规则或暂停，面部与口唇发绀，可伴意识丧失，大小便失禁。

（新针疗法）

主穴：人中、中冲。

配穴：太冲、内关、涌泉、十宣。

方法：每次取2—3穴，主、配穴交替使用，中、强刺激。

（中草药方）

①凹叶景天（鲜）二钱，捣汁冲开水喂服。

②明矾二钱，研细与醋调匀，棉花浸湿，敷两足底心（涌泉穴）

③地骨皮一钱，黄芩一钱，知母五分，赤芍五分，钩藤一钱，蝉衣五分，早稻萌叶七张。水煎，浓缩喂服。

④鲜薄荷一握。捣烂外敷额上。

⑤钩藤一钱，白英二钱，白四轮风二钱，蚕砂三钱。水煎服。

⑥七叶一枝花一钱，三叶青一钱（鲜）共磨汁内服。

遗　　尿

遗尿是指在睡觉中不自觉的小便。一般五至十五岁儿童较多见。五岁以下儿童有遗尿不属病态。

（新针疗法）

关元透中极、三阴交、阴陵泉、足三里，肾俞交替使用，中、弱刺激。每日一次，十至十五天为一疗程。

（中草药方）

1、金樱子根二两，水煎服。连服10～15天。

2、猪尾巴一条，切断烧汤吃。

3、复盆子三钱、芡实三钱，水煎服。

4、乌药、益智仁研粉吞服三钱，一日二次。

5、鸡肠一付焙干研末吞服二钱，一日二次。

6、乌梅七只、蚕茧十只，煎服。

7、棉花根二两，红枣十个，水煎服。

四、外科疾病

烧　伤

烧伤是由于火焰、高热液体和气体、放射线、雷电、化学物品等引起的损伤。依损伤程度分为三度：Ⅰ度烧伤：皮肤发红、微肿、疼痛，3—6日自愈，不留疤痕；Ⅱ度烧伤：分浅深两度。浅Ⅱ度：皮肤有水肿、水泡、疼痛剧烈，两周后可愈，不留疤痕。深Ⅱ度：局部组织坏死，皮肤苍白，可见红色小斑点，易合并感染，伤口愈合慢，留有疤痕；Ⅲ度烧伤：皮肤全层坏死，或深达肌肉和骨骼，皮肤苍白或成焦痂，干燥无渗出，易感染，愈合极慢，极易形成疤痕挛缩。

烧伤面积大而深者，可产生严重的全身中毒症状。如：口渴、恶心、呕吐、腹胀、气短、恐惧、烦燥不安、幻觉、谵语、肌肉抽搐等。烧伤面积达10—15％以上易发生休克。

（抢救措施）

保护伤面，不再污染，如用急救包、三角巾或手边较清洁的衣服、被单迅速包扎伤面，尽量不要弄破水泡。大面积烧伤，迅速包扎后送医院处理。

（新针疗法）

取穴：头面颈烧伤：合谷、内庭、足三里、养老。

· 72 ·

胸部烧伤：内关、足三里、太溪。

腹部烧伤：足三里、三阴交、上巨虚、阳陵泉。

腰背部烧伤：后溪、人中、条口透承山、大椎。

上肢部烧伤：曲池透少海、肩髃斜刺臂臑。

下肢部烧伤：次髎、闭孔、丰隆。

方法：每次取2—3穴，中等刺激，每日一次，用于止痛。

（中草药方）

1、老松树皮（油松）烧炭，研粉过筛，加香油调成糊剂，患处外敷。

2、地龙一份，大黄三份，地榆二份，共为细末，用菜油或香油调匀。涂患处，每日1—2次。

3、羊蹄根100克，白藓皮100克，石灰水（饱和量）50毫升，羊毛脂8克，尼泊金1克，香油适量。将羊蹄根、白藓皮切碎，反复煎三次，再将三次煎液合并浓缩至500毫升，加入饱和量的石灰水，搅拌、沉淀，取上清液，按5：2的比例加麻油。再将羊毛脂加热至50—60°C，（忌沸），充分搅拌，冷却后加入尼泊金，搅匀即成烧伤乳剂。取药直接涂患处，有抗菌、消肿、润皮、生肌、吸湿、止痛作用。

4、当归、川芎、米壳、紫草各一两半，黄蜡二两，麻油二斤，将当归、川芎、米壳炒成黄色，麻油熬开把上述三药和紫草放在麻油里炸成深黄色，过滤去渣，再加入黄蜡化开，涂抹患处。

5、山枣树皮煎汁浓缩成流膏状物，用于Ⅰ度至浅Ⅱ度烫伤。

1949

新 中 国
地 方 中 草 药
文 献 研 究
(1949—1979年)

1979

6、虎杖、地榆各一份，研细粉，麻油六份，调糊，搽敷患处。

7、猪油一斤，紫草六两煎枯去渣，取紫草油膏搽敷。

8、紫花地丁、蒲公英、半边莲、千里光、杭菊、甘草，煎汁内服。

9、白芷一两，紫草一两，忍冬藤一两，白蜡七钱，冰片五分，麻油一斤。制法：将油置沙浴内加温，将药物放入入，以白芷变焦黄色为度，过滤去渣，放入白腊溶化，加研细的冰片，加上纱布制成油纱布。

用法：3—4天换药一次。

10、仙人掌（剥去外皮和刺），捣烂外敷，一日数次（干后即换），用于敷治水、火烫伤，有止痛、消炎作用。

11、虎杖一两，雷公藤、乌韭各二两，用水二斤煎至一斤，过滤去渣，药液湿敷伤而。

12、大蓟根：取鲜大蓟根洗净，捣烂绞汁外敷、一日数次（干后即换）直至痊愈。

注：大蓟别名野红花、牛口刺是一种属于菊科的多年生草本，生于山野路边。有行淤、凉血、止血、解毒、消肿功效。

13、冬青树根白皮

用法：取鲜冬青树根白皮，用冷开水洗净、捣烂（加适量开水同捣）绞汁、外涂。一天数次（干后即换）直至痊愈。

14、红皮老鼠浸菜油

制法：将未开眼、未出毛的红皮老鼠浸菜油，装瓶内密封待鼠溶化后使用（越陈越好）。用鸡毛蘸菜油，搽烫伤处，日数次。

冻　　伤

冻伤是过度寒冷引起损伤。根据局部损伤程度分为三度。Ⅰ度冻伤：局部出现红斑，轻度水肿，自觉刺痒或灼痛，数日后自行消失；Ⅱ度冻伤：肿胀显著，出现水疱，疼痛剧烈，感觉不灵敏，一般愈后不留疤痕；Ⅲ度冻伤：复温后，皮肤苍白或逐渐变黑，出现坏死，感觉消失，坏死组织与健康组织界限分明，愈后留有疤痕。严重者可因指、趾或耳的组织坏死而脱落。

中毒冻伤面积大而深或合并感染，可出现高热、休克等全身症状。

下述治疗仅对Ⅰ、Ⅱ度冻伤。

（新针疗法）

取穴：鼻面部冻伤：印堂、巨髎、迎香。

耳部冻伤：耳门、角孙、医风。

上肢冻伤：1、曲池透少海、劳宫。

　　　　　2、八邪。

　　　　　3、合谷透后溪、外关透内关。

下肢冻伤：1、绝骨透三阴交、行间。

　　　　　2、解溪、太冲。

　　　　　3、侠溪、公孙。

方法：头面部每次取2—3穴，肢体穴每次取一组，交替使用，中、强刺激，每日一次。也可于冻伤四周点刺数针后用艾悬灸。

1949
新 中 国
地方中草药
文 献 研 究
(1949—1979年)
1979

（中草药方）

预防方：

1、红辣椒水洗、手和脚。忌入粘膜、破口处

2、霜打的茄秧杆煎水洗脸、手和脚。

治疗方：

1、桑寄生二斤，艾蒿半斤，防风半斤，霜打茄秧杆五斤。水煎，取精滤液熬膏，涂抹患部（适用于Ⅰ、Ⅱ度冻伤）。

2、鲜冬青熬膏为基质，每100毫升加生姜汁5毫升，辣椒酊10毫升，樟脑5克。水浴浓缩至樟脑溶解、酒精蒸发，加凡士林成膏。外敷患处，隔日一次。

3、鲜松毛丝一大把，煎水洗患处。

4、干红辣椒（研末）三两，干姜（研末）一两，生大蒜头（切细）一两，樟脑三钱，先用酒精一斤浸三味药，一周后收集滤液，药渣再加酒精半斤浸数天，过滤去渣，两次滤液合并，加入樟脑，密贮备用，用于未破溃的冻疮，用药棉蘸药水频擦患处。

5、干辣椒十多个（或生姜一块），放在火上煨热后切片，擦患处。

6、松香、黄蜡各五钱，生猪油一两，捣烂，敷患处。

7、市售"九二〇"药膏。

疖 和 痈

疖，多见于夏天，是细菌侵入毛囊或皮脂腺的急性化脓性炎症。多发于面部、颈、背、腿、腋等毛囊较多的部位。

初起出现如黄豆大或梅子大的小硬结，局部发红、烦热、肿痛、根脚较浅，顶部有一黄白色小脓头。

疖，是细菌，（为金黄色葡萄球菌）侵入每个毛囊和皮脂腺所引起的急性化脓性感染。任何部位均可发生，以局部红肿，发热，剧痛、化脓，溃烂为特征。

（新针疗法）

取穴：大椎、心俞、督俞、膈俞。

方法：用三棱针刺入皮下，使针尖在皮下组织内，上、下、左、右划割数次。每3—5天一次，每次刺二穴。

（中草药方）

1、金银花、野菊花各五钱，连翘三钱水煎服。

2、木芙蓉叶、晒干研细末，冷开水调敷。

3、金银花、野菊花、蒲公英、紫花地丁、各一两水煎服。

4、筋骨草（全草）五钱，水煎服。

5、疗疮草（全草）一两，水煎服。

6、沙氏鹿茸草全草一两，水煎服。

7、蒲公英（鲜）四两洗净，水煎服，同时取适量蒲公英（鲜）捣敷疖子上，每日换药一次。

8、乌蔹莓软膏：处方：乌蔹莓20克加凡士林至100克，调研均匀即得。

痈：（初期）宜清热解毒消肿。

1、归尾、赤芍各三钱，野菊、蒲公英、金银花各一两，乳香、没药各三钱，防风二钱，浙贝、白芷各三钱，陈皮、甘草各钱半。水煎服。

2、七叶一枝花，水磨浓汁，频搽患处。

1949

新 中 国
地 方 中 草 药
文 献 研 究
(1949—1979年)

1979

（化脓）宜清热解肌透脓。

1、归尾三钱，皂角刺二钱，金银花、蒲公英八钱，连翘五钱，穿山甲（炮）、白芷三钱，甘草钱半，水煎服。

（溃后）宜解毒托里排脓。

1、生黄芪、金银花各五钱，党参、当归、白术、白芷、茯苓各三钱，甘草钱半，水煎服。

2、一枝黄花全草，蒲公英全草，野菊花全草，匍伏堇全草，木芙蓉叶各一两，鲜蛇葡萄根皮一两。

前干药混合研粉，与鲜蛇葡萄根皮，食盐少许。混合捣烂外敷。

（拔罐疗法）

（一）操作方法：

①将局部病灶进行消毒处理。

②将预先备好的火罐、针、（三棱针）酒精、棉球。火柴等放在病人身旁。

③将三棱针用轻巧手法先快速针病灶周围然后再刺病灶中心，深度视组织部位酌定，尽量避开血管，以不损伤神经血管为原则。基本上进针三至四分即可。

④根据病灶部位和面积选择适宜的火罐。面积大、肌肉厚的地位如臀部宜用大罐，面积小，肌肉薄的地方宜用小罐。

⑤点火方法通常用投火法用酒精棉球点燃后投入罐内，迅速将罐扣在应拔的部位，（罐身应是横位）反之要烫着病人的皮肤。

（二）注意事项：

①拔罐前应与病人做好政治思想工作，取得病人协作。

• 78 •

②上述针刺拔罐疗法只能适用于四肢等无重要脏器的部位，头部胸背部要根据解剖部位慎重考虑，谨慎使用。特别在重要脏器如心脏部位忌用。

③在拔罐时要注意力集中，观察病人情绪和局部情况，如有时偶刺血管，有较多出血情况，应即停止拔罐予以无菌纱布压迫止血。

④拔罐数分钟后，待罐内吸取足量的脓血等炎性渗出物后，然后用左手拇指轻扣罐沿皮肤，用右手轻轻起罐口，清除脓血分泌物，清洗创面，敷上需要消炎药胶和消毒敷料即可。

⑤拔罐疗法也不限于此病，也可用于其他慢性病，如筋骨损伤、慢性扭挫伤、各种神经痛等，请大家共同研究试治。

乳 腺 炎（乳痈）

本病是化脓菌进入乳腺引起的急性炎症。多发生在产后一至二个月的哺乳妇女，初产妇尤为多见。早期有乳汁淤积、乳房胀痛、乳少，继之出现局部红、肿、热、痛，患侧腋下淋巴结肿大，可有发冷发烧。炎症继续发展形成脓肿，有波动感，穿刺可抽出脓汁。

（新针疗法）

1、取穴：膻中、合谷、曲池。

配穴：外关、后溪。

方法：针刺膻中，向乳房斜刺1.5—2.0寸，合谷透劳宫，发烧加曲池，中度刺激，每日一次。

1949

新 中 国
地 方 中 草 药
文 献 研 究
(1949—1979年)

1979

2、取穴：督俞。

方法：取5—9寸不锈钢针，先后由两侧督俞刺入，沿皮下进针（切勿垂直深刺），使两针在第四胸椎处交叉，针尖达于对侧距脊柱正中线1.5厘米处的第一胸椎水平。留针2—8小时。

（中草药方）

1、初起轻症可用鹿角粉一钱至二钱，温黄酒吞服。（早期有效）

2、银花一两，蒲公英、陈皮各五钱，连翘、赤芍各三钱，青皮、黄芩、生甘草各二钱。

3、牛蒡子叶（干品三钱，鲜品一两），水煎服或煎后当茶饮。

4、当归四钱，赤芍三钱，蒲公英一两，全瓜蒌四—八钱，牛蒡子三钱，黄芩三钱，生甘草一钱，留行子五钱，路路通四钱，鹿角粉一钱。水煎服。

加减法：

①热毒盛者去鹿角粉，当归，加板兰根一两，鲜生地一两，银花四钱。

②即将化脓者，加皂角刺三—五钱，穿山甲三钱。

③新产妇恶露末净去黄芩，蒲公英改为四钱，加川芎一钱半，益母草三—五钱。

5、仙人掌二片，鲜品去刺捣碎，加入95%酒精适量，调匀外敷。

6、露蜂房两，生甘草一钱。煎服（适用肿痛积块未化脓者一般二剂见效，服药期间多喝开水，注意休息，忌食生冷）。

胆　石　症

本病为胆囊或胆道内有结石形成。与胆囊、胆道炎症、胆道蛔虫、胆汁淤积有关。胆石静止时，仅有饱闷、嗳气和右侧季肋部轻度疼痛，如胆石移动，右上腹有剧烈的阵发性绞痛，并向右肩部放散，伴有恶心、呕吐、肌紧张和压痛，若合并感染，则有发冷、发热和黄疸等症状。

（新针疗法）

一、取穴：胆俞、中脘、足三里。

方法：每天一次，强刺激，一般针中脘后，右季肋部出现明显疼痛点，第二天以后改针，中线旁开1.5寸垂直线与以前痛点所在水平线交叉点，胆俞、足三里不变，10天为一疗程，一般两个疗程后可能有结石排出。

二、阳陵泉透阴陵泉、，悬钟透三阴交、胆俞、足三里、中脘、强刺激，每天一次。

（中草药方）

1、柴胡、木香、枳壳、黄芩各三钱，茵陈一两，大黄二钱，元明粉三钱，金钱草一两，水煎，一日二次分服。（适用实火型，舒肝理气，通里泻火）

2、金钱草每天一至二两（鲜者用量加倍），煎水代茶饮。

3、广木香四钱，枳壳三钱，大黄二钱半，黄连三钱，黄芩四钱，海金沙五钱，金钱草四钱（有黄疸者加茵陈八钱），水煎，一日二次分服。

4、金钱草一两，穿山甲（炮）三钱，荸荠（鲜）一

1949

新　中　国
地方中草药
文　献　研　究
(1949—1979年)

1979

两，郁金四钱，鸡内金，香附，牛膝各三钱，滑石、海藻各五钱，水煎服。

加减法：气郁去海藻加柴胡三钱，桔叶钱半，青皮、陈皮各二钱，沉香八分（研末冲服）恶心呕吐加半夏三钱，谷芽四钱，左金丸（成药）一钱，夹有血瘀者加乳香、没药各钱半、延胡索、五灵脂各三钱，蒲黄一钱半，湿热加黄芩，龙胆草各三钱，黄疸加茵陈一两。

5、金钱草一两，木香三钱，枳壳三钱，黄芩三钱，川楝子三钱，大黄二钱（适用于气郁型，舒肝理气，利胆排石。）

6、虎杖一两（或三棵针一两）木香五钱，枳壳五钱，大黄五钱，金钱草一两（或茵陈一两）山枝四钱，元胡五钱（适用于湿热型。清热利湿，行气止痛，利胆排石）

急　性　阑　尾　炎

本病是最常见的急症之一。多突然发病，开始为上腹部或脐周围疼痛，数小时以后转移到右下腹，呈持续性疼痛，阵发性加剧，伴有恶心、呕吐，右下腹有局限性压痛、反跳痛及肌紧张，体温正常或稍高。

（新针疗法）

主穴：阑尾、子宫（右）

配穴：天枢、曲池。

方法：先针主穴，疼痛反复发作加天枢，发烧加曲池，每日1—2次，强刺激。

（中草药方）

紫花地丁、蒲公英、败酱草，冬瓜籽各一两，炙桃仁三钱，水煎，一日二次分服。

2、大黄、冬瓜籽各三钱，丹皮六钱，桃仁三钱，芒硝二钱，水煎，一日二次分服。

3、金银花一两，连翘三钱，丹皮、乌药、木香、枳壳各三钱，水煎，一日二次分服。

4、蒲公英一两，枳实三钱，大黄二钱，水煎，一日二次分服。

5、白芍六钱，甘草、柴胡各二至四钱，枳壳、丹皮、黄柏各三—五钱，水煎服。

加减法：腹痛不止加玄胡索、广木香。局部脓肿形成时加紫花地丁、川连、重用黄柏、丹皮、高热头痛加银花、连翘或白芷、防风，呕吐加竹茹、黄连、便秘加、麻仁。

6、板篮根、败酱草全草各一两，薏苡仁五钱，生大黄三钱，水煎服。

7、红屯、冬瓜仁各一两，紫花地丁四两，桃仁三钱，水煎服。

痔

痔是由于痔静脉曲张而形成的单个或数个静脉结节。结节位于齿状缘以上叫内痔，位于齿状缘以下的叫外痔，二者均有叫混合痔。外痔仅在合并感染或有血栓形成时局部有肿痛；内痔的主要症状为便后出血（轻者少许鲜血附在大便表面，重者成滴而下），便后有紫蓝色肿物自肛门脱出，初期可自行回缩，晚期回缩困难，嵌在肛门外面，发生绞窄性坏

1949

新　中　国
地方中草药
文　献　研　究
(1949—1979年)

1979

死。

（新针疗法）

取穴：白环俞、长强、承山

方法：中、强刺激，每日一次。

（中草药方）

1、槐角四两，黄酒一斤（或１５％白酒一斤），砂锅密封煎熬，待酒剩下四两左右时，去槐角取煎液，一日二次分服。

2、硫磺二两，大枣１２个，放入铁锅内，点燃硫磺至烧完为止。每次服火枣一个，每日三次。

3、臭椿树根皮适量，煎水坐浴，每日一次。

4、瓦松三两、煎汤熏。

5、苦参（牛人参根）半斤、鱼腥草半斤、水煎、加冰片，煎水熏洗局部。

6、金钱草五钱，鱼腥草五钱；水煎服，再用以上二味煎汤洗患处。

7、野苋菜根一两，加红糖，水煎服。

8、千里光适量水煎洗患处。

9、平地木五钱，盐肤木根三钱、拔葜根五钱水煎服。

10、马齿苋、冬青叶、大蒜瓣（或大蒜茎叶）鱼腥草各五钱，每日一剂，水煎二次，早晚各熏洗患处一次。

11、鲜无花果十个，水煎洗患处（外痔）。

12、将田螺盖除去，放入冰片少许，不久流出水，用其水涂痔核上，一天三、四次。（无冰片可改明矾）

13、马前子数个，将马前子在醋内研磨，然后取醋涂痔核上，一日三次（刚涂上时痛可能加重，但不久即可减痛。

本品有毒，慎勿入口）

14、蛇壳一只、冰片二钱，香油一两，蛇壳焙焦存性研末，与冰片共研细粉、用香油调匀即成。以棉棒蘸药涂痔核上，每日四至八次。

15海螵蛸研细末，用生麻油调成膏状，外敷，早晚各一次。（外痔脱出疼痛）

16、槐花、侧柏叶、地榆各三钱，每日一剂水煎服。或炒炭研末、开水送服。

肛　裂、　肛　瘘

肛裂为肛管附近组织慢性炎症，大便秘结等造成肛门组织损伤。主要表现为排大便时和排便后剧烈的肛门疼痛、便秘和大便带血。

肛瘘为肛门附近或直肠下部发生的窦道或瘘管。多数继发于肛门直肠周围脓肿。主要症状为经常流脓、流水，时多时少，经久不愈，常引起肛门抓痒，甚至成慢性湿疹。

（新针疗法）

取穴：八髎、长强、承山。

方法：每日一次，中、强刺激，每次 3—4 穴，八髎每次取二穴。

（中草药方）

1、旱莲草一两，生地、番泻叶各三钱，水煎，一日二次分服。

2、槐角粉 2 5 克，白芨粉 2 5 克，地卡因 1 克，凡士林 1 0 0 克。共调成膏，便后涂肛门。

（以上两方主要用于肛裂）

1949

新 中 国
地 方 中 草 药
文 献 研 究
(1949—1979年)

1979

直肠脱垂 （脱肛）

本病发生与体质虚弱、支持直肠的组织无力和长期腹内压增加有关。轻者仅在排便后直肠粘膜脱出肛门外，可自行回缩，重者可使直肠、肛管或乙状结肠的一部分，在咳嗽、劳动和走路时均可使其脱出，不能自行复位。因经常脱肛、粘膜受刺激可引起肛门坠感，腰骶部酸痛，甚至大便带有脓样分泌物

（新针疗法）

主穴：承山、长强。

配穴：百会、白环俞。

方法：深刺承山。针长强时针尖向上斜刺1.5～2寸，效果不好加刺百会、白环俞或艾灸百会10分钟。

（中草药方）

1、五倍子、煅龙骨、煨诃子各等份，共研细末，将药撒在纸上，大便后将脱出的直肠沾药粉，连纸托送上去。

2、生枳壳一两，水煎，一日二次分服。

3、卷柏一两，水野麻五钱，乌药一两，煎服。

4、水杨梅根四钱，花椒二钱，白芥子二钱煎熏洗。

5、乌蔹莓一两焙干研粉敷患处。

6、六月雪一两煎服。

7、石榴皮五钱煎服。

8、卷柏一两煎服。

9、金樱子二十个至五十个煎服。

10、当归四钱，乌蔹莓二两至三两，加黄酒半斤（不加

水），煎熏肛门。如脱肛已久硬者，则不加黄酒，而加醋代之。

11、臭牡丹茎或叶四两熏洗。

12、翻白草根一至四两，猪大肠一尺余煎服。

13、五倍子、明矾各五钱，水煎，每次大便后，乘热熏洗约一刻钟到半小时，然后以五倍子、煅龙骨、煅牡蛎（或赤石脂）各等分，共研细末，将药粉适量撒在脱肛部粘膜上，用纱布托回肛门内。每次大便后治疗一次。

尿 路 结 石

结石的形成与代谢失调、营养缺乏、泌尿路畸形，梗阻、感染以及尿液成分改变等有关。结石形成后可以在肾脏、输尿管、膀胱等处存留。由于结石存在部位不同，可出现不同症状，

肾和输尿管结石，多在活动后，突然发生阵发性绞痛，从腰部起沿输尿管向会阴部放散疼痛，异常剧烈，病人辗转不安，出冷汗，伴有恶心、呕吐、有时出现血尿。膀胱结石多见于儿童和老年人，常常排尿时小腹疼痛，向会阴及阴茎放散。可使排尿突然中断，有的可排出小而光滑的结石。

（新针疗法）

1、主穴：关元、足三里、飞扬。

配穴：三阴交、中极、肾俞。

方法：先针主穴，效果不好时改配穴，强弧度刮针法。

2、主穴：肾俞、阿是穴（痛点）。

配穴：足三里、三阴交、复溜。

1949

新 中 国
地 方 中 草 药
文 献 研 究
(1949—1979年)

1979

方法：每取主穴、配穴各一个，强刺激，不留针，每日一次，十次为一疗程。

3、主穴：委阳、中极。

配穴：然谷、膀胱俞。方法同上方。

（中草药方）

1、金钱草一两，海金砂四钱，甘草梢一钱半，沉香五分，车前子三钱，水煎，一日二次分服。

2、金钱草二两，水煎，一日五次分服。

3、木通二钱，车前子、甘草、竹叶、牛膝各三钱，海金砂四钱，滑石五钱，水煎，一日二次分服。

佛耳草一两，每日煎汤代茶饮。

5、冬葵子三两，茯苓一两，芒硝五钱，甘草三钱，肉桂一钱，共研细末，每服一钱开水送下，一日三次。

6、车前草四两，马蹄金（鲜）一两半，水煎服。

7、过路黄二两，淮牛膝三钱，海金砂三钱，石韦三钱，车前子三钱，冬葵子三钱，滑石三钱，木通一钱半，瞿麦三钱，粉萆薢四钱，土茯苓五钱，生地四钱，鸡内金一钱半。水煎服。

前 列 腺 炎

前列腺炎是由细菌引起的前列腺化脓性炎症，因尿道炎上行感染或血行感染所致。急性者有高烧、寒战、尿频、尿急等症状。慢性者主要症状为会阴部、睾丸坠胀不适。轻度尿频，尿不尽，尿道刺痒，有时排尿后有乳白色分泌物流出。

（新针疗法）

主穴：归来、三阴交、关元。

配穴：子宫、筑宾。

方法：主、配穴交替针刺。关元透中极，针感传至下腹部和睾丸，针三阴交针感传到膝内侧，中、强弧度刮针法。

（中草药方）

1、丹参、泽兰、赤芍、桃仁、白芷、黄柏、王不留行、乌药各二两，共为细末炼蜜为丸。每服三钱，一日二次。

2、海金沙、黄芩、双花、黄连、黄芪各五钱，车前子、萹蓄、茯苓各三钱，水煎，一日二次分服。

3、穿心莲研末，每次五分至一钱，一日二次吞服。

4、石榴皮、铁扫帚、龙葵各五钱至一两水煎服。

睾丸鞘膜积液

本病是由外伤、炎症等刺激，使两层鞘膜内液体增加、潴留、成为囊样肿块。主要表现为一侧阴囊逐渐肿大，呈梨形，表面光滑，有波动感，用电筒侧面检查可见到红色透光现象。

（新针疗法）

主穴：曲骨、太溪。

配穴：阴陵泉、子宫。

方法：主、配穴交替使用，每日一次，中等刺激。

（中草药方）

1、马钱子五钱，焙干去油，研细末，每次五分，一日

1949

新 中 国
地 方 中 草 药
文 献 研 究
(1949—1979年)

1979

二次，黄酒冲服。

2、川楝子，小茴香各三钱，黄芪五钱，丝瓜络二钱，全蝎、元胡、干姜各一钱，水煎，一日二次分服。

腱 鞘 囊 肿

腱鞘囊肿是在关节或肌腱附近所发生的囊肿，囊内含胶状粘液。常见于手腕及足背。青壮年多发。肿物大小不定，与皮肤不粘连，触有波动感，随肌腱游动，患处可有轻度酸胀、无力感。

（新针疗法）

1、用粗针或注射针头，在囊肿中心垂直刺到囊底，再在四周各斜刺一针入囊内，留针２０分钟，针后嘱患者自行按摩局部，每日或隔日针一次，囊肿逐渐变软，消失。

2、针刺锤击法：按上法针刺后，于囊上垫消毒纱布数层，用叩诊锤锤打囊顶数下后用力按摩。

血栓闭塞性脉管炎（脱骨疽）

本病为一种慢性全身性疾病，但以动脉为主，下肢多发。开始血管内腔变窄，以后逐渐发生闭塞。多见于男性青壮年，多数病人有吸烟史，寒冷、潮湿可为发病诱因。早期表现为肢体麻木、发凉、间歇性跛行（不能走远路），行走一段路便感小腿抽搐和酸痛，必须休息一会才能行走，足背动脉搏动减弱，晚期剧烈疼痛，夜间尤甚足背动脉搏动消失，逐渐出现肌肉萎缩，肢端溃疡或坏疽脱落。

（穴位注射法）

取穴：心俞、膈俞、阳陵泉、三阴交、悬钟。

方法：每次取2—3穴，每穴注入5％当归液0.5毫升，每日一次，10次为一疗程。

（中草药方）

1、当归、元参各二两，蒲公英六钱，甘草一两，连翘一两，金银花三两，乳香、没药各二钱，水煎，一日二次分服。

2、生黄芪四两，金银花、当归各一两，石斛、牛膝、菊花、茜草、党参各三钱，紫花地丁、蒲公英各五钱，红花一钱，水煎，一日二次分服。

3、猪胆100个，黄柏粉、青黛、蜂蜜各二两，轻粉三分，蟾酥二分。用铝锅将胆汁浓缩成一半，加入黄柏、青黛、蟾酥、轻粉、继续熬至三分之一，乘热将蜂蜜放入锅内，搅拌均匀。外用于开放性坏疽性脉管炎，每日换药一次，非开放性者隔日换药一次。

4、丝棉木根四两，牛膝三钱，水煎，黄酒冲服。

5、玄参三两，当归二两，金银花三两，甘草一两，水煎服。

骨、关节结核

本病是因结核杆菌由原发性病灶经过血液循环侵犯到骨和关节所致。以儿童多见，好发于胸椎、腰椎、髋和膝关节等。临床表现有低热盗汗、乏力、食欲不振和消瘦等。四肢关节结核，局部疼痛，肿胀，久之可有肌肉萎缩和关节畸形，以致形成脓肿及窦道。脊柱结核早期仅有酸痛，弯腰不

1949

新　中　国
地方中草药
文　献　研　究
（1949—1979年）

1979

便，病变椎体棘突有压痛，日久可出现成角畸形，重者造成
瘫痪。爱克斯线检查有助于诊断。

（中草药方）

1、轻粉、生杏仁各一两，松香、没药、蓖麻子各五
钱，血竭一两半，巴豆仁一钱半，木鳖子六个，樟丹五两，
香油半斤。将上药研成细末，香油加热近沸时加入血竭、松
香、没药、蓖麻子、巴豆仁、木鳖子、生杏仁，继续加热烧开
再加轻粉，去火加樟丹，搅拌成糊状。将药膏抹在纱布上，
糊在患处，１０～１５天换药一次。

2、将马蔺子放在铁锅内炒干，研细末。每次服5～7
克，每日三次，小儿酌减。或用马蔺子粉2份，凡士林5
份，拌匀成膏，外敷患处。

3、蟾酥二分，樟丹、银珠各二钱，蜈蚣四条，轻粉三
分，蓖麻子油一斤。用铁锅将蓖麻子油熬成黑粘状。稍凉投
入其它药物，搅拌为粘稠状即成。将药膏涂于纱布上，贴于
患处。破溃者，每日换药一次。未破溃者，隔日一次。

颈淋巴结结核（瘰疬）

本病为结核杆菌侵入颈淋巴结所致，在颈部的一侧或双
侧，出现一个或数个肿大的淋巴结。起病初淋巴结是分离
的，不热，不痛，移动性良好。以后逐渐粘连，压痛明显。
晚期淋巴结干酪化或液化，破溃后形成窦道，长期流脓不
愈。有的仅感到疲乏及局部疼痛，有的则有低热、盗汗、食
欲减退、消瘦等症状。

（穴位注射疗法）

-92-

取穴：结核点、脚俞。

方法：链霉素（每毫升含０.３克）或用１～２％卤碱液注入穴位或淋巴结，每穴０.３～０.５毫升，每日一次。

（中草药方）

１、新鲜猪胆汁５００克，青黛８克，黄柏８克。将猪胆汁用纱布过滤后，于铝盆中慢火加热，除去胆汁水分，待浓缩成膏时（约剩½）加入青黛、黄柏粉末，用力搅匀，干燥、粉碎、过６０目筛即成。每服１.５～２.０克，每日二次，也可外用，每日换药１～２次。

２、生南星一个，醋磨成糊状，涂患处。

３、夏枯草二斤加红糖四两收膏，每日四次，每次一匙，开水冲服。

４、天葵子二斤，泡酒服，一日二次。（分三个月服完）

５、山葡萄，每次五钱到一两，水煎服。

６、鲜羊乳根（山海螺）一两，水煎服，渣可外敷。

７、抱石莲一两，夏枯草八钱，水煎服。

８、紫背天葵、象贝各三钱、牡蛎一两，水煎服。

腰 椎 间 盘 突 出 症

本病是由于腰部之椎间纤维环破裂，髓核组织发生膨出或脱出所引起。外伤（扭伤）是最主要原因症状。表现为剧烈腰痛及一侧下肢后外侧串痛或麻木感，咳嗽时加重；脊柱侧弯，腰部活动受限，与脱出部位相应的腰椎有压痛点，直腿抬高试验在６０度以上或屈颈试验时均有腰痛及下肢串痛，小腿外侧感觉迟钝、麻木，久之可出现肌肉萎缩，拇趾

1949
新 中 国
地 方 中 草 药
文 献 研 究
(1949—1979年)
1979

背伸力减弱。患肢膝、跟腱反射减弱或消失。

（新针疗法）

主穴：腰椎旁压痛点、殷门。

配穴：闭孔、承山、阳陵泉。

方法：强刺激，每日或隔日一次，主、配穴交替使用。

（中草药方）

1、凌霄（倒挂金钟）、生地各一斤，鸡血藤半斤，桂枝四两，先将上药用冷开水喷湿，再加白酒１０斤浸泡一周即成，初次服量１０毫升为限，以后每日三次，逐渐增量，至四肢稍有麻木时为最满意的治疗量，以此为限，连服一周后，再逐渐减量。

副作用：个别患者有恶心、呕吐、心率缓慢等，可用阿托品解之。

腰　　痛

腰痛可见于急性腰扭伤，腰肌劳损，风寒侵袭或腰椎畸形等疾患。病人腰部疼痛，腰肌软弱无力，运动受限。可于不同部位触到压痛点。

（新针疗法）

主穴：后溪、人中、阿是穴。

配穴：大肠俞、殷门、阳陵泉。

方法：主、配穴交替使用，每日或隔日一次，后溪透合谷，用中、强弧度刮针，刮针后让病人活动腰部，退针后针人中穴。

手针：

取穴：按广州部队后勤部卫生部编的《针灸穴位挂图》上手针穴位的"腰腿点"。（即手背腕横纹下1.5寸，第二伸指肌腱挠侧和第四伸肌腱尺侧处二穴，左右共四穴。

方法：病人松握拳，进针1寸左右，强刺激。行针一次叫病人腰部活动一次，至症状改善，大多留针20分钟，行针3～5次。

（中草药方）

1、伸筋草、透龙骨、艾叶各三两。水煎成5000毫升，洗患处，一日二次，适用于风湿性腰痛。

2、威灵仙四钱，地龙、苍术、黄柏、红旱莲各二钱，豨签草三钱，水煎，一日二次分服，七日为一疗程。适用于风湿性痛。

3、乳香二钱，红花七钱，山栀五钱，共研为细末，用鸡蛋清调成糊状，敷患处。适用于软组织挫伤。

4、山栀一两，葱根十个，共捣泥状，用鸡蛋清一个调敷患处。适用于挫伤、扭伤。

5 当归三钱，红花二钱，虎杖根四钱，乌桕树根一钱，水煎，黄酒冲服。

6、松树白皮五钱，威灵仙三钱，鸟不企五钱～一两，牛膝根三钱，水煎服。四肢关节伸屈不舒加石松五钱，上半身酸痛，头不能转加络石藤五钱。

7、延胡索一两，研为细末，每服二钱，白开水冲服，亦可以黄酒适量冲服，孕妇忌服。

8、枸骨叶（即十大功劳）三钱，水煎服。

9、木防巳、黄柏各三钱，水煎服。

1949
新 中 国
地 方 中 草 药
文 献 研 究
(1949—1979年)
1979

10、狗脊，杜仲各三钱，水煎服，亦可酌加黄酒冲服。

11、黑附子一钱半，肉苁蓉三钱，甘草一钱，水煎服。

12、续断、杜仲各五钱，水煎，酌加黄酒临睡时服。

脊　背　痛

脊背痛是与扭伤和长期不适当的肩挑、抬扛、受风寒侵袭有关。病人一侧或两侧肩胛内侧疼痛，背肌无力，肌肉较健侧紧张，有压痛。

（新针疗法）

取穴：大椎、人中、夹脊穴（相应部位）。

方法：中、强刺激，每日一次。

（中草药方）

参考"腰痛"一节中的处方选用。

肩关节周围炎（肩凝症）

本病与肩部外伤、劳损、受凉有关，多见于４０岁以上的成年人。早期仅有肩部酸痛，以后疼痛逐渐加重，肩关节运动受限，自理生活也觉困难。可出现肩部肌肉萎缩，影响功能。

（新针疗法）

1、主穴：肩贞透极泉，养老透内关。

　　配穴：肩三针、条口透承山。

　　方法：中、强弧度刮针、主、配穴交替针刺。

2、主穴肩髃透极泉，曲池、臂中。

　　配穴：肩后穴。

（中草药方）

当归四钱，赤芍三钱，牛蒡子三钱，姜黄三钱，秦艽三钱，白芷三钱，苍术钱半，水煎服。

足 跟 痛

本病与外伤、劳损和跟骨骨质增生有关。主要表现是：足跟部疼痛，坐久后不能立。重者可有足跟肿胀，甚至可触到压痛点或结节。

（新针疗法）

取穴：一组　承山、昆仑。

二组　太溪、筑宾。

方法：两组交替针刺，可昆仑透太溪或太溪透昆仑，中强刺激。

（中草药方）

一、青风藤、常山、辣蓼各嫩头七个，捣烂，前垫敷于踝关节前二侧，后垫敷于踝关节后二侧。

二、鸭跖草（鲜）适两。捣烂，外敷包扎。

三、骨碎补四钱，研末，用95％酒精浸三天，先用温水洗患处，再擦上药，每日五次。

四、铁苋菜适量，捣烂，外敷。

五、车前草少许，捣烂外敷。

1949
新 中 国
地 方 中 草 药
文 献 研 究
(1949—1979年)
1979

五、妇科疾病

痛　　经

在月经前或经期中下腹有较剧烈的胀痛，重者有恶心、呕吐、手足发凉等。

（新针疗法）

主穴：中极、三阴交。

配穴：十七椎下、太溪。

方法：月经前2—3日开始针刺，每日一次，月经来时针3—5次，中、强弧度刮针，经期疼痛发作时，针十七椎穴，进针2—2.5寸，强刺激。

（穴位注射疗法）

主穴：关元俞、肝俞、脾俞。

配穴：中极、子宫、肾俞。

方法：每次取2—3穴，用5％当归液每穴注入0.5毫升，针感向下放散时可推药，每日一次，5—7次为一疗程。经血少，可用5％红花液穴位注射，子宫小，经血不畅，在中极、子宫穴注射求偶素或黄体酮0.1毫升。

（中草药方）

1、五灵脂、蒲黄、元胡各等份，共研细末。每服二钱，一日二次。

2、丹参、当归各四钱，小茴香二钱，水煎，一日二次分服。

3、生姜三片，赤砂糖二两，水煎，黄酒适量送服。

4、泽兰五钱，香附三钱水煎服。

闭　　　经

成年妇女不因妊娠或哺乳，三个月以上没有月经叫闭经。病人常有腰酸背痛，周身无力，严重者有头昏、失眠、毛发脱落等。

（新针疗法）

主穴：归来、三阴交。

配穴：中极、复溜。

方法：主、配穴交替针刺，中等刺激，每日一次，10次为一疗程，疗程间隔七日。

（穴位注射疗法）

主穴：中极、子宫、维胞。

配穴：三阴交、足三里。

方法：每次取2—3穴，用5％当归液或5％红花液，每穴注入0.5毫升，或黄体酮液每穴注入0.1毫升，每日一次，六次为一疗程，疗程间隔五日。配穴只用针刺，每日一次，两侧交替使用。

（中草药方）

1、艾叶、益母草各一两，水煎，一日二次分服。

2、丹参、益母草各五钱，水煎，一日二次分服。

3、当归六钱，桃仁、红花、益母草各三钱，牛膝五钱，水煎，一日二次分服。

1949

新 中 国
地 方 中 草 药
文 献 研 究
(1949—1979年)

1979

功能性子宫出血（崩漏）

本病多见青春期和近绝经期妇女。表现为月经过多，经期延长，不规则阴道流血，妇科检查死异常发现。

（新针疗法）

取穴：太溪、筑宾。

方法：每次两侧交叉取穴，强弧度刮针法，针感传至鼠蹊部。效果不佳时，加子宫穴，每日1—2次。

（穴位注射疗法）

主穴：中极、子宫、维胞。

配穴：三阴交、血海、肾俞、关元。

方法：主穴每次取一个，注射5％当归液0.5—1.0毫升，隔日一次，配穴每次取二个，用电针机或半导体医疗机治疗，以不刺痛为度，每次10—15分钟。

（中草药方）

1、野刺木果（野玫瑰）根晒干，取一至二两切碎，加水5—7倍，水煎，一日三次分服。由月经开始起空腹服，连服5—7天。

2、羊蹄叶四两，加水六两，煎至二两，每服一两，一日二次。

3、贯众炭一两，乌贼骨四钱，共为细末，每服二钱，一日二次。

4、人工流产的胎物，稍加水冲洗，加温烘干成碎块，再碾成粉末即得，每服一克，每日二次。

5、葵花杆洗净，晒干，焙黄研粉。每日三次，每次用适量黄酒冲服。

宫 颈 糜 烂

本病表现为白带多，色黄，重者有接触出血或伴有腰酸，小腹下坠感等。阴道窥器检查可见宫颈有大小不等的充血区，有的呈乳突颗粒状

（新针疗法）

主穴：肾俞、三阴交。

配穴：中极、阴陵泉、血海。

方法：每次取2—3穴，主、配穴交替使用，中、强刺激，每日一次。

（中草药方）

1、黄连、黄芩、黄柏、儿茶各等份，共研细末，每次一至二钱涂于宫颈糜烂处，一日二次。

2、没药、乳香、儿茶、铜绿、樟丹各五钱，轻粉二钱，冰片一钱，共研细末，用液体石蜡调成膏状，用带线棉球沾药膏，放入宫颈糜烂处，6小时后取出，每日一次。

3、冰片一钱，枯矾二钱，儿茶三钱，共研细末，混匀装瓶备用。用带线棉球沾药粉置于宫颈糜烂处，8小时后取出，隔日一次，直至痊愈。

4、金银花四两，冰片五分，甘草、五倍子各五钱，共研细末，用甘油调成糊状。用带线棉球沾液放入宫颈，8小时后取出。一日一次，一般上药2—3次后白带减少。

应用上药期间，禁房事，禁坐浴，经期停用。

1949

新　中　国
地 方 中 草 药
文　献　研　究
(1949—1979年)

1979

滴　虫　性　阴　道　炎

本病由阴道滴虫感染而引起。表现为外阴抓痒，白带增多，呈黄白色，有泡沫和臭味。

（新针疗法）

主穴：归来、太溪。

配穴：气海、复溜。

方法：主、配穴交替针刺，每日一次，归来、气海用中等刺激，太溪、复溜强刺激。

（中草药方）

1、黄柏、苦参、蛇床子各五钱，加水煎至１０００毫升，局部冲洗或坐浴，每日一次。

2、食醋三两加水一倍，冲洗阴道，每日一次。

3、仙鹤草茎、叶四两，加水１０００毫升，煎成１００毫升，用棉球沾药液涂阴道，每日一次。

慢　性　盆　腔　炎

本病是盆腔内生殖器官及其周围组织受细菌感染引起的慢性炎症。常由急性炎症演变而来。主要表现为下腹部隐痛、腰酸、月经紊乱，白带增多，有的引起继发性不孕症。

（新针疗法）

主穴：子宫、血海。

配穴：关元、三阴交。

方法：主、配穴交替针刺，中、强刺激，每日一次，7—１０次为一疗程。

（穴位注射疗法）

主穴：关元、中极、大横、维胞。

配穴：足三里、三阴交、阴陵泉。

方法：每次取主、配穴各一个，注入3－5％当归液或10％双花注射液，或抗"601"等消炎药，每穴注射0.5－1.0毫升，每日一次，七次为一疗程，疗程间隔5－7日。

（中草药方）

1、败酱草八钱，山楂炭四钱，柴胡、黄芩、川楝子、蒲黄、元胡各三钱，水煎，一日二次分服。

2、桂枝二钱，茯苓五钱，白芍四钱，丹皮四钱，香附、当归各三钱，玄胡二钱，水煎服。

子 宫 脱 垂

子宫位置下降，坠入阴道或阴道外，称为子宫脱垂。可因生育过多，难产，产道裂伤使子宫韧带松弛，和产后过早参加重体力劳动等引起。患者感觉会阴部下坠、腰酸、劳动和行走时症状加重。

（新针疗法）

主穴：维胞。

配穴：子宫、三阴交。

方法：针刺维胞时，沿腹股沟向下斜刺至肌层约2－3寸，中、强弧度刮针，使病人感到会阴部抽动，则效果明显；如效果不佳，改用子宫穴，向耻骨斜刺2－3寸，中、强弧度刮针，针感传至小腹部和会阴部即出针。再针三阴交，每日一次。

1949

新 中 国
地 方 中 草 药
文 献 研 究
(1949—1979年)

1979

（中草药方）

1、黄芪一两，升麻二钱，水煎，一日二次分服。

2、大枣二斤，血余炭五钱，红茶六两半，红糖一斤半，前三昧药共研细末，化糖为丸，每丸三钱，每晚服一丸。

妊 娠 剧 吐

妊娠后6—12周发生，恶心、呕吐、不能进食。严重者呕吐黄水或粘液，可使孕妇逐渐消瘦，虚弱无力。

（新针疗法）

主穴：内关。

配穴：足三里。

方法：内关透外关，中等刺激，食欲不佳者加足三里，每日1—2次。

（中草药方）

1、干姜二钱，党参五钱，半夏一钱，水煎，一日二次分服。

2、橘皮、茯苓各二钱，青竹茹三钱，生姜一钱，加水300毫升，温服，一日服完，连服2—3日。

3、灶心土二两，水煎，一日二次分服。

4、苏叶钱半，黄莲八分，开水泡服。

5、制香附一两，藿香叶五钱，砂仁二钱，共研细末，每服二钱，开水冲服。

胎 位 异 常

妊娠晚期（妊娠七个月后）大多数正常胎位都是枕前

位，若是臀位或横位均属胎位异常。这种胎位可发生难产，应进行矫正。

（艾灸疗法）

取穴：至阴。

方法：孕妇仰卧，松解腰带，用艾卷悬灸双侧至阴穴，每侧10—15分钟，使局部感到温热即可，每日一次。睡眠时，卧向胎儿背的对侧，以助胎位复常。

（新电疗法）

取穴：至阴穴。

方法：先针至阴穴再接半导体医疗机或电针机，每次15—20分钟，每日一次，连用五次即可。

乳汁分泌不足

（新针疗法）

主穴：足三里、膻中。

配穴：支沟、乳根。

方法：针足三里用强刺激，针膻中沿皮下向左右乳房横刺，针支沟用中等刺激，针乳根由下沿皮层向乳房内刺，中弧度刮针。主、配穴交替使用，每日一次。

（中草药方）

1、花椒二钱，加水500毫升，煎至300毫升，加红糖二两，一日三次分服。

2、王不留行、生黄芪、当归各三钱，穿山甲二钱，水煎，一日二次分服。

3、王不留行三钱，烧猪蹄二个同服。

1949
新　中　国
地方中草药
文　献　研　究
(1949—1979年)
1979

4、路路通二十个，猪蹄二个同煮服。

5、羊乳根一两，猪蹄煮服。

计 划 生 育

引　产

处方：鸟不企（葱木）。

用途：引产。

用法：取鲜根洗净后，切成１０厘米长（或与孕妇中指等长）一段，象筷子一般粗，轻轻刮去外皮，两端削成钝圆，经高压（１５磅１５分钟）或用７５％酒精浸１０～３０分钟消毒，取出拭干，用时消毒宫颈管后，插入孕妇子宫腔内，宫外口只留１厘米长，阴道口塞纱布，防止草药根滑脱，一直放到胎儿及胎盘完整排出为止（不采取２４小时后换药的方法）。

处方来源：广东省罗定县、阳春县。

避　孕

处方１：柿蒂。

用途：避孕。

制法：取带柄柿蒂四至七枚，在瓦片上焙干存性，压粉。

用法：上述柿蒂粉，在月经干净后１～２天内，用黄酒一两送服。该单位认为服一次，可避孕一年。

注意事项：1、所用柿蒂必须带柄；2、粉碎过程中忌用铁器；3、服药后24～48小时内切勿性交；4、避孕期间忌柿子、柿饼、元枣。

处方来源：天津市塘沽区卫生院。

处方2：不孕子（黄麻子）（椴树科植物黄麻的成熟种子，不成熟种子效果不佳）。

用途：避孕。

用法：将成熟的不孕子和酒放入碗内，蒸1小时以上即可。于月经来潮的第五天晚上睡前顿服，第二个月在同时再服一次（或在产后满月时服一次，第二个月在同时再服一次）。少数服药后呕吐者，可将一次量于次日分二次补服，即中午和晚上各服一次，以避免呕吐。在服药期间，尚须用其他方法避孕一个月左右。

处方来源：福建省福鼎县。

处方3：故蚕纸一方尺，明雄黄二钱，大熟地八钱，寒水石二钱。

用途：避孕、绝育。

制法：研碎制成蜜丸为21丸，每丸重一钱左右。

用法：月经干净3～4天后开始服，每日三次，饭后服一丸，连服七天。如连续服可绝育。解方：雌黄二钱，分三次，一天咽下，可以再孕。

处方来源：东北地区。

处方4：鹿含草五钱。

用法：水煎服或干粉开水冲服，于月经第一天早、晚各一剂，连服三个月。

1949

新　中　国
地 方 中 草 药
文 献 研 究
(1949—1979年)

1979

处方来源：缙云新民公社医疗站。

绝　　育

处方1：棕树根二两。

用途：绝育。

用法：取干根二两切碎，加水四碗煎至一碗。男服加猪小肠二至四两与药同煎，随时服用。女服加猪大肠二至四两与药同煎，在月经将净时服用，一次即可，但多服二次效果更好。

处方来源：广东省罗定县。

处方2：首服方：老黄栀子根四两；次服方：棕榈根四两，猪大肠适量。

用途：绝育。

用法：均水煎各服一次。首服方于月经来潮的第三天服，服后有轻微头昏，但不需治疗。次方在月经于净后的一星期内服。

处方来源：江西省上高县上甘公社。

处方3：八角枫。

主治：绝育。

用法：取八角枫叶水煎服。

处方来源：湖南省岳阳地区　　　　科研办公室。

六、五官科

睑缘炎（俗名烂眼沿）

本病是眼睑边缘，睫毛根部皮肤的炎症，症状为睫毛毛囊周围的皮肤发红、脱屑、溃疡或结黄痂。临床中也多见于眦角呈潮红，糜烂，自觉奇痒，异物或烧灼感。

（新针疗法）

取穴：一组　风池、太阳、合谷。

二组　角孙、阳白、四渎。

方法：两组交替针刺，弱、小弧度刮针法。

（中草药方）

1、菊花五钱，明矾一钱，煎汤，洗眼，每日三次。

2、玄明粉三钱，豨莶草五钱，明矾八分，煎汤，先熏后洗眼部，每日三次。

3、黄柏一钱，浸入人乳一两（浸24小时），洗眼部，每日三次。

麦粒肿

本病是眼睑皮脂腺的急性化脓性炎症。初起时为一小硬结，微有痒痛，几天后局部破溃脓液流出，症状迅速减轻。重的往往侵入整个眼睑，成为睑脓肿，常伴有发热、恶寒、耳前淋巴结肿大。

（新针疗法）

1949

新　中　国
地方中草药
文　献　研　究
(1949—1979年)

1979

取穴：太阳、合谷、四白、风池。

方法：上睑病用太阳、合谷，下睑病用四白、风池，均为中强刺激。

（中草药方）

1、鲜蒲公英四两，水煎。头煎分早晚内服，二煎全部分二次洗眼。

2、蒲公英五钱，紫花地丁三钱，藿香叶三钱，金银花二钱，野菊花三钱，水煎服。

3、蛇壳用75％酒精泡五分钟，外敷患处，并针刺耳尖放血。

急性结膜炎 （火眼）

本病由细菌感染引起，有传染性。表现为怕光、流泪、异物感、分泌物增多、结膜水肿、充血。轻重程度不一。

（新针疗法）

主穴：太阳、睛明、合谷。

配穴：曲池、四白。

方法：主、配穴交替使用，中弱刺激，弧度刮针法。

（中草药方）

1、青箱子、车前子、黄芩各三钱，龙胆草二钱，红花一钱，草决明五钱，水煎，一日二次分服。

2、黄柏一两研细末，加水1斤煮沸20分钟，滤取清液点眼，每日3—4次。

3、谷精草一两，夏枯草一两，水煎服。

4、野菊花五钱，冬桑叶五钱，水煎洗眼。

5、蒲公英一两，金银花五钱。将两药水煎，每日洗眼

3—4次。

6、一枝黄花鲜全草一两，水煎服。

7、蛇胆一个，温开水吞服。

8、海金沙全草四两，野菊花一两，水煎服。

9、冬桑叶七张，皮硝三钱，开水冲泡，加盖待温后过滤洗眼。

沙　　眼

本病是由病毒引起的慢性结膜病。有传染性。病初期有眼干涩、摩擦感，晚期可出现睑内翻、倒睫、慢性泪囊炎，角膜溃疡，视力减退。

（中草药方）

1、黄连五钱，黄柏一两，硼砂三分，加水二斤，煎至一斤，过滤。每日点眼 3—4次。

2、滤泡较多者，可用乌贼骨棒蘸上黄连素粉（将乌贼骨削成扁圆条状，一端磨成铅笔头状，经消毒后使用），将滤泡擦破（俗称刮沙眼）。

翼状胬肉

本病为眼裂部球结膜增厚而引成的三角形皱襞，鼻侧多见，形状如昆虫的翅膀，尖端伸向角膜，重症可达角膜瞳孔区，影响视力。

（新针疗法）

主穴：睛明。

配穴：太阳、少泽。

方法：用毫针先削离胬肉头部，然后从头部至根部轻划

1949

新　中　国
地 方 中 草 药
文 献 研 究
(1949—1979年)

1979

或点刺胬肉根部，至少邃出血。此时眼球酸胀，再针上述主、配穴各一个，取少泽时，应点刺出血。１０天为一疗程，前３－５天点刺及针刺穴位同时进行，后５－７天只针刺穴位。

（中草药方）

１、鲜桃叶适邃与少邃食盐共捣烂，取小指头大用纱布包好，敷胬肉上。每日一次，每次２０分钟。与上述新针疗法同时使用，可促使胬肉消退。

２、大生地四钱，竹叶三钱，木通二钱，生甘草一钱，桑白皮三钱，地骨皮三钱，黄芩二钱，水煎服。

３、外用：炉硝散

醋煅炉甘石五钱，火硝八分，冰片一分，（研细和匀，舐之无渣为度，贮藏瓶内）。使用时，先于患眼内滴入１％地卡因二滴，然后将炉硝散搽于胬肉表面，闭眼三分钟，每日二次。

角　膜　炎

病人自觉眼痛、怕光、流泪、睫状充血。角膜上有一个或数个园形或不规则形灰白色混浊区，继之表层组织坏死，脱落呈灰白色凹陷，形成角膜溃疡，严重者角膜穿孔。

（新针疗法）

主穴：太阳、治喘。

配穴：晴明、率谷。

方法：捻转法中刺激，太阳可点刺出血，亦可太阳透率谷。治喘穴退针后加拔火罐，效果不佳时加晴明，每日一次。

（中草药方）

1、浅层点状角膜炎。羌活、防风各三钱，大青叶、蒲公英各五钱，车前子一两，水煎服。

2、角膜溃疡。羌活、防风各三钱，苍术、黄芩各三钱，丹参、赤芍各四钱，蛇壳、蝉壳各三钱，车前子一两。前房积脓者，往往发热、便秘，当用舒通胃府之剂，可采用方①方②。①大黄三钱，枳实一钱，厚朴一钱，玄明粉二钱，水煎服。

②元参三钱，地骨皮三钱，益母草子二钱，麦冬三钱，天冬三钱，车前草二钱，生石膏五钱（先煎），黄芩二钱，大黄四钱，玄明粉四钱，水煎服。

3、黄柏三钱，菊花四钱，蝉壳一钱，水煎，一日二次分服。

4、大青叶、板蓝根各五钱，银花、连翘各三钱，荆芥、牛蒡子各三钱，水煎，一日二次分服。

角膜云翳（角膜斑翳、角膜白斑）

角膜炎或角膜溃疡，愈后遗留的瘢痕。角膜混浊程度可分为①云翳，一般肉眼看不见，手电筒斜照下可见点状或片状，轻度混浊。②斑翳（灰白色）。③白斑（白色浓厚混浊），影响视力。

（新针疗法）

主穴：晴明、球后。

配穴：太阳、合谷、医明、肝俞。

1949

新 中 国
地方中草药
文 献 研 究
(1949—1979年)

1979

方法：每次2—3穴，轮换使用，中刺激弧度刮针法。对角膜白斑，还可用毫针轻划后滴4％碘化钾溶液，每日一次，10—15天为一疗程。

（中草药方）

1、细叶鼠曲草一钱，加水100毫升，隔水煮沸30分钟，过滤装瓶待用。每小时滴眼2—4次。

2、火炭母（干），十大功劳各一两，加水2000毫升，煎五小时，过滤澄清即成，调节PH5—6之间。每2小时滴眼一次，疗程1—2月。药水3—5天更换一次，过期失效。

虹 膜 睫 状 体 炎

本病多由全身性疾病（结核、风湿、钩端螺旋体等引起，但也有不少病例，属于原因不明），眼球穿透或眼球附近炎症病灶蔓延引起。病人眼痛、怕光、流泪、视力减退，有睫状充血，重则前房积脓、积血、虹膜无光彩、纹理不清、瞳孔缩小或变形。

（新针疗法）

主穴：睛明、承泣、球后。

配穴：医明、太阳、合谷。

方法：每次主、配穴各一个，弱中刺激，每日一次，10天为一疗程。

（中草药方）

羌活、防风各四钱，蔓荆子、丹参各五钱，红花、当归、赤芍各三钱，充蔚子四钱，陈皮二钱，苍、白术各三钱，鸡血藤五钱。水煎服。

为促使炎症消退，防止虹膜粘连，宜早期散瞳，用1％阿托品点眼。

白　内　障

白内障即晶状体混浊，可由老年性晶状体退变、外伤、中毒、代谢紊乱等因素引起。病人视力逐渐减退，仅有光感以至失明。检查可见瞳孔区变白，用手电筒４５度角斜照瞳孔，在瞳孔边出现半月形阴影者为白内障未成熟期。不出现半月形的是成熟期。

（新针疗法）

主穴：睛明。

配穴：球后、上睛明、医明。

方法：每次取１—２穴，交替针刺。睛明、上睛明直刺１—１.５寸，球后１.５—２寸，退针时压迫眼球以防出血。

（中草药方）

①明目地黄丸。

②磁殊丸，每日六钱。晨起三钱，睡时三钱，淡盐汤送服。

青　光　眼

青光眼是由于各种原因引起的眼内压增高性疾病。轻重缓急殊不一致。临床表现主要有前额部或偏侧头痛、眼痛，看灯光周围有彩色环，视力急剧减退，甚至失明，伴有恶心、呕吐等症状。检查可见睫状充血，角膜呈"哈气状"，瞳孔开大，有绿色反光，触摸眼球较正常人硬。测定眼压、

1949
新　中　国
地方中草药
文　献　研　究
(1949—1979年)
1979

检查眼底和视野，可助确诊。

（新针疗法）

主穴：球后、风池。

配穴：睛明、太阳、率谷、曲池。

方法：每次针1—2穴，眼压高时先针双侧曲池透少海，而后再针其它穴。每日1—2次。

（中草药方）

1、金钱草、死根藤、白茅根各一两，车前草五钱，生石膏五钱或一两，水煎，一日二次分服。适用于急性青光眼。

2、生熟地各四钱，女贞子三钱，五味子三钱，夏枯草、黄芩各三钱，珍珠母、生牡蛎各一两，并应依据患者的全身状况和眼部病情加减变化。

中心性视网膜炎

本病多由结核或炎性病灶（副鼻窦炎、扁桃体炎）感染引起的眼底疾病，青壮年多发。病人视力减退，眼前出现中心暗点或闪光感，视物变形或缩小。眼底检查可确诊。

（新针疗法）

主穴：睛明、球后。

配穴：医风、率谷。

方法：针刺睛明、球后时，让病人双目直视，眼球不转动，小幅度捻转，使之出现针感，退针时以手压迫，以防出血。针刺率谷时针尖向眼方向斜刺1.5寸左右。主、配穴交替使用，每日一次。

（中草药方）

生熟地五钱，全当归、淮山药、夏枯草、炒杜仲、连翘、忍冬藤、麦冬各三钱，北五味子一钱，煅石决明八钱，水煎，每日一剂，二次分服。

视 神 经 炎

本病可由多种原因引起，病人最早出现的症状是视物不清，眼前发黑，继之眼球疼痛，眼球转动时甚痛。眼球有压痛，眼底检查有助确诊。

主穴：球后、睛明、承泣、新攒竹。

配穴：风池、太阳、合谷。

方法：主、配穴交替使用，每次1～2穴，中等刺激，弧度刮针法。

（中草药方）

党参、黄芪、白芍、蔓荆子各三钱，黄柏、升麻、柴胡各二钱，甘草一钱，水煎，一日二次分服。

玻璃体浑浊（飞蚊症）

本病症状患者自觉眼前好象蚊子或小量黑花飘动，所以有飞蚊症之称，对视力影响不大，并发眼底病变为玻璃体出血，葡萄膜炎才能造成不同程度的视力障碍。

（新针疗法）

取穴：一组　攒竹、足三里。

二组　睛明、曲池、球后。

三组　翳明、鱼腰。

1949

新 中 国
地 方 中 草 药
文 献 研 究
(1949—1979年)

1979

三组交替使用，１０天为一疗程。

（中草药方）

１、枸杞子半斤，研末，每晚用白水送服三钱。

２、炒淮山药五钱，枸杞子四两，熟地三两，菊花二两，共研末，蜜丸，每服三钱，一日三次。

３、生地四钱，生白芍二钱，当归三钱，川芎三钱，炒蒲黄三钱，藕节、龙芽草三钱，钩藤二钱（本方用于玻璃体出血）。

视 神 经 萎 缩

视神经萎缩是由于球后视神经炎或其他疾病引起的视神经纤维的退行性改变。主要表现为视力逐渐下降，视野缩小或眼前有阴影遮盖感，甚至失明。外眼检查，瞳孔稍大，反应迟纯。眼底检查可确诊。

（新针疗法）

主穴：睛明、球后。

配穴：上睛明、风池、医明。

方法：每次主穴一个，配穴１－２个，体穴强刺激，眼穴轻刺激，震颤法。

（中草药方）

杞菊地黄丸，每次三钱，每日二次。

巩 膜 炎

巩膜炎，祖国医学称白珠俱青，根部病变部位，可分为浅深二种：一、浅性巩膜炎：①自觉疼痛、怕光。②病变

· 118 ·

处有红色或紫红色扁平或微突起的结节。二、深性巩膜炎：①疼痛较剧，有向眼部四周放射，压痛和刺激症状都较为明显。②初起在病变处出现紫红色结节，向周围扩展，不成溃疡，不化脓。

（新针疗法）

主穴：合谷、风池。

配穴：睛明、丝竹空。

（中草药方）

1、当归三钱，生地三钱，川芎一钱，丹参四钱，红花二钱，黄柏二钱，知母二钱，夏枯草三钱，赤芍三钱，丹皮二钱，水煎服。

2、半边莲。洗净、捣烂，和少量水，取汁加入人乳数滴或盐少许，充分溶解和匀，点眼，一日二、三次。亦可将生药捣烂，敷眼皮上，一日二次。

夜　盲　症

夜盲症，俗名"鸡盲"，多因久病体虚，维生素甲缺乏所引起，以傍晚即视物模糊，至天明视觉恢复常态为特征。

（新针疗法）

主穴：睛明、风池、承泣。

配穴：肝俞、足三里。

方法：主、配穴交替针刺，中刺激。

（中草药方）

1、鸡眼草三钱至四钱，研末，拌猪肝煎服。

2、松毛汁。将松毛洗净，捣烂，加等量水煎汁，每日

1949

新 中 国
地 方 中 草 药
文 献 研 究
(1949—1979年)

1979

三次，每次服２００毫升。

3、夜明砂三钱。将上药用水淘去泥沙，晒干碾碎，加水煎沸后，待温服，如配合猪、羊或鸡肝煮服效果更佳。

4、动物肝煮食，不限量。

5、胡萝卜蒸熟内服，不限量。

6、苍术五钱，水煎服，每日一次。

近　视

（新针疗法）

1、主穴：健明₄、承泣、健明。

配穴：风池、医明、足三里、合谷。

方法：第一疗程取主穴二个，配穴一个。第二疗程起取主穴一个，配穴二个，每天一次，１０天为一疗程，停５天后继续下一疗程。

2、主穴：增明、睛明。

配穴：攒竹透鱼腰，阳白透鱼腰，太阳、光明、医明。

方法：针眼部穴位时，两眼直视，以手指固定眼球，针尖沿目眶缘向视神经方向刺１.５—２寸，不捻转，不提插，出针后压迫针眼片刻，以防出血，每天一次，１０天为一疗程，一般针１—２个疗程。

3、臂臑、光明、足三里。

附注：穴位取法：健明₄，上睛明穴上３分，眶上缘内上角凹陷处。

健明、下睛明穴下２分处稍外，眶下缘内方。

医明：（奇穴）乳突下缘，医风后一寸处。

增明：上明穴内侧旁开2分许。

斜　　视

斜视由眼外肌张力不平衡引起。外观上，眼歪斜，麻痹性斜视病人有复视。

眼球向鼻侧歪的叫内斜视，向颞侧歪的叫外斜视。

（新针疗法）

主穴：睛明、四白、球后、太阳。

配穴：中渚、合谷。

方法：外斜视：针睛明，四白透下睛明，内斜视：针球后、太阳。强刺激，每日一次。

电 光 性 眼 炎

本病是眼睛受紫外线照射后引起的眼表浅组织（眼睑皮肤、结膜、角膜）病变。常发生于没带保护眼罩的电焊工人和在高原阳光耀眼的雪地上长时间跋涉的人。一般在紫外线照射后7—8小时发病。自觉眼内有异物感、眼皮红肿、眼紧闭、疼痛、怕光、流泪、结膜充血、角膜混浊、瞳孔缩小。

（新针疗法）

主穴：合谷、太阳、睛明。

配穴：四白。

方法：主、配穴交替使用，针太阳穴时要向外眼角方向斜刺，中等刺激，每日一次。针刺睛明、太阳，症状很快可

1949

新 中 国
地方中草药
文 献 研 究
(1949—1979年)

1979

。用人乳或牛乳滴眼，能减轻症状。

（中草药方）

玄明粉五分，净生油。用法：开水两碗冲化玄明粉，再煮沸十分钟，以纱布蘸水，热敷眼上，每次十五分钟，一日三次，每次敷后用生油点眼。

眼 异 物 和 外 伤

一、铁屑入眼：处方：真磁石。用法：将眼拨开，以磁石吸之。

二、火星伤眼：取"三七"粉适量磨水点眼，一日三次。或以人乳磨汁点眼。

三、火炮烧伤眼：处方：南瓜适量。用法：捣烂敷眼，一日三、四次。（备注：火药及其他异物，应尽量取出，并冲洗干净，然后处理。）

四、打伤眼睛肿痛：

1、桃叶适量，鸡蛋白一个。用法：桃叶捣烂，调鸡蛋白，敷眼，一日二、三次。

2、生地一两，红花二钱。用法：共捣烂敷眼，一日三、四次。

3、茄子一个去皮，加白糖五钱共捣烂敷眼，一日三、四次。

4、防风、薄荷各一钱，白矾三钱，冰片一分，生地一两。用法：前四味共研细末，和生地共捣，用纱布压成饼块，敷于眼上，每一小时用冷开水调湿一次，十二小时换药，共敷四十八小时。

慢 性 泪 囊 炎

本病是由于鼻泪管阻塞而引起的慢性炎症。当细菌和眼泪积聚在被阻塞的泪囊内，并经常刺激泪壁时，引起泪囊粘膜慢性发炎，如用指压迫囊部时，则有粘液样脓性分泌物从泪点外溢。

（新针疗法）

主穴：睛明、下睛明。

配穴：风池、印堂。

方法：每次取二个穴，弧度刮针法。

（中草药方）

木贼草、菊花、苍术各三钱，水煎，一日二次分服。

外 耳 道 疖 肿

外耳道疖肿的临床特点：耳痛，咀嚼时疼痛显著。以指压耳屏或牵引耳廓，则疼痛加剧。耳道有局限性隆起小疖或红肿、充血。往往可引起耳前或耳后肿胀。若疖肿溃破，则有脓液流出。

（新针疗法）

主穴：大椎、医风。外关。

配穴：听宫、合谷。

方法：主、配穴交替针刺，中、弱刺激。

（中草药方）

1、马齿苋二至三两，蒲公英、紫花地丁各一两，以上药物任选一种煎汤，一日二次分服。

1949

新 中 国
地 方 中 草 药
文 献 研 究
(1949—1979年)

1979

2、银花八钱，连翘四钱，丹皮三钱，甘草二钱，水煎服。

3、新鲜野菊叶一两，煎浓汤，澄清后滴耳。

化 脓 性 中 耳 炎

化脓性中耳炎为细菌侵入中耳（即鼓室）所致。急性期病人出现轻重不等的感染中毒症状，耳内阵发性疼痛，夜间更为厉害，并有跳动感。鼓膜穿孔后有脓液流出，疼痛减轻，病情好转。急性期治疗不愈。可转为慢性，病人经常有脓性分泌物自耳内流出，听力减退，耳鸣，少数可有眩晕。

（新针疗法）

主穴：医风、合谷。

配穴：下关、曲池。

方法：主、配穴交替针刺，一日二次，中、强刺激，弧度刮针法。

（中草药方）

1、明矾适量，放入猪胆汁内，低温烘干研末。在清洗耳内分泌物后取适量吹入耳内。每日2—4次。

2、取郁金一枚，蘸麻油少许，磨浓汁，再放冰片粉一厘调匀，先用药棉揩净耳内脓液，再将此油滴入耳内，每日三次。

3、柴胡三钱，龙胆草三钱，赤芍三钱，山栀三钱，黄芩三钱，连翘四钱，水煎服。

脓多加生地五钱，剧痛加牡蛎一两，夏枯草三钱。

4、金银花八钱，连翘、丹皮各三钱，甘草一钱水煎

· 124 ·

服，如流脓不愈加黄芪四钱，白芷三钱。

5 虎耳草（鲜）洗净捣烂，取汁滴耳，一日三次。

内耳性眩晕（美尼尔症）

本病主要症状是眩晕和耳鸣，眩晕是指病人感觉自身或四周景物在旋转，并伴有恶心甚至呕吐，平衡失调和倾倒。有屡次发病的历史，常突然发作、神智清楚，发作可持续数分钟至 1 — 2 日发作后常完全愈好。

（新针疗法）

1、针刺合谷、曲池、足三里、三阴交、医风、留针 1 0 — 2 0 分钟。

2、取穴：一组　合谷、太冲、医明。

二组　内关、风池、四读。

方法：每日一组、交替针刺、强刺激。

（穴位注射疗法）

取穴：同新针疗法

方法：每次 2 — 3 穴，每穴注射 5 — 1 0 ％葡萄糖 3 — 5 毫升或维生素 B_{12} 1 毫升，隔日一次。

（中草药方）

①青黛、制南星各二钱，贝母、蔓荆子各三钱，生地五钱，水煎，一日二次分服。

②生牡蛎（先煎）、磁石（先煎）各一两，胆星一钱五分，竹沥、半夏、丹参、赤芍各三钱，五味子二钱，水煎服。

③双钩藤、白蒺莉各三钱、、白术、姜半夏各二钱，合

1949

新 中 国
地 方 中 草 药
文 献 研 究
(1949—1979年)

1979

欢皮四钱，磁殊丸三钱（包煎）珍殊母一两水煎服。

④五味子、酸枣仁、淮山药各三钱，桂圆肉五钱，当归二钱水煎服。

⑤徐长卿三钱水煎服。

慢 性 单 纯 性 鼻 炎

本病与体质素弱、寒冷刺激屡次发急性鼻炎有关。主要表现为间歇性或交替性鼻塞、鼻涕粘稠、嗅觉不灵。

（新针疗法）

主穴：巨髎、迎香、合谷。

配穴：上星、风池。

方法：主、配穴交替使用，中刺激，针巨髎时透迎香。每日一次。10—15次为一疗程。

（穴位注射疗法）

取穴：迎香、印堂。

方法：每次注射10％葡萄糖2—5毫升，隔日一次，5～15次为一疗程。

（中草药方）

1、黄连一钱，水煎后，放入冰片少许，每日点鼻1—2次。

2、球子草（鲜）适量，捣烂取汁滴鼻。

慢性副鼻窦炎（鼻渊）

本病多因急性副鼻窦炎转化而致，病人经常有鼻塞，黄脓鼻涕流出，头痛、头胀，于眶上缘内侧，鼻根，颧骨内下两侧等处有压痛。全身不适，嗅觉迟钝，记忆力减退。

（新针疗法）

取穴：迎香，印堂、合谷、列缺或上星。上迎香、风池、行间，均用泻法。

（中草药方）

1、鱼腥草五钱煎服或鲜草捣汁滴鼻。

2、辛夷一钱，黄芩、苍耳子各五钱煎服。

3、鸭跖草、苍耳草、野菊花各五钱，藿香三钱，陈皮二钱煎服。

4、取猪苦胆三个，藿香三两，将胆汁拌藿香制丸，每次服三钱，每日1—2次。

5、大蓟根（鲜）三两，鸡蛋2—3个，煎汁服。（忌吃刺激性食物）

6、球子草（鲜）藿香（鲜全草），任选一种，捣烂塞鼻孔。

7、沙氏鹿茸全草1～2两，野菊花五钱～一两水煎服。

过 敏 性 鼻 炎

本病为接触某些物质（如屋内尘土、皮毛、羽毛、食物等）或嗅到某种气味后，在鼻部发生一种过敏性反应的疾病。通常表现为突然鼻子发痒、堵塞、喷嚏不止、流清鼻涕。

（新针疗法）

取穴：一组 风池、合谷。

二组 迎香、足三里。

1949
新 中 国
地方中草药
文 献 研 究
(1949—1979年)
1979

方法：二组穴交替针刺、中、弱刺激。

（中草药方）

1、乌梅三个，防风、银柴胡、甘草各四钱，五味子二钱，白蜜一两，水煎，一日二次分服。

鼻出血（鼻衄）

鼻出血为一症状，可由鼻腔疾病（外伤、炎症、肿瘤等）或全身疾病（急性传染病、血液病、高血压和维生素C缺乏病等）引起。反复多次或一次大量出血可致严重后果。对此种病人除及时止血外，还应查清病因进行治疗。

（新针疗法）

取穴：一组 上星，内庭、素髎。

二组 印堂、迎香、合谷

方法：两组交替针刺，中等刺激，每日1～2次。

（中草药方）

1、马勃去外皮，剪成长方形薄片，装入密封瓶内，灭菌备用。用时取出马勃片放在出血点上，轻轻压迫，约30秒钟即可止血。

2、仙鹤草一两，栀子五钱，水煎，一日二次分服。

3、消毒棉球沾白芨粉填塞鼻腔。

4、鲜瓦松二斤，红砂糖五钱。

将瓦松洗净阴干捣烂，取汁，加红糖拌匀，倾入瓷盘内，晒干成块，每次服五分至一钱，每日二次，温开水送服。

5、石榴皮一两或向日葵花蓬二两煎服。

6 大蓟、小蓟草各五钱煎服。

7、鲜白茅根，鲜芦根各四两，藕节一两，水煎服，或单用白茅根水煎服。

急 性 扁 桃 体 炎

急性扁桃体炎是由于细菌侵入扁桃体而引起的一种疾病，主要致病菌为链球菌，葡萄球菌等。初起畏寒发热，咽痛，明显充血。吞咽时加剧，扁桃体肿大时有散在黄白色点状渗出物，反复发作可变成慢性。

（新针疗法）

1、取穴：合谷、内庭、曲池。

方法：针刺合谷、内庭每天一次，强刺激，发烧加曲池。

2、取穴：扁桃穴（在下颌骨下颌角直下0.5公分）向扁桃体方向进针，重复捻转数次。

（中草药方）

1、鸭跖草、鱼腥草、紫花地丁各五钱。

2、山豆根三钱，败酱草二钱，水煎日服二次。

3、杏香兔耳风五钱煎服。

4、连钱草，一枝黄花，大蓟根各一两。

5、沙氏鹿茸草，一枝黄花全草，天名精全草各一两，杏香兔耳风全草，凤尾蕨全草各五钱。煎服。

6、阴地蕨二钱，鲜生地二两，煎服。

7、山豆根三钱，射干二钱，煎服。

8、板蓝根一两煎服。

1949

新 中 国
地 方 中 草 药
文 献 研 究
(1949—1979年)

1979

9、鲜威灵仙全草（或单用茎叶）二两，干品用一两。上药洗净，煎汤内服。

10、石豆兰一两，杠板归二两半，一枝黄花五钱，煎服。

11、山豆根、牛蒡子、射干、荆芥各三钱，金银花四钱，防风、甘草各二钱，煎服。

咽 喉 炎

咽喉炎是咽喉部的炎症。急性者有轻重不等的全身感染中毒症状。局部表现主要是嗓子发干不适，音哑或失音，小儿可有长尖声咳嗽和呼吸困难。检查可见咽喉部充血。慢性者仅有嗓子发干，分泌物增多，每于讲话前作清理分泌物的咳嗽动作，音哑。检查见咽喉部充血，咽后部有颗粒状增生物，喉部粘膜增厚。

（新针疗法）

取穴：少商（刺出血）、合谷、廉泉。

方法：每日一次，5～7次为一疗程。

（穴位注射疗法）

主穴：扁桃体穴、廉泉。

配穴：合谷、曲池。

方法：取主、配穴各一个，每穴注入1％葡萄糖3～5毫升或青霉素1～2单位，廉泉穴可用0.5％普鲁卡因1毫升。每日一次，五次为一疗程。

（中草药方）

1、薄荷一钱，山豆根三钱，细辛五分，加水200毫升，煎至１００毫升。早晚各服５０毫升。

2、安南子（胖大海）冲沸水，当茶饮，对慢性咽喉炎有效。

3、旋复花三钱，牛蒡子二钱，前胡一钱半，桔梗一钱，甘草一钱，荆芥二钱。

4、连翘三钱，牛蒡子二钱，杏仁三钱，桔梗二钱，银花三钱，薄荷一钱五分（后下）煎服。

5、鲜石斛五钱或川石斛三钱，鲜沙参三钱，胖大海三钱，木蝴蝶一钱，麦冬二钱，桔梗二钱，甘草一钱，煎服。

6、牛膝根、一枝黄花各二两，水煎服。

7、点地梅，鲜全草二——三株，水煎服。

口　腔　溃　疡

口腔溃疡表现为口腔粘膜有一个或数个小溃疡，周边发红，稍隆起，中间凹陷，有黄白色分泌物附着。溃疡处疼痛，尤其在咀嚼、吞咽、摩擦溃疡面时疼痛加重。一般不化脓。

（新针疗法）
主穴：廉泉、合谷。
配穴：足三里。
方法：主、配穴交替使用，中等刺激。

（中草药方）
1、白芨、黄柏各三钱，共为细末，涂溃疡处。
2、生地、山栀子各四钱，生石膏五钱。竹叶二钱，穿心莲三钱，水煎服。

1949
新　中　国
地 方 中 草 药
文　献　研　究
(1949—1979年)
1979

3、生地四钱，竹叶三钱，木通一钱，黄芩三钱，生甘草一钱，水煎服。

4、铁扫帚一两，水煎服。

5、匐伏堇一两，蜜糖一两。将草药煎汁，用蜜糖冲服。

牙 齿 感 觉 过 敏

牙齿感觉过敏是牙齿对温度、化学、物理等刺激感到异常酸痛。过敏部位多数在咬合面或牙颈部，常与牙髓质暴露有关。

（中草药方）

1、将核桃仁碾碎呈糊状，以棉球蘸取少许，置于过敏区，紧咬（或紧压）３０分钟，即可脱敏。

2、用生蒜头，在过敏区摩擦，也能脱敏。

牙　　　痛

牙痛多为龋齿、牙髓病、根尖周病以及智齿冠周炎所表现的刺激症状或自发症状。其中以急性牙髓炎的疼痛最为剧烈。

（新针疗法）

主穴：牙痛穴、合谷。

配穴：下关、颊车。

方法：先针主穴，效果不佳时，上牙加下关，下牙加颊车。强刺激。亦可点按颊车、合谷即可止痛。

（中草药方）

1、徐长卿根五钱，加水1500毫升，煎至500毫升，痛时服水剂30毫升。或粉剂5分，一日三次。

2、五倍子三钱，含口内片刻能够止痛。

3、虎杖根用95％酒精浸二天，棉花蘸液塞患齿。

4、牛膝六钱，一枝黄花全草一两，紫花地丁全草三钱，海金沙全草二两，水煎服。

1949
新 中 国
地 方 中 草 药
文 献 研 究
(1949—1979年)
1979

七、皮肤科疾病

脓疱病（黄水疮）

本病是由葡萄球菌或链球菌感染而引起的常见的化脓性皮肤病，儿童多见，有传染性。常见于面部、四肢等暴露部位。初起为红斑，继而变成豆大水疱或脓疱，周围发红，破溃流脓露出糜烂面，干燥后结成黄色脓痂，有痒感，愈后不留疤痕。

（新针疗法）

取穴：合谷、曲池、内关。

方法：中、强刺激，两侧交替取穴，每日一次。

（中草药方）

1、枯矾五钱，青黛一钱，黄柏二钱，共为细末，用豆油调匀，涂患处。

2、大黄、元胡各等量，共为细末，用豆油调匀，涂患处。

3、知母、甘草各四钱，水煎，洗患处，每日二次。

4、山羊胡须烧炭，用香油调匀，涂患处。

足癣（脚气）

足癣是霉菌感染引起的皮肤病，有传染性。多发生于趾间和足底，表现为趾间剧痒，局部有水泡，渗出和脱皮等，重者可致糜烂易合并感染。

（新针疗法）

取穴：一组　太冲、太溪。

　　　　二组　昆仑、三阴交。

方法：中等刺激，每日一组，二组穴交替使用。

（中草药方）

1、紫丁香叶适量，煎水洗脚，每日一次。

2、冰片、轻粉、石膏、甘草粉各等量，共研为末。涂患处，每日一次。

3、蛇床子二钱，海螵蛸五钱，枯矾一钱，共为细末，涂患处，每日1～2次。

4、苦参适量，用陈醋浸泡24小时，取醋涂患处。

5、腊梅叶（或桃树叶），鲜叶擦患处。

6、棉花根适量，煎汁浸10～15分钟。

头　癣

头癣是由霉菌感染所致，有传染性，儿童多发。常见有黄癣（秃疮）和白癣（蛀发癣）两种，黄癣之头皮为密黄色的痂片，中心下凹（碟状）中央有头发穿过，日久形成瘢痕性脱发；白癣头皮有许多灰白色鳞屑的片块，皮疹中的头发参差不齐，有断裂与稀疏脱落，奇痒，不发生瘢痕性脱发，成年后可自愈。

（新针疗法）

取穴：一组、百会、上星。

二组　大椎。

三组　梅花针弹刺脊背部和头部，中、强刺激。

1949

新　中　国
地方中草药
文　献　研　究
(1949—1979年)

1979

方法：强刺百会，上星、大椎点刺放血，三组交替使用，每日一次。

（中草药方）

1、葱头十个，蜘蛛十五个，樟丹五钱，混合捣成泥状，外敷患处。

2、雄黄三钱为末，用猪胆汁调成糊状，涂患处。

3、及已三两，羊蹄根一两，百部根一斤，共研细末，加适量麻油调搽患部，用药前应将头发、头痂剃光，用温开水洗净，方可用药，每天一至二次，连续１０天为一疗程。

4、蜂房一个，蜈蚣二条，明矾适量。明矾研末，入蜂房孔中，连同蜈蚣置瓦片上文火烤焦，共研细末，麻油调匀外敷。

湿疹（湿毒）

湿疹是一种过敏性的皮肤炎症，儿童多见。其特点为剧烈奇痒，反复发作，皮肤损害多样，小儿好发于头面部及会阴部，成人则多在四肢呈对称性分布，依临床表现有急、慢性之分：急性表现为红斑、丘疹、水泡、糜烂和渗出等；慢性者可见皮肤变硬变厚、皮纹加深和色素沉着等。

（新针疗法）

主穴：曲池、足三里。

配穴：血海、三阴交、太冲。

方法：主、配穴交替针刺，用强弧度刮针法，每日一次。

（穴位注射疗法）（适用于阴囊湿疹）

取穴：长强。

方法：病人取胸膝位，长强穴常规消毒，取０.５％普鲁卡因５毫升，由长强穴刺入，向上成４５°角进针，有酸胀时注药少许，再继续进针至阴囊处有胀感时缓慢注药，每天一次，五次为一疗程。

（中草疗法）

1、黄豆炒熟后研粉，加香油调匀，涂患处，一日三次。

2、黄柏粉一两，煅石膏一两，研末，用油调匀，涂患处。

3、徐长卿干草二至四钱，水煎服，外洗。或研粉外敷。

4、野菊花五钱，金银花五钱，一枝黄花一两，威灵仙五钱，犁头草五钱，白毛夏枯草五钱。水煎服。

5、土茯苓一两，野菊花五钱。水煎服。

6、仙人掌适量，烘干研粉，外敷。

7、白藓皮一两，地肤子一两，生甘草三钱。水煎服。

荨麻疹（风疹块）

荨麻疹俗称"风疹"是一种过敏性皮肤病，可由鱼虾等食物、药物、冷风等引起，表现为皮肤突然起白色或浅红色的扁平疙瘩，大小不等，形状不一，奇痒。有的病人可有呼吸困难、腹痛、腹泻等症状。

（新针疗法）

主穴：曲池、足三里。

1949

新 中 国
地方中草药
文 献 研 究
(1949—1979年)

1979

配穴：太冲、血海、三阴交。

方法：主、配穴交替针刺，强刺激，弧度刮针法，可配合耳针治疗。

（穴位注射疗法）

取穴：肺俞、曲池、三阴交。

方法：每次取2～3穴，每穴注射维生素 B_1 0.5～1.0毫升，每日一次。

（中草药方）

1、桃树叶、艾叶各一把，明矾五分，食盐少量，取水煎汁洗患处。

2、鲜地骨皮一至二两，水煎，一日二次分服。

3、松毛、瓦松（去根）适量，水煎外洗。

4、金银花、蒲公英各二两，穿山甲、皂刺各四钱，水煎服。

5、芝麻一两，菜油二匙。先将芝麻炒熟，乘热放入生菜油内拌匀服。

6、景天叶二两。捣汁或水煎汁，与油煎鸡蛋二只同煮，吃蛋和汤。

7、蒴藋根一两，水煎服，渣外擦。

皮 肤 奇 痒 症

本病是神经，精神性皮肤病，与过敏、代谢等有一定关系。主要表现为奇痒，常伴有失眠、烦燥不安等症状。无原发皮疹，经抓后可见抓痕，血痂、皮肤肥厚、色素沉着等改变。

· 138 ·

（新针疗法）

主穴：曲池、足三里。

配穴：合谷、血海、三阴交。

方法：强刺激，弧度刮针法，每日一次，主配穴交替使用。

（中草药方）

1、苦参一两，川椒三分，水煎洗患处。

2、2％薄荷酒精、陈醋。于患处先擦陈醋，后擦薄荷酒精，每日3～4次。

3、樟脑5克，薄荷适量，升华硫磺10克，凡士林加至100克调匀。放手心内少许擦至发热，可以止痒，每晚一次。

4、紫背浮萍适量，水煎薰洗。

5、千里光一两，马鞭草一两，阴行草五钱，桑叶五片，按树叶五片，水煎，第一汁内服，第二汁外洗。

水 田 皮 炎

水田皮炎有两种：一种由寄生虫尾蚴引起，表现为下水后约半小时许，水浸部位发痒，继之发红，形成风团、丘疹或水泡，有的继发感染，另一种皮肤长期被水浸泡，与泥水的物理，化学性刺激有关，下水数目，趾（指）缝皮肤浸软、发白、潮红、糜烂，手掌可有点状表皮脱落。

（中草药方）

预防方：

1、松香四两，卤水200毫升，酒精50毫升，桐油

1949

新 中 国
地方中草药
文 献 研 究
(1949—1979年)

1979

四两。先用酒精溶解松香，卤水煮开加桐油，最后合并一起搅拌成膏，于下水前涂擦皮肤。

2、生明矾、茶叶、甘草各二两，加水四至五斤，浸泡一晚或煮2小时，在下水前及收工后各涂抹一次。

治疗方：

1、野菊花全草，杠板归全草，千里光等量。煎汁，趁热先熏后洗，每次约5～10分钟。

2、牡荆叶适量水煎外洗。

3、石菖蒲根茎、半边莲全草一握，煎汁，适用于皮肤已溃烂者。

4、松节、艾叶各适量。制成松艾酒精，涂抹患处。

5、墨旱莲草（鲜），搓烂外擦手脚，擦至皮肤稍发黑色，略等干后即可下水劳动，可预防手脚糜烂。治疗方法，将鲜草洗净打汁，加明矾粉少量，在临睡前搓患处。

6、土荆香鲜叶，捣汁，加白酒半杯，雄黄少许，调匀涂患处。

7、辣蓼适量，煎汤洗患处。

鸡　　眼

鸡眼多发生于足底和趾缘易受摩擦部位，表现为坚硬的圆锥形角质物，走路时常引起疼痛。

（新针疗法）

取穴：阿是穴。

方法：将针刺进鸡眼根部后用酒精灯烧针柄，使患者感到局部温热，持续3～5分钟，退针后胶布固定。

· 140 ·

（穴位注射法）

取穴：太溪。

方法：直刺，得气后将0.5％普鲁卡因10毫升注入，每周1～2次。

（中草药方）

1、鸦胆子五钱，捣烂备用。用时先削去角质，再用有孔胶布贴好，露出鸡眼，将鸦胆子捏成小饼敷于鸡眼处，外用胶布固定，3～5天换药一次。

2、肥皂75克，生石灰150克，樟脑粉15克，苛性钠150克，蒸馏水750毫升。先用蒸馏水溶解肥皂，再加苛性钠和樟脑，最后加生石灰，边加边搅，使其成为乳白色糊状物备用。用法同鸦胆子，敷药时间约4小时后取掉，连用2～3次即可脱落。

牛皮癣（银屑病）

本病是一种较常见的慢性皮肤病。皮损特点，在基底是红色的丘疹或斑块上复盖有银白色干燥鳞屑，刮去鳞屑后有发亮的薄膜和点状出血。疹形有点状、钱币状和地图状等。好发于四肢伸侧，以肘、膝关节附近多见，有痒感常反复发作迁延不愈。

（新针疗法）

取穴：一组　肾俞、血海。

　　　二组　大椎、胆俞。

　　　三组　曲池、三阴交、足三里。

　　　四组　至阳、阳陵泉、支沟。

1949

新　中　国
地 方 中 草 药
文 献 研 究
(1949—1979年)

1979

方法：每天取一组，交替针刺，中、强刺激。亦可配合梅花针弹刺脊柱两旁及四肢皮损区。

（穴位注射疗法）

主穴：肺俞、膈俞、督俞、曲池、血海。

配穴：大椎、肾俞、关元俞、心俞。

方法：每次取2～3穴，每穴注射3～5％防风液0.5毫升，每日一次，7～10次为一疗程。

（中草药方）

1、石榴皮一份，麻油三份。将石榴皮炒黄，研细末，用麻油调成稀糊、摇匀。用毛笔（或排笔）蘸药均匀涂患处，每日二次。用于地图状和钱囊状静止期牛皮癣效果较好。

2、乌梅五斤，水煎去核，浓缩成膏为一斤。内服每次三钱（半汤匙）每日三次，加糖适量，开水冲服。

3、茶树根一至二两，切片加水煎服，每日二至三次空腹服，服至痊愈。

4、大枫子、苦参各六两、川槿皮、雄黄、川椒、白矾、草乌、薄荷各四两，樟脑三两，冰片五钱，上药加入75％酒精6000毫升，清水2000毫升中浸泡三周后涂擦患处，每日四至六次。

神经性皮炎 （顽癣）

本病是常见的慢性皮肤病。以皮肤剧烈奇痒和苔藓样化（皮肤肥厚变硬、皮纹加深、颜色灰褐、干燥脱屑等改变）为主要特征，好发于颈部、肘部及腘窝等处，也可全身泛发，时轻时重，往往迁移几年不愈。

（中草药方）

1、乌桕树叶（或松树叶）焙黑与枯矾各等量共为细末，用香油调匀，涂患处，每日一次。

2、机油加敌百虫少量调匀后涂患处，每日一次。

3、肉桂（研末）、醋精适量，混合调成糊状用胶布保护健康皮肤，取药膏涂患处。涂药后局部有灼热感，1～2小时后将药膏去掉，去药后患处皮肤发黑，几天后脱痂而愈。

4、鲜丝瓜叶洗净，搽擦患处，直至皮肤发红为止，隔天一次，七天为一疗程，患处不要用水洗。

斑　秃

常突然发病，呈圆形或不规则之片状局限性脱发，大小不等，无自觉症状。

（新针疗法）

1、取穴：一组　风池、胆俞、太冲。

　　　　　二组　肝俞、支沟、足三里。

方法：强刺激，每日一组，交替使用。

2、主穴：一组：内关、安眠2。

　　　　　二组：风池、三阴交。

配穴：百会、四神聪、神庭、上星、头维。

方法：两组交替并配合局部点刺。

3、取0.1—0.5％九二〇药膏或水剂局部涂擦患处，一日数次，有一定效果。

1949

新 中 国
地 方 中 草 药
文 献 研 究
(1949—1979年)

1979

白 癜 风

本病是一种后天性的皮肤色素脱失病。表现为大小不等形状不同的白斑，表面毛发变白，一般无自觉症状。

（中草药方）

1、蜈蚣七条，斑蝥七个，泡在７５％酒精５０毫升中，取药液涂患处，每日数次。

2、密陀僧一两，硫磺五钱，斑蝥（大的三个）（小五个），轻粉，水银、冰片、雄黄、枯矾各三钱，木香一钱，米粉二两，米醋二斤。除米粉外将九种药碾成细末，将米醋熬成一斤，再把米粉放入，搅拌均匀，然后用锅蒸熟，待冷至２０℃时放入上述药末,充分混合成糊状即 成。（药膏若过干，可用食醋稀释）将药膏摊在单层纱布内，用力在患处涂擦２～３分钟，然后将药膏敷在患处，厚为２～３毫米。

3、补骨脂一两，加７５％酒精１００毫升，浸泡七天，过滤，用棉球沾药液涂患处，每日涂３～４次，同时配合日光照晒２０～３０分或紫外线照射２～３分钟治疗。

带 状 泡 疹

由病毒引起，发病快，皮肤出现小米到绿豆大小的丘疹或水泡，排列成带状，均为单侧性，并与神经走向一致。

（中草药方）

1、蛇含（鲜），铁马鞭（鲜）各等量，捣烂取汁，加白酒少许涂患处。

2、天胡荽、鸡儿肠（均鲜）各等量，共捣烂，加白酒少许搽患处。

3、马蹄金（鲜）适量。捣烂加白酒，雄黄少许，布包涂患处。

4、将泡挑破，取青野柿子捣汁涂上。（如青野柿子一时办不到，可向伞店购买。也可用叶捣汁代用。

5、破铜钱、菜油、用铜勺盛放，文火煎熬，沸后待冷，取油敷患处。

6、雄黄加冷开水少许，好墨磨，蘸涂患处。4～8次见效。

1949

新中国
地方中草药
文献研究
(1949—1979年)

1979

八、肿　瘤

一、良　性　肿　瘤

处方：半枝莲、六耳棱（菊科植物六棱菊）、野菊花各一两。

主治：乳房纤维瘤、多发性神经纤维瘤。

用法：水煎服。

处方来源：广西南宁▇▇医院。

二、多种恶性肿瘤

处方1 ①并头草（唇形科植物半枝莲）、半边莲（桔梗科植物）、黄毛耳草（茜草科植物）、苡仁各一两，天胡荽（伞形科植物）二两，白玉簪花（百合科植物）根五分。

②白花蛇舌草（茜草科植物二叶葎）、茅根各二两半，苡仁一两，红糖三两。③白花蛇舌草二两半，苡仁一两，黄独（黄药子，薯蓣科植物）三钱，乌梅二钱，龙葵（茄科植物）一两，乌药一钱，田三七粉五分。

主治：胃癌、食管癌、肝癌、直肠癌等。

用法：水煎服。

处方来源：江西省南昌市第二医院。

处方2：喜树碱（紫树科植物喜树的生物碱）。

主治：恶性肿瘤及急性淋巴细胞性白血病。

处方来源：上海市长宁区中心医院、上海市第十制药厂、上海市南昌药厂、中国科学院药物研究所。

处方3：乌梅卤水

主治：多种癌症肿瘤。

制法：取乌梅27个，卤水1000毫升，放于砂锅或搪瓷缸内，煮沸后细火持续20分钟左右，放置24小时滤过备用。

用法：成人每天六次，每次3毫升。饭前、饭后各服一次（开始每次2毫升逐渐加至3毫升。初服可有轻度腹泻或癌瘤局部疼痛加剧的现象，无须处理可自愈。不能耐受者可减少次数或剂量）。对体表癌如阴茎癌、宫颈癌等可同时用做擦剂。

处方来源：中国人民解放军291医院、内蒙古包头市肿瘤防治研究所。

说明：①乌梅卤水可制成丸剂、针剂、软膏等各种剂型。

2、服药期间禁吃红糖、白酒、酸、辣等刺激性食物。

处方4：藤梨根糖浆（696糖浆），每1000毫升含生药2公斤。

主治：胃癌、食道癌、直肠癌、肺癌、肝癌。

用法：1000毫升一瓶，每天70毫升，分二～三次服完，一瓶服二周。

说明：藤梨根糖浆服后反应：少数出现皮肤发痒、皮疹、腹胀、呕吐等情况，大多数无不良反应。

处方来源：杭州肿瘤医院。

1949

新　中　国
地方中草药
文　献　研　究
(1949—1979年)

1979

三、 脑　瘤

处方①：老生姜、雄黄各等分。②芝麻油十二斤六两，铅粉五斤半。

主治：脑瘤及各种肿瘤。

制法：方①取老生姜除掉叉枝，挖一洞，掏空，装的四周留约半厘米厚，然后装进雄黄粉末，再用挖出的生姜末把洞口封紧，放在陈瓦上，用炭火慢慢烤干，约七、八小时，焙到金黄色，脆而不焦，一捏就碎时，即可研粉，通过８０目筛子，将筛下之粉，装进密闭瓶内备用。

方②先将麻油放进铁锅里用武火加温至起泡，不停搅动，扇风降温，至满锅全是黄泡时，即取下稍放片刻，再置火上加温，约３００C°，在冷水中使麻油能滴水成珠时，取下稍冷片刻，再放火上，将铅粉均匀缓缓倒下，以木棍不停搅动，直到满锅都是深金黄色大泡时，即取下继续搅动数分钟，取冷水一碗，沿锅沿倒下，去毒收膏。再用大小不同的纸摊贴即成。

用法：外贴时将膏药烘干，均匀薄薄地撒上一层药粉（约一张白光纸厚），膏药周围至边缘应留下０.４厘米，以利敷贴，在胸腹部等较平坦位置，亦可先在身上摊好药粉，再将膏药贴上，具体敷贴位置应根据病变、痛点、近端有关穴位三结合的原则选定，敷贴药粉的范围应略大于病变及痛点范围，敷贴时间每两天换一次，一般以一至三个月为一疗程，根据病情变化，亦可继续延长。

处方来源：安徽省安庆市肿瘤研究小组。

四、鼻咽癌

处方 1 ：①蜈蚣三条，炮甲、土鳖，地龙、田三七各一钱。

②山苦瓜（葫芦科植物王瓜）。

主治：鼻咽癌。

制法：方①将前四味药焙干共研细末，再加入三七粉和米水酒适量，佐以"辛夷散"加减。方②将山苦瓜１０克切碎，浸于７５％酒精２５毫升内，加蒸馏水２５毫升，３天后，再加蒸馏水５０毫升，搅匀，用消毒纱布过滤去渣，加甘油２０毫升备用。

用法：方①水煎服，每天三次。方②每天滴鼻三至六次。

处方来源：湖南省宁远县人民医院。

处方 2 ：石上柏（卷柏科植物深绿卷柏，又叫多德卷柏）。

主治：鼻咽癌。

用法：干石上柏一至二两（鲜品三至四两），加瘦猪肉一至二两，清水六至八碗，煎至一或一碗半，分 1～二次服。每天一剂。一般以１５～２０天为一疗程。用药量可酌情增减。

处方来源：广东省广州市第一人民医院、华南肿瘤医院等。

五、肺癌

处方 1 ：半枝莲、白英各一两。

1949

新 中 国
地 方 中 草 药
文 献 研 究
(1949—1979年)

1979

主治：肺癌。

用法：水煎服，每日一剂。处方来源：嵊县人民医院。

处方②北沙参、麦冬、生地，百部、地榆各四钱，五味子一钱，炒山栀、王不留行各三钱，蒲公英、徐长卿各五钱，石见穿（唇形科植物紫参、）紫草根各一两。

六、食管癌、直肠癌

处方1：瞿麦根（石竹根）。

主治：食道癌、直肠癌。

制法：1．汤剂：将鲜根用米泔水洗净煎水，每天一至二两（干根用八钱至一两）。

2、浸剂：每天两次，每次半匙。兑温开水服。

3、散剂：瞿麦根晒干，研末，直肠癌病人配合外用，撒于肿瘤疮面。

4、体质差的可配合四君子汤服用。

处方来源：安徽省合肥中药加工厂。

注：本方所用原料为石竹科植物石竹的干燥根，在安徽省该植物与其同属植物瞿麦均同作瞿麦入药。

处方2：板蓝根、猫眼草（大戟）各一两，人工牛黄二钱，硇砂一钱，威灵仙二两，制南星三钱。

主治：食道癌。

用法：上方制成浸剂干粉。每天服四次，每次五分。

处方来源：安徽省人民医院。

处方3：干蟾皮四钱，急性子四钱，半枝莲二两，藤梨根二两，紫草一两，天龙二钱，野葡萄根三两，姜半夏二钱，甘草二钱，丹参一两，白花蛇舌草一两，马钱子一钱。

主治：食道癌。

用法：水煎服。若水煎中不用马钱子则可用马钱子磨成粉，每日三次，每次服半分。

处方来源：杭州肿瘤医院。

处方4：急性子四钱，蜣螂四钱，公丁香三钱，青木香五钱，川朴三钱，沉香曲三钱，川楝子三钱，丹参四钱，郁金四钱，藿香四钱，蒲公英一两，苦参五钱。

主治：食道癌。

用法：水煎服。

处方来源：杭州肿瘤医院。

处方5：藤梨根一两，蛇莓（三叶）一两，白花蛇舌草二两，野葡萄根二两，白英二两，水杨梅根一两，龙葵（鲜）二两，七叶一枝花一两。

主治：食道癌、喷门癌。

用法：用水煎成3～4两，纱布过滤，得滤液40cc左右，分装在青霉素瓶内，再消毒1～2小时，外用蜡封，每天二次，每次4cc肌注。注射无明显疼痛，但有时有发冷发热反应。

处方来源：海宁县东方红公社东风医疗站。

处方6：焦山楂四钱，赤芍五钱，守宫粉自吞四分，制香附三钱，白花蛇舌草二两，党参三钱，瓜蒌皮三钱，半枝莲二两，京三棱三钱，白英二两。

主治：食道癌、喷门癌。

用法：水煎服。

处方来源：湖州中医院。

1949

新　中　国
地方中草药
文　献　研　究
(1949—1979年)

1979

处方7：天芝麻（乌玄参）鲜三两，一枝黄花一两，黄花刺（青风藤）鲜二两，大蓟根一两。

主治：食道癌。

用法：水煎服。

处方来源：诸暨县大侣公社赵家埠大队。

处方8：天芝麻鲜一斤，黄花刺鲜一斤，香茶菜鲜一斤，大蓟干二两。

主治：消化道及直肠癌。

用法：将上药切碎用水煎，以纱布滤过，浓缩原汁，然后用5倍药汁的95％酒精浸24小时，加热回收酒精，以同样方法四倍、三倍酒精浸药汁，回收酒精后，药汁成膏状，再加入蒸馏水成1000毫升，加2克活性炭，再加热过滤，最后调节PH值为6.5，用三层滤纸滤过装入安瓿，共100支，每支5cc，最后煮沸消毒30分钟备用。

处方来源：诸暨县大侣公社。

七、胃　癌

处方1：向日葵杆剥去外皮，取内白心作为药用。

主治：胃癌。

用法：每日一钱半至二钱，煎成汤当开水饮。

处方来源：杭州市第二医院。

处方2：藤梨（弥猴桃）根四两，水杨梅根三两，蛇葡萄根、并头草各一两，白茅根、凤尾草、半边莲各五钱。

主治：胃癌。

用法：水煎服。

禁忌：酸、辣、生、冷、鱼腥等。

处方来源：兰溪县癌症研究小组。

处方3：白花蛇舌草一两，生白芍四钱，甘草一钱，半枝莲一两，神曲四钱，陈皮一钱半，麦芽八钱。

主治：胃癌。

用法：水煎服。

处方来源：宁波市第一医院中医科。

处方4：①东风菜四两，白毛藤四两，威灵仙二两，香茶菜二两，兰香草一两，夏枯草一两，刘寄奴一两，猫爪草一两，紫金皮五钱，枸桔叶二钱，苦参半两。

②东风菜四两，兰香草二两，山苍茎、叶、子一两半，半枝莲二两，蒲公英五钱，枸桔叶二钱，苦参五钱，白毛藤一两半，威灵仙一两，佛耳草一两，紫金皮四钱，夏枯草六钱，青木香四钱。

主治：上消化道癌肿。

用法：水煎服。

处方来源：杭州肿瘤医院调查。

处方5：①屯梨根三两、白花蛇舌草一两、半枝莲一两、半边莲一两。

②屯梨根三两、半枝莲一两、半边莲一两。

说明：根据不同症状，可以增减，如胃口不好可以加明党，大便不通可加大黄、郁李仁。

用法：用水煎服，分头、贰汁服用。

处方来源：镇海县中草药研究推广小组

处方6：水杨梅三两、屯梨根三两、半枝莲一两、野葡萄根二两、凤尾草五钱、白茅根五钱、半边莲五钱。

1949

新 中 国
地 方 中 草 药
文 献 研 究
(1949—1979年)

1979

用法：用水煎服。分头、二汁服用。

处方来源：镇海县中草药研究推广小组

处方7：野葡萄根（鲜、雄株），剥除外层棕红色树皮，取木质部加糯米饭捣烂，外敷于胃、肠癌癌块上。有止痛、改善症状的效果。

处方来源：大队赤脚医生提供

八、 肝 癌

处方1：天性草根（三白草科植物三白草）、大蓟根各三至四两。

主治：肝癌。

用法：将天性草根和大蓟根分别煎水，去渣后加白糖适量饮服，上午服天性草根，下午服大蓟根。

处方来源：安徽省安庆专区 卫生组。

处方2：①丹参、石见穿（唇形科植物紫参）、夏枯草各一两，香附、党参、马鞭草、七叶一枝花、活血龙各五钱，鹅不食草三钱，守宫五条。

腹水：加车前子二两。

发热：加银花二两，黄芩五钱。

疼痛：加延胡索五钱，威灵仙一两。

②鲜癞蛤蟆皮。

主治：肝癌。

用法：方①水煎服。每日一剂，分两次服。

方②外敷患处。

处方来源：江苏省常州市第一医院。

· 154 ·

处方3：主药：大黄䗪虫丸二钱，每日三次。

体差：沙参二钱，麦冬三钱，龟板五钱，鳖甲四钱当归三钱，地黄二钱，黄芪四钱，红枣一两，甘草二钱。

阶 段 方

第一阶段：

男用：茵陈一两，青蒿五钱，半枝莲一两，白术五钱，茯苓一两，川军三钱，当归五钱，益母草五钱，玉金三钱。

女用：茵陈一两，青蒿五钱，半枝莲一两，半边莲一两，柴胡四钱，白术五钱，茯苓一两，川军三钱，淫羊藿五钱，阳起石五钱，狗脊五钱。

（在此阶段进行剖腹探查作"7061"＋肝A插管。）

第二阶段：

茵陈一两，青蒿五钱，半枝莲一两，半边莲一两，马蹄金一两，左金丸三钱，海藻一两，昆布一两，木瓜五钱，山豆根五钱，茯苓一两，白术五钱，蚤休四钱，屯梨根二两，白花蛇舌草一两。

第三阶段：

白术五钱，白芍四钱，茵陈一两，青蒿五钱，生地一两，地榆炭五钱，花生衣一两，苑根一两，鸡血藤一两，虎杖一两，山甲一两，当归五钱。

（此阶段方参照上海长宁区中心医院。）

主治：肝癌。

用法：水煎服。

处方来源处杭州肿瘤医院。

处方4：猫人参二两，铁树叶半张～一张，凌霄根五

1949

新　中　国
地方中草药
文献研究
(1949—1979年)

1979

钱，半枝莲五钱，威灵仙五钱，红枣１０个，白花蛇舌草五
钱，水菱壳一把，平地木五钱。

　　主治：肝癌。

　　用法：水煎服。

　　处方来源：湖州中医院。

　　处方5：半枝莲一两，丹参三钱，香附三钱，漏芦五
钱，当归三钱，扁豆三钱，瓦楞子六钱，蒺藜三钱，石燕六
钱，红花三钱。

　　主治：肝癌。

　　用法：水煎服。

　　处方来源：宁波梅山盐场医务室。

九、　胰　腺　癌

　　处方：青黛、人工牛黄各四钱，紫金锭二钱，野菊花二
两。

　　主治：胰腺癌、肝癌。

　　用法：上药共研末，每次服一钱，日服三次。

　　处方来源：安徽省人民医院。

十、　喉　癌

　　处方：白花蛇舌草二两，藤梨根二两，水杨梅一两，白
英一两，威灵仙一两，牡蛎一两，海藻一两，生米仁五钱，
银花四钱，虎杖五钱。水煎服，连服三月后，继服本方，另
加山豆根二钱，白芷三钱，党参三钱，生白芍三钱，延胡索

三钱，当归三钱。

主治：喉癌。

用法：水煎服，连服二月。

说明：1.本方为汤剂，每剂煎五小时，分早、中、晚餐前服。

2、藤梨根、水杨梅根、虎杖先煎3～4小时再后下其他药。

处方来源：浙江省中医院。

十一、 皮 肤 癌

处方：农吉莉（豆科植物野百合）。

主治：皮肤癌。

制法：1.外用粉剂：将农吉莉全草制成粉末，高压消毒后，用生理盐水调成糊状外用或将药粉撒在创面上（亦可用农吉莉新鲜全草捣成糊状外敷，每日换药2～3次）。

2、流浸膏：涂于伤口处。

3、片剂及栓剂：可以口服或置于阴道内。

4、注射剂：肌肉注射。

处方来源：北京医学院一院、山东省德州地区人民医院。

十二、 宫 颈 癌

处方1：①苏铁叶四两，红枣十二枚。

②赤地利（蓼科植物火炭母草）四两，茅莓（蔷薇科植物）二两，椰榆（榆科植物）一两，蛇床子四钱。

1949

新 中 国
地 方 中 草 药
文 献 研 究
(1949—1979年)

1979

主治：宫颈癌。

用法：水煎服。先服第1方，后服第2方。

处方来源：温州市工农兵医院。

处方2：山豆根、脐带、贯众、黄柏各一两，白花蛇舌草二两。

主治：宫颈癌。

用法：将上方制成浸膏，干燥研细，每次服一钱，每天三次。

处方来源：安徽省人民医院。

处方3：白花蛇舌草、白茅根、赤砂糖各一两。如无白花蛇舌草，可改用鼠牙半枝莲或马齿苋。

主治：宫颈癌病人放射治疗后直肠反应。

用法：每天一剂，服七至十四剂。

处方来源：上海第一医学院妇产医院。

处方4：白毛藤四钱，土茯苓四钱，苦参四钱，脐带四钱，木馒头四钱，半枝莲四钱，墓头回四钱。

加减：带下加白槿花二钱，糯根皮四钱，白鸡冠花四钱。

出血加大小蓟炭各三钱，紫草三钱至一两，贯众炭三钱。

主治：宫颈癌。

用法：水煎服。

处方来源：杭州肿瘤医院。

处方5：凤尾草、忍冬藤、白英、椿树根各一两、白花蛇食草、猫人参二两，党参、黄芪各四钱。

主治：宫颈癌。

用法：每天一剂，水煎。

处方来源：镇海县骆驼卫生院。

十三、 乳 癌

处方1：藤梨根二两，八角金盘一钱，生南星一钱，野葡萄根一两，到尺刺（豆科植物云实）根一两，枸骨树根一两。

主治：乳癌。

用法：水煎服，藤梨根也可磨成粉冲服，每次二～三钱，有时可加乌药三钱，红木香五钱。

处方来源：诸暨县马剑公社。

处方2：独脚莲。

主治：乳癌。

用法：块根捣碎，外敷。

处方来源：绍兴县中草药服务部。

注：独脚莲，俗名莲蓬草，为多年生草本，自生于山野阴湿地，叶从根生，呈圆肾脏形，质厚，有光泽，叶面呈绿色，叶背被有茸毛，边缘有粗锯齿，叶柄长，质脆，夏日从根抽茎分枝着生黄色头状花。性味和功能：辛温，无毒，能消毒散结除痰，民间常用来治瘰疬。

处方3：猪殃殃，河豚鱼子。

主治：乳癌。

用法：河豚鱼子捣碎外敷，猪殃殃三两煎服。

处方来源：镇海县中草药服务部。

1949

新 中 国
地 方 中 草 药
文 献 研 究
(1949—1979年)

1979

十四、 膀 胱 癌

处方1：天芝麻鲜三两，黄花刺鲜二两，山慈兰三钱，沙氏鹿茸草五钱，半边莲一两，酢酱草五钱。

主治：膀胱癌。

用法：水煎服。

处方来源：诸暨县大侣公社。

处方2：藤梨根三两，仙鹤草二两，忍冬藤二两，乌药三钱，苦参二钱，白毛藤一两，白芷二钱，虎杖一两。川楝子四钱，半枝莲一两，半边莲五钱，凤尾草五钱。

主治：膀胱癌。

用法：水煎服。

处方来源：绍兴县中草药服务部。

十五、 绒 癌

处方：凤阳菜四钱，六月雪四钱，白英四钱，紫金牛四钱，铁扫帚三钱，臭牡丹四钱，高粱泡四钱，紫金皮三钱，香茶菜（山苍子根）三钱，石菖蒲三钱，茅草根一两，竹叶椒三钱，茜草三钱，淫羊藿四钱，红花三钱，山楂四钱。

主治：绒癌。

用法：将所有草药用黄酒二两先炒一下，然后用夹心肉放入水共煎服。

处方来源：建德县大同区大同公社四村大队老药农。

十六、 腮 腺 癌

处方1：①"木本项开口"（金丝桃）。

②兰香草一两，白毛藤一两，威灵仙一两，夏枯草一两，牡蛎一两，香茶菜一两半，黄药子五钱，半边莲一两，猫爪草五钱。

主治：腮腺混合瘤。

用法：方①磨成粉，外敷。方②水煎服。

注：据说"木本项开口"的根对止痒、治漆疮、蜂咬伤均有奇效，用时以麻油或烧酒伴混起来，有消肿解毒作用。

处方来源：湖州石粉厂医务室。

处方3：马兰头根（白），野胡葱头。

主治：腮腺癌。

用法：捣烂外敷。

处方来源：宁海县岹山公社。

十七、 甲 状 腺 瘤

处方：黄药子三钱。

主治：甲状腺瘤。

用法：水煎服。

处方来源：嵊县新合公社华堂大队。

十八、 青 年 扁 平 瘤

处方：白芥子（炒）一两，萝卜子（炒）一两，紫苏子

1949

新 中 国
地 方 中 草 药
文 献 研 究
(1949—1979年)

1979

（炒）一两，糯米（炒）半斤，糖半斤。

主治：青年扁平瘊。

用法：将上药混和，研成炒米粉状，每日服三次，十天服完。

处方来源：慈溪县湖北公社合作医疗站。

十九、 白 血 病

处方1：喜树（紫树科植物）根浸膏25克，盐酸普鲁卡因2克，"吐温80"2克，活性炭0.1克，稀盐酸适量，注射用水加至100毫升，制成注射剂。

主治：慢性粒细胞性白血病。

制法：取喜树根用80C°烘干后磨粉，过筛，在70%酒精中冷浸24小时，再以70%酒精（20倍）量渗漉，然后减压蒸馏（90C°），真空干燥，即得喜树根浸膏。

称取该浸膏25克，加水50毫升，用稀盐酸调节PH至4，用绢布过滤，滤液加入盐酸普鲁卡因、"吐温80"，并加水至100毫升，再以4号垂熔玻璃漏斗过滤后，密封于2毫升安瓿中，经100C°灭菌15分钟即得。

用法：肌肉注射每日4～8毫升（每毫升含250毫克）。

处方来源：中国医学科学院输血及血液学研究所、天津为民制药厂。

处方2：1.铁扫帚五钱，大血藤四钱，竹叶麦冬四钱，复盆子根三钱，白根子四钱，八角枫三钱，平地木四钱，鸟不企五钱，地茄五钱，血心藤五钱。

2、复盆子根三钱，茅草根一两，络石藤四钱，白根子五钱，棕树根二钱，血心藤二钱，八角枫三钱，乌药三钱，地茄四钱，五加皮二钱，汉防己三钱，铁扫帚四钱，椿木根三钱，白生三钱。

主治：白血病。

用法：水煎服。

处方3：狗舌草（菊科）四钱。

主治：恶性网状细胞增生症。

用法：水煎服。

处方来源：安徽省人民医院。

二十、放疗白血球下降

处方1：鸡血藤一两，活血龙一两，当归三钱，甘草三钱。

主治：放射治疗过程白血球下降者。

用法：水煎服，每日二剂。

处方来源：杭州肿瘤医院。

处方2：鸡血藤一两，赤小豆一两，红枣一两，活血龙一两，甘草二钱。

主治：放疗过程白血球下降者。

用法：水煎服。

处方来源：杭州肿瘤医院。

处放4：石韦一两，红枣七颗。

主治：放疗过程白血球下降者。

用法：水煎服。

1949
新　中　国
地方中草药
文　献　研　究
（1949—1979年）
1979

处方来源：杭州肿瘤医院试用。

处方5：党参三钱，桂枝一钱，杭芍三钱，甘草三钱。

主治：适用于化、放疗白血球下降者。

用法：水煎服。

处方来源：天津市人民医院瘤科。

九、　急　救

休　克

休克是机体对某种病因刺激的全身性反应。常引起急性周围循环衰竭，组织缺氧。主要表现为头昏、眼花、心慌不适，出冷汗，面色苍白，四肢发冷，脉细而快，血压下降，表情淡漠，烦躁甚至昏迷；引起休克的原因有：大量出血，严重外伤，重症感染，中毒，药物过敏等。

（急救）：应迅速采取中西结合的综合治疗措施、控制病因（如止血、创伤处理、治疗感染等）进行抢救。

（新针疗法）

取穴：人中、中冲、内关、百会、素了。

方法：先间歇性刺激人中、中冲，效果不佳时加内关，强弧度刮针法。百会穴用三棱针轻刺2～3分。血压不升者可针素了，中、强刺激。

（中草药方）

1、生附子三钱，干姜二钱，甘草一钱，水煎服。

（本方适用于面寒肢冷、脉沉而弱的阴厥症）。

2、预防感染，可用鱼腥草蒸馏液静滴或青霉素等抗菌药。

中　暑

中暑是由于长时间接受高热和日光照射，机体散热机制发生障碍而引起。暑天在烈日下劳动，远途步行，高温作业等容易发生。病初有头痛、头晕、全身乏力、恶心、呕吐。重症出汗过多者，四肢肌肉和腹肌痉挛、疼痛、并可发生休克。高热者伴有意识模糊、谵语以至昏迷。应立即抢救（将患者移至阴凉通风处，平卧休息，松解衣带，饮冷盐水，头部冷敷，温毛巾擦身和新针及药物治疗：

（新针疗法）

主穴：人中、中冲。

配穴：曲池、内关、委中、足三里。

方法：先进主穴，效果不佳时改配穴，中等刺激，委中、曲池点刺放血。

（中草药方）

1、青蒿三钱，薄荷一钱，水煎，顿服。

2、黄荆叶适量，捣汁，拌红矾水服。（适用于中暑昏迷）。

溺　水

（抢救措施）

1、将溺水者从水中救出后，立即清除口腔、鼻腔的泥沙、杂草，将舌拉出口外，保持呼吸道通畅。

2、救护者一腿跪下，另一腿向前屈膝，解开溺水者衣

1949

新 中 国
地 方 中 草 药
文 献 研 究
(1949—1979年)

1979

带，将其俯卧于救护者屈曲的膝上成头低位，并轻压其背部，使水从气管、肺、胃内排出。如排水不多，不应耽搁时间，应立即施行人工呼吸。

3、人工呼吸取俯卧压背法，有利于肺内液体流出。如心跳已停止，应在采取口对口人工呼吸同时，进行胸外或胸内心脏按摩，经短期抢救心跳呼吸不恢复者，不要轻易放弃抢救措施，至少要坚持4～6小时。病人清醒后给饮热姜汤。

（新针疗法）

取穴：人中、中冲、涌泉、会阴。

方法：快速进针，强刺激。

触　　　电

（抢救措施）

1、立即切断电源，用干木棍、竹竿等不导电的物体使触电者与电源分开，移至通风处。在患者未脱离电源前切不可用手直接接触患者。

2、仅呼吸停止者，松解衣带，立即进行人工呼吸。若呼吸、心跳均已停止，应同时进行人工呼吸和心脏按摩，有条件者给氧气，注射呼吸兴奋剂。医生应怀着深厚的无产阶级感情，连续顽强地战斗，决不能轻易放弃抢救措施。

（新针疗法）

取穴：内关、涌泉、中冲、人中。阳陵泉。

方法：强刺激，在留针时持续行针。

一氧化炭中毒（煤气中毒）

煤或木炭等在氧气不足燃烧不完全时，产生一氧化碳。冬天用炉火取暖，在漏烟且通风不良的情况下易产生中毒。早期表现为头痛、眩晕、耳鸣、呕吐、全身无力、继而意识不清、昏迷。病人口唇、指甲显樱桃红色。

（抢救措施）

立即将病人移至空气流通处，注意保暖，施行人工呼吸，有条件者给氧气。病人清醒时给饮浓茶。

（新针疗法）

取穴：人中、少商、涌泉、十宣。

方法：快速进针，强刺激。

（中草药方）

生萝卜捣汁频频灌服。

毒 蛇 咬 伤

（抢救措施）

1、抢救愈早愈好，防止毒素扩散，在咬伤肢体的近心端立即扎一止血带，以阻断静脉和淋巴回流，指端咬伤应扎在指根；手或前臂咬伤应扎在上臂；足或小腿咬伤应扎在大腿。若无止血带可用绳子或裤带等代替。止血带每扎30分钟，应松解1～2分钟，以免肢体远端坏死。

2、尽快切开伤口，或用手术刀将伤口作十字切开或针刺后拔火罐，吸出毒素。按伤口情况，作清创处理。后可去

1949

新 中 国
地 方 中 草 药
文 献 研 究
(1949—1979年)

1979

掉止血带。

（新针疗法）

取穴：八邪、八风。

方法：患肢放低进行针刺，上肢咬伤针八邪，下肢咬伤针八风，均用粗针，使针尖沿手（足）背横刺，进针0.5—1.0寸，针体在皮下轻轻摇动，以扩大针孔迅速出针，用手在穴位上方轻轻按压，帮取毒液外流。

（中草药方）

一、下列的各种草药在一般情况下不论何种毒蛇咬伤，都可根据当地药源，选用2～3种作通用药。另外再配上其它不同药物，按照各种毒蛇和症状需要，对症下药，进行配伍合用。（内外可用）

1、金银花一钱——二钱。

2、蒲公英五钱——一两。

3、夏枯草五钱——一两。

4、一枝黄花五钱——一两。

5、小青草五钱——一两。

6、半枝莲二两——三两。

7、半边莲二两——四两。

8、野菊花五钱——一两。

9、千里光二钱——五钱。

10、九头狮子草五钱——一两。

11、白花蛇舌草五钱——一两。

12、羊乳一两——二两。

13、野荞麦五钱——一两。

14、大蓟根三钱——五钱。

15、鬼针草五钱———一两。

16、紫花地丁五钱———一两。

17、青木香五钱———一两。

18、杏香兔耳风二钱———五钱。

19、七叶一枝花三钱———五钱。

20、粉防己五钱———一两。

21、望江南五钱———一两。

22、上牛膝二钱———五钱。

23、白花壶瓶一两。

24、鹅掌金星二钱———三钱。

25、元宝草五钱———一两。

26、八角金盘一钱———二钱。

27、阴地蕨二钱———五钱。

二、通便：不论何种毒蛇咬伤，第一贴内服药首先应开点通便药，大便一通，其毒性往下，一般通便药可任选下列一种。

1、鲜柏树脑，十五一廿只捣汁服。

2、土大黄一两。

3、生大黄三钱，元明粉三钱。

4、射干五分———一钱。

5、郁李仁三钱（吞服）

三、利尿：这也很重要，各种毒蛇咬伤都要用利尿药。可选用下列 1～2 种。

1、连钱草五钱———一两。

2、车前草一两。

3、酢酱草五钱———一两。

1949

新中国
地方中草药
文献研究
(1949—1979年)

1979

4、马蹄金五钱———一两。

5、鬼针草一两。

6、积雪草五钱———一两

四、疼痛剧烈（如五步蛇等咬伤）。

1、鲜斑叶兰3～5株，放口内咀嚼后服下。

2、冷坑青九份，四叶对一份，研粉每日服1～3次，每次一钱——二钱

3、冷坑青九份，细辛1份，研粉每日服1～3次，每次一钱——二钱。

五、止血（内外通用）

1、旱莲草五钱———一两，2、龙牙草五钱———一两。

3、大蓟根五钱———一两，4、地锦草五钱———一两。

5、马兰头———二两，　6、牡蒿二钱——五钱。

7、紫珠叶二钱——三钱。

六、外用消肿可选用下列1～2种药（不拘量）

1、木芙蓉　2、玉簪花　3、蓟翟　4、天名精

5、香茶菜　9、马齿苋　7、凤仙草。

七、泻水肿（局部或全身肿胀不退）可选用一种。

1、腹水草三钱——五钱。

2、三白草三钱——五钱。

3、商陆五分———一钱。

注意：用泻肿，药量要根据病情及病人体质用药，不可用大剂量，因为猛泻、剧泻、会使肌体失去正常功能。水肿严重者可分数天缓泻。

八、强心：

1、万年青根或叶；叶五钱———一两、根一钱——二

钱。

九、通窍：

1、鹅不食草三钱——五钱　2、徐长卿五钱——一两。

十、溃烂：（外用不拘量）。

白毛夏枯草三钱——五钱　2、紫花地丁五钱——一两

3、灯龙草一钱——五钱　4、匍伏堇五钱——一两

5、刘寄奴五钱——一两　6、肺形草三钱——五钱

十一、复视：（如腹蛇咬伤）

1、小青草一两，龙胆草二钱（煎服）。

2、车前子一两，天胡荽五钱（煎服）。

十二、虚脱盗汗：（如银环蛇咬伤）。

1、牛筋草一两，高粱鲜嫩枝半斤（煎服）。

2、小青草五钱，高粱鲜嫩枝半斤（煎服）。

说明：1、上述所用剂量按鲜草量计算，（均系老市秤）干燥者可减半使用。

2、外敷草药捣烂叶都要加少许食盐。

3、患肢除外敷草药外，洗涤也很重要（特别是第一天）。

洗涤方法：用适量草药煎汁或绞汁，自上而下的洗涤，能洗净留下的外敷药残渣及伤口分泌物，有助于提高疗效。

1949

新 中 国
地 方 中 草 药
文 献 研 究
(1949—1979年)

1979

镇海县中草药制剂选编

注射剂：

一、千日红注射液：

处方：千日红５００克，"秧山红"５００克，荠宁５００克制成５００毫升，每支二毫升相当生药各二克。

性能：千日红：甘淡、凉。抗菌消炎、平喘、止咳、清肺、镇惊、利尿。

"秧山红"：止咳祛痰、介痉、降压。

荠宁：辛微温、平喘、发汗、介表、理气、祛暑。

应用：支气管哮喘、支气管炎、咳嗽。

用法：穴位注射：常用肺俞，定喘，喘重加天突，痰多加丰隆，憋气加膻中。每穴０．３至０．５毫升。

肌注：每次：２至４毫升。日：１至２次。

半月到２０天为一疗程。

付反应：偶有头晕等。

制法：水煎，醇沉淀提取法。

二、胆宁注射液：

处方：鲜胆汁２０或４０克制成１００毫升。

每支２毫升含有０．４或０．８克胆汁。

性能：苦凉、止咳、利胆、助消化、清热解毒。

应用：支气管哮喘、支气管炎、百日咳、肺炎、菌痢、疮节等。

用法：肌注：每次２～４毫升，每日１～２次。

病例：顾××，男，２５岁，咳嗽月余经外地医治十余次，未见减轻。用胆宁4毫升当晚见效，三天痊愈。

制法：水煎，醇沉淀法提取。

付反应：个别病人局部有胀感和压痛。

注：1、胆汁必须在离体六小时内制作，否则疼痛加极。

2、与鱼腥草合用；治支气管炎、支气管哮喘，疗效更好。

三、复方胆宁注射液：

处方：胆汁20克，石胡荽100克制成100毫升。

2毫升含有胆汁0.4克石胡荽2克。

性能：胆汁见前述，石胡荽辛温、止咳、通窍活络。

应用：流感、百日咳。

用法：肌注，每次2～4毫升。每日：1～2次。

制法：胆汁同前。石胡荽用蒸馏法提取。

四、紫河车注射液：

处方：紫河车500克制成500毫升，2毫升含有生药2克。

性能：甘咸温。有强壮作用。

应用：作强壮剂，治支气管哮喘，消化性溃疡，神经衰弱等。

用法：肌注；每日2～4毫升。

制法：取健康产妇胎盘，装入消毒盒内，用蒸馏法提取。

五、葱蒜注射液。

处方：葱白40克，大蒜50克，制成100毫升。

一毫升含有生药0.9克。

性能：辛辣温。发汗解热，抗菌消炎、祛痰、健胃。

应用：流感、支气管炎，肺炎等。

用法：深部肌注每次：2毫升，每日2次。

病例：1、林××，男，成人。头痛、发热、发冷、体

◆173◆

1949

新　中　国
地方中草药
文　献　研　究
(1949—1979年)

1979

温39.3C°，当天肌注葱蒜一支，次晨体温 降 至 ３ ７．２℃，
继注一次，第三天痊愈，出工劳动。

制法：蒸馏法提取。

六、柴胡注射液：

处方：柴胡500克制成500毫升，５毫升内含生药５克。

性能：苦微寒、解热、消炎。

应用：感冒、流感、往来寒热、结核热等。

用法：肌注每次：５毫升，每日１～２次。

病例：周××，男，３岁，流感发热，用抗菌素、安乃
近多次应用，高热不退。肌注柴胡２毫升。当天下午热退，
以后未见回升，而痊愈。

制法：蒸馏法提取。

七、柴芩注射液：

处方：柴胡５００克，黄芩５００克制成５００毫升。
　　　　２毫升含有生药各２克。

性能：黄芩、苦寒，解热消炎。（柴胡同上）。

应用：同柴胡注射液，增加黄芩之后，消炎能力加强。

用法：肌注：每次：４毫升，每日２次。小儿减量。

制法：蒸馏法提取。

八、流感注射液：

处方：黄芩、大叶桉、一枝黄花。每５毫升内含大叶桉
４克，一枝黄花５克，黄芩６克。

性能：清热解毒、抗菌消炎。

应用：对上呼吸道感染发热有一定的疗效。

用法：成人每天肌注５毫升。早晚各一次。小儿每次２
毫升，早晚各一次。

• 174 •

制法：用二次蒸馏法提取。加吐温８０助溶，氯化钠调节等渗，ＰＨ值调节至６．５。

九、鱼腥草注射液：

处方：鱼腥草５００克制成５００毫升。５毫升含有生药５克。

性能：辛凉，微寒，清热解毒，消肿利尿。

应用：１、肺脓疡，上感，扁桃体炎，支气管炎，肺炎和肺结核。

２、尿路感染、肾盂肾炎，产后感染，胆道感染及化脓性感染均有疗效。

用法：肌注，每次：５～１０毫升，每日二次。

病例：黄××，女，７岁，慢性支气管哮喘反复发作，经鱼腥草加胆宁注射后，近四个多月未发作。

制法：蒸馏法提取。

十、千里光注射液：

处方：千里光５００克制成５００毫升；或制成２５０毫升。２毫升内含生药２克或４克。

性能：苦凉、抗菌消炎。

应用：细菌感染及各种炎症。

用法：肌注，每次：２～４毫升，每日：２次。

付反应：水煎，醇沉淀法有胀痛，深注则消失。个别病人有大便次数增多现象。

注：千里光有广谱抗菌作用，对多种细菌有抑制作用。

２、制成眼药水，对角膜溃疡，结膜炎等眼病疗效良好。

制法：用蒸馏法及水煎，醇沉淀法或两者合并（全成份

1949

新 中 国
地 方 中 草 药
文 献 研 究
(1949—1979年)

1979

提取法）。均可。

十一、金银花注射液：

处方：金银花５００克制成２５０毫升。２毫升含有生药４克。

性能：甘寒，抗菌消炎。

应用：外科炎症；疖肿、丹毒、乳腺炎。胆囊炎等。

用法：每次肌注４毫升（每日２～４次）。

制法：蒸馏法提取。

备注：忍冬屯叶制成抗腮腺炎针，有一定疗效。

十二、金野注射液：

处方：金银花、野菊花各５００克制成１０００毫升。每５毫升内含生药各２.５克。

性能：野菊花味苦性凉，清热解毒，凉血降压。（金银花同前）

病例：邬××，男，４２岁，咳嗽发热八天，体温３７.８℃，经注射金野注射液５毫升（一日二次），四天后复诊，症状消失。

十三、三花注射液：

处方：金银花５００克，野菊花５００克，一枝黄花５００克，制成５００毫升。２毫升内含有生药各２克。

性能：金银花见上。野菊花、一枝黄花均辛凉、苦寒、清热解毒。

应用：内外科一般炎症。

用法：肌注，每次２～４毫升，每日２～３次。

制法：蒸馏法提取。

十四、大叶桉注射液：

·176·

处方：大叶桉５００克，另加桉油１２毫升，制成
２５０毫升，２毫升含有生药４克。

性能：辛凉苦、气香、抗菌消炎。

3、对化脓性疾患、上感等均有疗效。

用法：肌注：每次２～４毫升，每日２次。

制法：全成份提取法。

病例：陈××，车工，轧伤右手食指未节，伤口污染，
经手术用桉叶溶液冲洗，一周后愈合。

十五、桉葎注射液

处方：葎草５００克桉叶５００克制成５００毫升，２
毫升内含有生药各２克。

性能：葎草性味甘、寒、苦。抗菌消炎。

应用：１、抗结核菌力较强。

对化脓性疾患有效，并可用于上感、肾炎。

用法：肌注每次２—４毫升，每日２—３次。

制法：蒸馏法提取。

十六、大青注射液

处方：大青叶５００克制２５０毫升，２毫升含有生药
４克。

性能：苦寒、清热解毒。

应用：乙脑、上感、扁桃体炎、腮腺炎，丹毒等。

用法：肌注每次２—４毫升，每日２次。

制法：蒸馏法提取。

十七、夏枯草注射液

处方：夏枯草。每毫升含生药１克。

性能：性寒、味苦、辛，清肝明目，散结解毒。

1949
新 中 国
地 方 中 草 药
文 献 研 究
(1949—1979年)
1979

应用：瘰疬、目痛、高血压等病。

用法：供肌注，成人每次2～4毫升，每日1～2次。小儿酌情使用。

制法：蒸馏法。

十八、益母草注射液

处方：益母草。每毫升内含生药1 2克。

性能：味苦，在临床应用有收缩子宫的效用。适用于妇产科产后子宫出血，月经过多。

应用：妇科出血、闭经、经痛、月经不调，恶露不尽等症。

用法：供肌注，每次2—4毫升，每日1—2次。

制法：蒸馏法提取。

十九、"6 9 1 2"注射液：

处方：绵茵陈、黄芩、黄柏、山栀、黄连、大黄。每2毫升含总生药量1克。

性能：抗菌消炎、退黄、利湿、恢复肝功能。

应用：急性黄胆型传染性肝炎。（谷丙转氨酶高者，配用红花注射液。）

用法：供肌注，成人每次2～4毫升，每日一次。小儿酌减或遵医嘱。

制法：煎汁，醇沉淀法提取。

二十、小儿喜注射液

处方：阴地厥。每2毫升内含生药4克。

性能：消炎、解热。

应用：小儿高热、抽搐、惊风。

用法：供肌注。小儿每日1～2次，每次2毫升。1 2

个月以下婴儿可酌情减量。

制法：煎汁醇沉淀法提取。

二十一、抗结核注射液

处方：葎草、夏枯草。每2毫升内含总生药量3克，

性能：有抗结核杆菌、退潮热作用。

应用：内外科的各种结核疾患如肺、肾、肠、骨结核。

用法：成人每日一次，每次2毫升，儿童酌减。供肌肉注射。每疗程15—20支，或遵医嘱。

制法：葎草渗漉法提取，再以醇沉淀处理一次。

夏枯草蒸馏液作稀释液配用。

二十二、复方止嗽灵注射液

处方：鲜猪胆汁、冷藏胎盘。每2毫升内含猪胆汁1克，胎盘1克。

性能：镇咳、平喘。

应用：伤风咳嗽，急慢性气管炎，百日咳。

用法：成人每次2毫升，每日1—2次。小儿每次1毫升，每日1—2次或遵医嘱。

病例：1、傅××，女，6岁，日夜咳不止，已四天注射复方止咳灵半支（早晚各肌注一次），第二天咳嗽减轻，治疗四天停咳。

制法："全成份提取"。

二十三、地铁注射液

处方：地锦草、铁苋菜。每2毫升内含生药各4克。

性能：抗菌消炎。

应用：急性肠胃炎、痢疾等内外科各种炎症。

用法：肌注，每日二次，每次2毫升。

1949
新 中 国
地 方 中 草 药
文 献 研 究
(1949—1979年)
1979

制法：水煎，醇沉淀法提取。

二十四、地龙注射液

处方：广地龙。每2毫升含地龙2克。

性能：解痉、平喘。

应用：急慢性气管炎，支气管哮喘。

用法：肌注，成人每次2毫升，每日一次。

制法：水煎，醇沉淀法提取。取加工过地龙1000克，加蒸馏水煮沸提取二次，每次30分钟，二次滤液，合并浓缩250毫升，分三次加等量95％酒精，反复精制多次，直至浓溶液加酒精不再发生沉淀为止。回收酒精。加注射用水适量，以0.2％活性炭处理一次，过滤，加注射用水至1000毫升，精滤，灌封，灭菌、灯检即得。

二十五、徐长卿注射液

处方：每2毫升含有生药2克。

性能：祛风止痛。

应用：胃痛、腹痛、腰痛、关节痛等。也可用于皮肤过敏症。

用法：供肌肉注射，必要时每次1—2支或遵医嘱。

制法：称取徐长卿全草六斤，切段，水浸（数小时至一夜），加水40斤左右加热蒸馏，收集初馏液9000—1万毫升（这时馏液成乳白色，有块状油状物，冷后，成白色针状结晶，加热可溶解）。再将初馏液重蒸馏一次，收集3000毫升为止。用滤纸滤除油状物或结晶，加0.8％氯化钠，必要时加少量吐温80（约0.3％左右，加热至60℃溶解后，过滤，灌封灭菌，即得。

附注：本品蒸馏液中的白色结晶为丹皮酚。

丹皮酚有光泽的针状结晶，溶点为５０℃，稍溶于冷水略易溶于热水，溶于一般有机溶剂。其醇溶液加氯化铁呈紫红色（酚类的共有反应）。

处方：红茴香根皮制成５％针剂。

性能：行血去淤、行气止痛。（有毒）

应用：腰肌劳损，关节肌肉风湿痛，韧带损伤。

用法：穴位注射，每穴０.５－１毫升，隔日一次，３－５次为一疗程。

反应：注射后有痛反应，第二天加剧，第三天减轻。有痛反应者疗果较好。

制法：水煎或渗漉，按醇沉淀法提取。

注：有出血史和经期，月经过多者暂不使用。

二十七、板蓝根注射液

处方：板兰根。每２毫升内含生药２克。

性能：味苦、性寒、清热解毒，凉血消肿。

应用：乙脑、流感、急性肠炎、咽喉炎、口腔炎、腮腺炎、扁桃体炎、肝炎等。

用法：肌注，成人每次２毫升，每日１－２次。小儿酌情使用。

制法：水煎，醇沉淀提取法。

二十八、红花注射液

处方：红花。每２毫升内含生药０.５克。

性能：辛温、活血、破淤、消肿止痛。

应用：通经、跌打损伤。本品与当归、川芎注射液合用治疗跌打损伤、能提高疗效。对肝炎谷丙转氨酶增高或长期不降，有显著疗效。

1949
新　中　国
地方中草药
文　献　研　究
（1949—1979年）
1979

用法：肌肉注射。成人每次２—４毫升，每日１—２次。用于肝炎，１０—１５天为一疗程，本药孕妇忌用。

制法：蒸馏法，或渗漉，水煎，醇沉淀法提取。

二十九、冷坑青注射液冷坑青１００克制成１００毫升，２毫升内含有生药２克。

性能：清热解毒，止痛。

应用：治蛇伤止痛和疔肿等。

用法：肌注，每次２毫升，每日１—２次。

制法：水煎，醇沉淀法提取。

疗效：城关卫生所应用四例蛇伤，均有止痛效果。

三十、５％当归注射液

处方：全当归。每２毫升内含生药０.１克。

性能：味微苦、调经、活血、补血。

应用：有镇静止痛作用。

制法：水煎，醇沉淀法提取。

病例：１、张××，男，３５岁，胆道蛔虫症，胆区压痛显著，呕吐，阵发性痛向后放射。穴位注射５％当归液１毫升（胆俞、胆囊穴）痛止。

注：当归液，穴注缓解内脏痉挛性疼痛是一种对症处理方法，因此不能放松对病原的积极治疗，以及从根本上解除病人的痛苦。

三十一、川芎注射液

处方：川芎。每２毫升内含生药１克。

性能：本品辛温、止痛、理气、活血。

应用：风湿痛、神经衰弱、跌打损伤、小儿麻痹后遗症等。

用法：肌注。每次2毫升；经络封闭 每穴0.5－1毫升。

制法：1、蒸馏法。

2、水煎，醇沉淀法提取。

病例：史××，男，19岁，11月18日门诊，患风湿性关节炎，无热，全身关节疼痛，血沉83毫米/小时，注射川芎10支后。12月3日化验检查，血沉30毫米/小时。自觉症状消失。

三十二、白毛夏枯草注射液

本品为中草药白毛夏枯草（筋骨草）加工制成的无菌水溶液，每毫升含生药一克。

（一）处方：白毛夏枯草（干）1000克

苯甲醇 20毫升。

注射用水适量共制成1000毫升。

（二）适应范围：本品有抗菌消炎作用。适用于上感、扁桃体炎、胆囊炎、胆蛔感染、疮疖等症，也可用于黄疸肝炎，肺结核继发感染、肾炎等。

（三）用法与用量：供肌肉注射，成人常用 量一日二次，每次1－2支，儿童酌减，或遵医嘱。

（四）制法：水提醇沉渣法，制成1:1灭菌水溶液

白毛夏枯草 —水浸煎二次 / 过 滤→ 浓缩至稠膏状

加乙醇提取使含醇量达60%左右 / 冷藏24小时以上 → 滤去沉淀物

再加二倍乙醇使含醇量达80%左右 / 冷藏24小时以上 → 滤去沉淀物，回收

1949
新 中 国
地方中草药
文 献 研 究
(1949—1979年)
1979

乙醇 ————————————→ 过滤
    加注射用水适量
    调节至体积成1:1(冷藏过夜)

    ————————————→ 注射液药液
    加0.5%—0.8%活性炭
    加热15分钟(过滤)

调节PH至7左右 ————→ 精滤灌封2毫升安瓿 ————————————→
加2%苯甲醇   100°C30分钟 灭 菌

检验 ——→ 印字 ——→ 成品(包装)

（五）临床使用及其他情况：

本品从七〇年底，镇海县制药厂试制浓度从４０％提高到１００％，经县人民医院等医疗单位及从我县广大赤脚医生三万余支试用效果良好。

本品因有效物质不明，现用"水提醇沉渣法"进行生产，产品色泽等易受原料，操作工艺等原因而不同。根据我们初步观察，用嫩草制成针剂成品颜色较深，且较宜产生沉淀。原料以花期老全草为佳，可能是嫩草中有较多叶绿素及鞣质等影响有关。注射液PH在7以上，成品澄明度较好，但颜色较深。

酊剂。

一、健神一号

处方：丹参４０克，加白酒２００毫升，１５天过滤，加调味剂适量。

性能：镇静、止痛、活血、调经。

应用：神经衰弱、癫痫、脑震荡后遗症之头痛、头晕、失眠。

用法：每次５—１０毫升，每日２—３次。

二、健神二号

处方：五味子２０克，仙茅２克，淫羊藿２克，加白酒１００毫升，１５天后过滤，加适量糖精、香精。

性能：滋养强壮，温补肾阳，强筋明目。

应用：各种神经衰弱和性神经衰弱。

用法：每日２—３次，每次５—１０毫升。

三、虎杖酊

处方：虎杖根２０克，金雀花根１０克，加白酒１００毫升，浸半月，过滤，加适量调味剂。

性能：活血、利湿止痛、去淤生新。

应用：跌打损伤，关节风痛等。

用法：每日口服３次，每次１０毫升

外用搽剂：

一、白樟酊

处方：野蚊子草１００克，樟脑２０克，酒精１００毫升。浸１０—１５天，过滤即可。

性能：活血止痛。

应用：各种急性扭伤挫伤。

用法：外擦，每日３—５次。

二、表面麻醉剂：

处方：生细辛、草乌、南星、半夏各１０克，薄荷脑、樟脑各８克，浸于７５％乙醇１００毫升中，４８小时后应用。

性能：麻醉止痛。有麻醉感觉神经和运动神经功能。

应用：拔牙。（涂于粘膜表面）

合剂：

1949

新 中 国
地 方 中 草 药
文 献 研 究
(1949—1979年)

1979

一、土牛夕煎剂：

处方：１００％煎剂，每毫升含生药１克。

性能：清热解毒，活血利关节。

应用：白喉、急性扁桃体炎、咽喉炎、上感等。

用法：每日３０—６０毫升，分２—３次服。

二、感冒合剂：

处方：荆芥二钱，苏叶二钱，桔梗一钱，薄荷适量，煎制成５００毫升为一天量。

性能：发表祛寒，退热止咳。

应用：风寒感冒。

用法：上剂量为一天量，分２—３次服。

糖浆：

一、"６８１"糖浆

处方："６８１"１０００克，枸橼酸２５克，加调味剂适量制成１０％溶液。

性能：镇静止痛、止咳平喘、祛湿、降压、利尿、通便，促进新陈代谢。

应用：支气管炎、哮喘、胃炎、溃疡病、肝炎、风湿性疾患、高血压、皮肤病、眼病等。

用法：每日３—４次，每次１０—２０毫升。

二、鸡血屯糖浆：

处方：鸡血屯、白糖。每１００毫升内含鸡血屯３００克，白糖５０％。

性能：补血、活血。

应用：营养性贫血或失血性贫血，具有补血、活血和止痛的效果。

·186·

用法：每日三次，每次１０－２０毫升。

典型病例：洪××，女，６８岁，贫血。

１月２２日血色素５２％，红血球２６０万，给服鸡血屯糖浆５００毫升，２月１２日复诊，血色素７８％，红血球３９０万。

三、五味子糖浆：

处方：五味子，白糖５０％。

性能：镇咳、强壮身体。

应用：神经衰弱、失眠、头晕等。

用法：每日三次，每次１０－２０毫升。

四、金枇止咳糖浆：

处方：海金砂根一两，枇杷叶六张，一枝黄花一两。

制法：煎汁浓缩，加糖浆和防腐剂。

应用：气管炎，止咳疗效尚好。

用法：口服，以上为成人一天量。

五、止痢糖浆：

处方：水辣蓼二两，凤尾草（或鸭跖草）二两，小青草（或马齿苋）五钱。

制法：水煎浓缩加调味剂。

应用：一般腹泻，小儿菌痢。

疗程：１－３天。

粉剂：

一、夜叫散

处方：元明粉。朱砂染色。

性能：健胃轻泻、镇静退热。

应用：小儿夜啼、消化不良（疳积）。

1949

新　中　国
地 方 中 草 药
文　献　研　究
(1949—1979年)

1979

用法：2岁以内2克，分2天6次服用。

二、香附合剂

处方：香附子炒后轧粉。

性能：理气活血止痛。

应用：各种闪腰挫伤。

用法：每日三次，每次一克。

三、抗喘一号

处方：半夏三钱、麻黄、细辛、干姜、五味子、芍药、桂枝、甘草各五分。轧粉。

性能：平喘止咳。

应用：急性气管炎、哮喘（风寒型）。

用法：上为一日量，开水冲服。

四、抗喘二号

处方：半夏、茯苓各三钱，白术三钱，陈皮三钱。为一天量，煎服或冲服。

性能：健脾化痰，理气和中。

应用：慢性哮喘和支气管炎。

外伤撒付剂

一、外伤散：

处方：生草乌粉80克，樟脑粉20克混和。

性能：活血止痛，舒筋祛淤。

应用：跌打损伤。

用法：外敷。

二、止血剂：

（1）马勃海绵：

处方：马勃（去什质）把海绵研粉，分别包成小包，高压灭菌备用。

性能：消炎止血，外用止血迅速安全。

病例：×××，男，２０岁，因直肠息肉扎除后缝线脱开，流血不停，面色苍白，冷汗不止，有休克可能。用各种方法止血无效，用马勃海绵压迫止血，立即生效。

（２）继木花粉：

性能：止血。

应用：各种动静脉出血和内出血，有止血消炎功效。

病例：×××，因刀误伤前臂，用尽各种方法无效，经继木花压迫止血生效。

丸剂：

一、银沙解毒丸

处方：一枝黄花３０％，小青２０％，盐肤木３０％，金银花２０％，海金砂２０％，豨莶草，野菊花３０％，桑叶２０％，炼蜜为丸，每丸重三钱。

应用：上感、气管炎、咳嗽、咽喉痛、头痛、肌肉酸痛。

用法：每日二次，每次一丸。

疗程：３－４天好转。

病例：林××，男，３５岁，干部。咳嗽、头痛、发热、四肢无力、饮食减退，经服药一天，浑身轻松，二天后，食欲增加，三天后症状消失。

二、三花胶囊

处方：野菊花３斤，一枝黄花５斤，忍冬２斤，煎汁浓缩，烘干研粉，装胶囊。

应用：清热解毒、散寒止痛，咽喉肿痛，对上感有效。

1949
新　中　国
地 方 中 草 药
文 献 研 究
(1949—1979年)
1979

用法：口服，每日三次－四次，每次３－４粒。

疗程：一周内可愈。

病例：１、李××，男，３０岁，干部。急性扁桃体炎，经服三花胶囊，三天后症状减轻，继服数次后痊愈。

三、镇咳素：

处方：猪苦胆粉

应用：止咳、止喘，对"百日咳"有比较好的疗效，一般的上感咳嗽也较好。

制法：取猪苦胆汁置烘箱内烤干，磨粉，装胶囊即成。

用法：口服，每日三次，成人每次二粒，小儿另装小号胶囊，量酌减。

疗程：２～７天见效。

病例：金××，女，９岁，咳嗽４０多天，阵发性咳，面红，眼睑水肿，食欲差。诊为"百日咳"经服此患，二天见效，一周治愈。

外用粉剂：

一、湿疹粉：

处方：甘草二两，黄丹五钱，石膏二两，滑石粉一两，枯明矾五钱。

上药共研细粉，贮瓶保存。

性能：抑制细菌繁殖，有防腐、消炎、凉爽、止痒、收敛。

应用：婴儿头面部湿疹，及成人各种湿疹。

用法：将药粉与麻油拌和成浆糊状，涂患处，（其他植物油亦可）。一日二次搽患处。

疗程：２－７天痊愈。

·190·

病例：1、冯××，男，9个月。在鼻两侧有铜钱大病灶；流黄水，结脓痂，未用此药前，曾用青霉素半个月，不但不好，反而扩散至两颊。

经用本药，一周后脱痂痊愈。

软膏：

复方山枣树皮软膏：

处方：山枣树皮、虎杖。

制法：先把80％山枣树皮切碎，加20％虎杖合煎浓缩，烘干研粉过筛，油与生药的比例为1比1，先用菜油调匀，然后用凡士林调成。储于瓷罐内备用。

应用：主要是用于刚烧伤、烫伤（Ⅰ度或轻Ⅱ度）、消炎、退肿、止痛。如伤面受感染化脓，则无效。

病例：

1、×××，女，20多岁，左脚面被爆炸的热水瓶烫伤脚面，伤部红肿，已脱皮起泡，敷药，第二天，伤面红肿已退。敷了三天痊愈。

片剂：

一、鸭跖草片

性能：清热凉血，利尿解毒，杀菌止痢。

应用：急性菌痢，肠炎，每片含量：含生药3克。

用法：每日3～4次，每次6片。

疗程：6～8天痊愈。

病例：魏××，男，21岁，战士，腹痛腹泻，伴有脓血便，里急后重。确诊菌痢，经七天治疗，痊愈出所。

二、棉根苦胆片

处方：棉花根二两，鱼腥草一两，胡颓子六钱，猪苦胆

1949

新 中 国
地 方 中 草 药
文 献 研 究
(1949—1979年)

1979

一只。

应用：慢性气管炎。

用法：制成片剂十八片，为成人一天量。

（一）白毛夏枯草片

本品为中草药白毛夏枯草（筋骨草）加工制成的糖衣片剂。

（含量）每片含生药1克。

（性能）清热解毒、抗菌消炎。

（应用）急性扁桃体炎、上感、胆囊炎、尿路感染、疮疖等，其他对肺结核继发感染，高血压等症也有较好的效果。

（用法用量）每日四次，每次2－4片。

（贮藏条件）避光密闭，干燥处保存。

（二）千里光抑菌片

本品为中草药千里光加工制成的糖衣片剂。

（用量）每片含生药2克。

（性能）清热解毒、抗菌消炎。

（应用）菌痢、肠炎、急性扁桃体炎、上感、急性结膜炎等症。

（用法用量）每日四次、每次三片。

贮藏条件）避光密闭，干燥处保存。

（注：如无硬脂酸镁也可加1－3％滑石粉代用）

（三）止痢片

（处方）铁苋72斤　硬脂酸镁适量

地锦草42斤　淀粉适量

反白草42斤　制成五万一千片

（性能）杀菌解毒，止痢、止血。

（应用）菌痢、肠炎、水泻、便血等症，对阿米巴痢疾延长服用期，也可显效。

（用法用量）每日四次，每次4—6片。

（贮藏）避光密闭，干燥处保存。

（四）二〇四胃药片

（处方）乌贼骨粉375克，玄胡粉125克枯矾粉500克，炼蜜200克。硬脂酸镁及淀粉适量压成每片重0.6克。

（主治）胃病、胃溃疡。

（用法用量）每次5—7片，每日3—4次。

（贮藏条件）避光阴凉干燥处保存。

五、穿心莲片（一见喜片）

本品为穿心莲干全草加工制成的糖衣片，每片含生药一克。

（性能）清热解毒、消炎止痛。

（应用）急性扁桃体炎、咽喉炎、急性肠胃炎、尿道炎、膀胱炎、菌痢、脓肿疮疖等。

（用法用量）每日三次，每次4—6片或遵医嘱服。

1949

新 中 国
地 方 中 草 药
文 献 研 究
(1949—1979年)

1979

常用中草药制剂方法介绍

一、浓缩汤剂

制备方法

将药材洗净、切碎、干燥（或直接用鲜药），放入锅内，加水湿润，煮沸，滤出药汁，药渣如上法再煎一次，压滤出药汁。二次滤汁合并，加热蒸浓，一般可浓缩至原草药重量1：1浓度（即1斤干药材浓缩成500毫升左右），或更浓，乘热加入防腐剂，矫味剂，置干净容器内静置一、二天，滤去沉淀，分装于清洁、消毒、密闭容器中。

（二）注意事项

1.煎药投料量以干药重量计算。如鲜药投料，应折算至干药量。

2.煎药加水量须视不同药物而定。根部药物纤维较多，水可适当多加；鲜药含水较多，加水量可酌减。一般头煎加水量为干药量的8－10倍，二煎为5－6倍。

3.煎药时间和火候：煎药时间一般为30－60分钟，火候先大后小。解表药物煎药时间可稍短，约15－30分钟，急火促煎，滋补药物文火缓煎，时间可稍长，约45－60分钟，有些药物还可能更长。

4.煎煮次数：一般煎二次则可。芳香性药物如与其他药物合煎，可待其他药物煎煮浓缩至将完时，再加切细的芳香药，加盖煎15－20分钟，滤出药汁，密闭放冷即可。

5.防腐问题：药液含多量醣类、蛋白质，久置易发霉。制时应注意清洁，使用消毒容器，并可加一定量的防腐剂。通常使用的防腐剂有乙醇（用量为18%）、苯甲酸（用量为0.1－0.2）、苯甲酸钠（用量为0.2－0.3%）。

6.矫味剂：一般可用陈皮酊、糖精等，亦可加甘草与药材同煎作矫味。矫味剂一般在静置前加入，若产生沉淀，则静置后可一并滤去。

二、膏　剂

膏剂是一种含糖或蜜的稠厚药剂。亦称膏滋药或煎膏。

（一）制备方法

将药材洗净，按一般操作方法制成浓缩汤剂。另取砂糖或蜜，放在铁锅内，加热溶融，边溶边搅，炼至老黄色。此时乘热将上述浓缩汤剂缓缓倒入炼成的糖或蜜中，并注意不断搅拌，搅匀后，用文火继续浓缩收膏（稍冷能拉成丝状，即示膏成）。冷后，分装于清洁、消毒、广口容器内，密塞，贮于阴凉处。

（二）注意事项

1.防腐剂应先加在浓缩汤剂中，便于分布均匀。

2.与糖熬膏时，要注意用文火，如急火高温，则易焦化而影响质量。

3.挥发性及不耐热药物不宜制膏剂。

4.膏剂中所加糖量须视品种和要求而定。有些用量为生药量的40－50%，有些高达100%，也有为20－30%。

5.膏剂在贮存期间，如有"回生"（糖结晶析出）现

1949

新 中 国
地 方 中 草 药
文 献 研 究
(1949—1979年)

1979

象，可将膏剂稍温热溶化即可。

三、糖 浆 剂

糖浆剂为主要含药物和糖的水溶液。

（一）制备方法

方法一：

取处方中药材先制成浓缩药液，再在其中加入适量单糖浆，即成。

单糖浆制法：取水450毫升，煮沸，加糖850克，搅拌，溶解后，加热至沸，趁热过滤，加热开水至1000毫升，搅拌，冷却，装入消毒、干燥的容器内密闭贮存。

方法二：

将药材水煎，稍加浓缩，加入干药材重量30－50％的糖，加热煮沸，使其溶解，过滤，除去杂质，即得成品。

（二）注意事项

1.中草药糖浆中一般含糖量均较低，并有一定量的蛋白质、粘胶质，较易发霉，故需加防腐剂。在药液中可加入0.2％左右的苯甲酸。

2.糖浆制成后，应放冷后再装入清洁、干燥、消毒的容器中，并要装满、密塞、涂蜡封口，以防霉败变质。

四、酒剂、酊剂

酒剂是以白酒（烧酒）为溶媒浸取药材中有效成分所得的澄明浸出液。供内服用。

酊剂基本上与药酒相同，仅以药用酒精代替酒作溶媒所得浸出液。

（一）制备方法

1.煎煮法：将药材按浓缩汤剂的制法制成清膏，一般浓度约为1：0.2－0.3左右即1克生药量煎成0.2－0.3克重量的清膏。稍冷，加入烧酒或酒精，搅拌，溶解，静置一天，使酒中不溶物沉淀，过滤，添加酒或酒精至所需量，需要时可加入矫味剂，装入清洁的玻璃瓶中密封保存。

2.浸渍法：这是民间常用的制备药酒的方法。将药材切碎或磨成粗粒，置于有盖的容器内，加入规定量的烧酒或酒精浸泡。浸泡时间随药物性质而定，一般常用浸渍约7－8天甚至更长时间。并时时振摇。酒在第一次浸渍时可适当多用一些，以后几次可酌减，浸渍次数视药液色泽或口尝基本上无药味为度。每次浸出液，静置后倾取清液，过滤，多次滤液合并，再静置一、二天，过滤，所得滤汁为"原液"。药酒即可用"原液"饮服。酊剂可在"原液"中加入适量的酒精配成一定浓度即可。

（二）注意事项

1.凡属既可制汤剂又可制药酒服用的药物，如要制备酒剂或酊剂时均可采用煎煮法，即在清膏中加入多量的酒精，有效成份便又溶于酒精内，比浸渍法浸出的有效成份更完全些。

但动物药不宜采用此法，而以浸渍法为妥。

2.用煎煮法制备酒剂或酊剂时，清膏的浓度应适当掌握。太浓，比较稠厚，粘性也大，加醇后不易分散溶解；太稀，则影响酒的浓度，成品易于变质。

1949

新 中 国
地方中草药
文 献 研 究
(1949—1979年)

1979

3.浸渍时容器应密封，防止酒（醇）挥发，同时须保持一定温度（30°C-40°C），以免影响浸出的效果。贮存应用棕色或避光的密封容器。

4.中草药酒剂含量一般在50%以上，即每100毫升酒剂中含生药量为50克以上。

酊剂的含药量一般为20-30%，即每100毫升酊剂中含生药量为20-30克，而其含醇量一般为40-70%。

5.制备酊剂时，必需选用药用酒精。工业酒精内含甲醇、醛类等有毒杂质，不可内服。外用酊剂可用工业酒精制备。

6.药酒所用的"酒"，品种甚多，其含醇量也不一致，绍兴酒（黄酒）含醇量为10-18%，烧酒（白酒）含醇量为40-60%，因此浸出的成份也不同，药酒常用烧酒作为溶媒，同一药品酒的品种不宜变动，以免影响质量。

7、有些酒剂的味道比较苦涩，较难饮服，可加入适量的矫味剂如糖、糖精或芳香性酊剂等。

8.药酒、酊剂对儿童、心脏病、高血压、肝病等患者应慎用。

五、软 膏 剂

软膏剂是将药物与软膏基质（如药用凡士林）均匀混和制成的一种外用制剂。

（一）制备方法

1.干燥药材，可先水煎，浓缩成一定浓度的清膏（1：0.2-0.3），或磨成细粉。调制软膏时，可先将凡士林加入煎成的清膏或细药粉中，加温使之熔化或拌匀，移去火源，使其渐渐冷却，边冷边拌。当凡士林未冷凝时，搅拌尤应急速，使充分混和直至冷凝后，再调和片刻即成。

2.新鲜草药洗净后，捣成汁水，过滤，或浓缩至一定稠度，将上述滤液或浓缩液如上法与凡士林调制成膏。

（二）注意事项

1.软膏基质除凡士林一类柔软稠厚性物质外，可根据当地资源条件，用其他物质代替，如用猪油、羊油或食油加入适量的蜂蜡共熔制成基质。此外亦可用食油与捣烂的新鲜药草调和，作外敷用。

2.基质中如含有熔点较高的物质（如石蜡54°C；蜂蜡65°C）时，在常温下不能与低熔点基质（如凡士林38°C以上）混和，需先将基质加热熔融，搅匀至冷凝即可应用。

3.软膏含药量均以含干药量计算，一般为50-100%（即1斤生药制成2斤或1斤软膏）。

4.含挥发性药物制备软膏时，基质如需熔化，温度不宜太高，一般在40°C左右较为适宜，以免挥发性物质逸散。

5.用清膏加凡士林配制软膏时，如清膏太浓，凡士林不易与其调和，可加少量开水，使清膏适当稀释，即能相互调和。如清膏太稀可适当加热蒸去部分水分，如仍不易调和，可将少量的乳化剂（如合成洗衣粉）先与水混合，再加入凡士林软膏内调和。

6.软膏剂也易产生霉败现象，除在药物清膏中加入0.1-0.2%的苯甲酸外，在霉雨季节时可先将凡士林在高温100°C以上加热消毒10-20分钟，待冷却至40°C左右再与药物调和。同时包装容器也须经消毒处理。使用时切忌用不

1949
新　中　国
地方中草药
文　献　研　究
(1949—1979年)
1979

清洁用具，以免污染药物。

7.固体药物不溶于基质时，须将药物研成极细的粉末，先与部分基质均匀混和，再分次加入其余基质，研磨，使药物微粒与基质均匀的调和。

8.用新鲜药草捣汁制备软膏，操作简便，疗效较好，但药物剂量不易计算，虽同一品种，如生长环境，采集，捣汁等条件不同，药汁量出入颇大，最好将药渣仍用水煎成浓缩液，与鲜汁一并配制，这样药品质量也比较恒定，同时可用总生药量计算其含量。

六、散　剂

散剂亦称粉剂。系一种或几种药物，经均匀混和而成的粉状制剂。分为内服或外用两种。

（一）制备方法

将处方中的药物逐味分别或先行混合。随后可因地制宜的用铁船，石磨，或打粉机等工具粉碎成细粉。

单味粉碎或多味混和粉碎后的药物，粉末细度不一，应以实际需要出发，选用40目、60目、80目、100目的药筛或家庭用粉筛，逐味分别或混合过筛，使粗细粉分离，以得到大小均匀的粉末。混合是制备复方散剂的重要工序。最常用的混合，可利用药筛反复过筛1～2次即成。此时所用筛目，应比粉碎过筛的筛目大些，如粉碎过筛用80目药筛，混合过筛用40目或60目即可。

散剂制成后，应放于玻瓶或其他瓷质容器内，密闭贮藏干燥处。

（二）注意事项

1.有的中草药由于含有一定量的水分，具有韧性，难于粉碎，故在粉碎前须用"炒"、"晒"等方法先行干燥处理。

2.散剂中如有微量药物或剧毒药物，混合时，应采用"倍量稀释法"，即先将微量药或剧毒药与相当于加倍重量的其他药粉混和，再添加与混和量相当二倍量的其他药粉混和，逐步递增，直至全量均匀混和。

3.混和过筛时应用手将药粉加压通过（但不能用力挤过），不宜用振动过筛，以免不同比重的药粉造成分离。

4.处方中有的药物含少量挥发油，可利用处方中其他成分吸收，若含油量较多，处方中其他成分不能完全吸收时，内服散剂中可另加辅料，如用烘去水份的干淀粉，或炒干的面粉吸收。

5.处方中如含稠状浸膏类药物时，可加少量酒精，在研钵中研磨，使稍稀薄后再加其他固体成份，或用干燥淀粉吸收制成粉状物再与其他药物均匀地混和。

七、冲　　剂

冲剂系指将药材有效成分与辅料制成的颗粒，用开水溶解饮服。

（一）**制备方法**　将药材先水煎浓缩成每1毫升含1-2克生药的药液，然后加酒精使药液的醇浓度在45-50%，静置24小时，用滤纸滤去沉淀，回收酒精，然后再浓缩至粘稠状，加入适量糊精、糖粉，搓捏均匀过20目筛成细颗粒，干

1949
新 中 国
地方中草药
文 献 研 究
(1949—1979年)
1979

燥即得。

（二）注意事项

1.本品极易吸潮结块，一般应密闭贮存，瓶口加紧。

2.为减少糖粉用量，亦可在浓缩过程中先加入少量糖精以调味。

八、丸 剂

丸剂为一种或多种药粉制成圆形的固体制剂。

常用丸剂有一般水泛丸与蜜丸二种。

水泛丸：

（一）制备方法 先将洗净干燥的药物磨成细粉过80-100目筛。

1.泛丸心（起头子）：丸心是泛丸的基本母核。操作时可将一定量的药粉置于圆匾一端，匀取少量水或药液撒于匾上，用小扫帚将水刷匀，使匾面润滑，再用双手持匾旋转摇动，使药粉均匀分散、被水湿润，将匾倾斜，大部份药粉即聚于一边，粘附于匾面的部份药粉，用竹帚刷下，此时由于药粉湿润后具有粘性，即可形成较小的粒子。反复上述操作，使匾内药粉全部形成颗粒后，再添加药粉少许，使颗粒逐渐增大至所需规格。操作过程中所产生的块状物可用竹帚刷开，混于其他丸心中，经过几次筛动仍可泛成细小的丸心。将已泛至所需规格的丸心取出，用适宜孔径的筛子筛选，即可得均匀的丸心。

2.成型：将丸心置于匾的靠身一边，匾向外倾斜，在另一边加入适量的水，用帚刷匀，用手持匾用力筛动，使药丸分散于匾内滚转，丸心即被水均匀混润。此时，可将湿润的丸心集于匾一边，在丸心的靠匾中央的边缘分散均匀地加入适量的药粉，用粉匙把药粉适当地与其他丸心混和，用力筛动，最好使丸心筛成离心状态，中央是空心，药丸滚动成一圆圈，这样药粉可牢固地粘着于湿润的丸心上，如此反复操作，使药丸逐渐增大至所需规格。干燥，再经过一定孔径的筛网整理，即可得均匀药丸。

（二）注意事项

1.人工泛丸设备虽然简单，但操作须具有一定的技巧，筛丸的手法、每次加水、粉量多少等均须凭经验掌握。因此，用人工泛丸必须反复通过实践，才能逐渐掌握。

2.泛丸心（起头子）时所用药料多少，应视每批泛丸的药量、药物性质及需制成的丸剂大小而定。一般泛丸心的用量约为整批丸料量的 1～5%。

3.丸剂中含有燥性药粉如茯苓、良姜、香附、炭、白芷、龙骨、煅牡蛎、制半夏、制南星及矿物性与炒炭药物较多时，由于药物粘性小，水份需多加一些，或加入适量的粘合剂如蜜蜂、药物浸膏、米糊、面糊等。

4.丸剂中含有粘性药粉如天冬、麦冬、生地、熟地、玄参、北沙参、百部、淮牛膝、枸杞子、五味子以及含油脂药物较多时，由于粘性较大，药料容易粘结，因而水的用量，亦应酌量减少。某些粘性很强的药物如黄柏、芦荟等，则宜用酒泛丸。

5.不论在"泛丸心"或"成型"时，每次加水必须适量，以能使全部药粉或药丸湿润为度，多则易结块，少则不易成型。

1949

新　中　国
地 方 中 草 药
文 献 研 究
(1949—1979年)

1979

6.不合规格的丸粒经筛出后，一般可以加入水中调成薄浆，以及某些纤维性组成较多或粘性过强的药物不易粉碎或不易泛丸时，须先将其加水煎煮，提取煎汁，可作湿润剂以供泛丸用；动物胶类可加水加热熔化，稀释后供泛丸用，树脂类药物如乳香、阿魏等，可用适量黄酒溶解，以代水作湿润剂泛丸。

蜜丸：

（一）制备方法

将处方中各种药物粉碎，通过80目细筛使成细粉，进行混和。已混和的药粉，加入适量热蜜，搅拌，捏和成丸块。丸块应粘稠适度，具有一定的可塑性，和一定的硬度。再将丸块搓成丸条，分剂量即可搓成圆形的蜜丸、干燥、包装。

（二）注意事项

1.大部份蜜丸应用的嫩蜜，炼蜜或老蜜，均是趁热时与药料混和。如丸剂中含有胶类或树脂性物质（如鹿角胶、乳香等），这些药物的细粉，遇热蜜甚易粘结成胶块，造成制丸的困难，故需用60－80°C的温蜜为宜。

如碰到含有挥发性药物时，则应采用冷蜜制丸，以防挥发性成分散失。

蜂蜜用于制蜜丸要经过热熬炼。炼蜜的目的，主要是净化杂质，破坏酵素，杀灭微生物，去除水分，增加粘合力。根据不同的炼蜜程度分为嫩蜜，炼蜜，老蜜。根据药材的不同性质，可采用不同的炼蜜。

炼蜜的方法：将蜜于锅内加热，使部份的水分蒸发，一斤生蜜炼成14两，为炼蜜，炼得12两为老蜜，炼得15两为嫩蜜。

• 204 •

老蜜粘性最强，适用于含纤维较多的药料和粘性差的丸剂；炼蜜适用于一般丸制，特别是含有部分油质、淀粉、纤维素的药材；嫩蜜适用于含较多淀粉质的丸剂。天冷宜用嫩蜜，天热宜用老蜜。

3.蜜丸中蜂蜜用量，视药物的性质、吸蜜量的多少而定，因此，用量出入很大，一般为药料重量80－120％，但亦有高达200％。

九、片　剂

片剂是一种或多种药物加压制成的片状制剂。主要供内服，亦有供外用或注射用。

（一）制备方法

1.草粉片：将干燥药草全部磨成细粉，用少量粘合剂如面粉糊、饭、粥、淀粉浆等调和，使成稍带湿润的细粒，过粗孔筛（一般用12－14目筛）分散块状物，加入适量的润滑剂，使用制片工具，即可压成片剂，于日光或其他干燥设备中烘干即得。

此法适用于遇热容易失效的药物，但由于制成的药片中含杂质较高，致有服药量大，影响体内吸收之弊。

2.膏粉混合片：将干燥草药取出1/5－1/4磨成80目以下的细粉，余下的4/5－3/4草药，水煎浓缩成清膏（1克生药煎成0.2－0.3克），趁热加入苯甲酸0.1％（以清膏量计算）。然后，将细粉加入清膏内，充分捏和。此时的药料比较湿润，不能直接压片，须适当地烘去一部分水分。可将膏粉混合料放于锅内，用文火烘炒片刻，再搓成细颗粒，过

1949

新 中 国
地 方 中 草 药
文 献 研 究
(1949—1979年)

1979

粗孔筛，加入润滑剂即可于压片工具上压制成片，干燥，分装于清洁瓶内。

此法制片时，要尽量增加清膏比例，俾可使含生药量增加（一般0.6克片重的片剂含生药量可达1.5～2.0克），减少服药量。

（二）制片工具

土法制片工具形式较多，主要有下列几种：

1.冲模式：利用药厂压片机废旧冲模（整套冲模有模圈一只，上下冲头各一只），使用时，将模圈固定在木架或铁架上，模圈下承接下冲，将药粉加入模圈孔内，然后将上冲插入模孔，用木锤击打，取去上冲，将下冲向上推动，成型的片剂即被推出模孔。

冲模有不同规格，根据品种要求，大小可任意选用，冲头以平冲比较合适，片剂容易压紧，硬度较好。

2.弹壳式：药粉加水略为湿润，稍加蒸热，加力搓捏，使药料稍具粘性，于木盘内，平摊成一定厚度的平面，均匀压紧。用枪弹壳截去头，内装上一平头顶芯，与弹壳口调整成一定的距离，将此弹壳在盘内刻印，再用顶芯推出，即成。

3.挤压式：取一直径与片剂大小相仿的金属管，将制成面团状的药物（药料不能太湿，不能粘手），塞于管内，压紧，用一平头顶芯，从后孔推出少许，在前孔用刀片将其切下，即成。

（三）注意事项

1.用手工敲压制片，因压力较小，药料应稍带湿润，以利压制成型。片剂压成后，必须再行干燥，片剂中的水分如不充分晒干或烘干，在贮存期间容易发霉变质。

2.压片时加润滑剂是为了减少颗粒与冲模间磨擦及药料与冲头的粘附，常用的润滑剂有滑石粉（用量为药料量3～5%）与硬脂酸镁（用量为药料量1%）。

3.片剂在体内吸收好坏与其崩解时限有极大关系，故须严格控制。片剂崩解时限即将药片放在37°C左右的水中，不断搅拌，达到全部崩解所规定的时间。一般情况下，草粉片应在15分钟内崩解，而膏粉混合片可较长些，但亦不应超过1小时。如果片剂崩解时限不合格，应重制，否则影响药效。但如由于药材性质原因，崩解时限不好，可在压片时，加5～10%淀粉作为崩解剂。

4.中草药片剂露于空气中易吸潮。草粉片吸潮后片形膨胀，造成松散；膏粉片吸水后，易变色发粘。因此，待药片干燥后应立即包装密封，以防吸潮。

5.某些纤维素较多的药物，如不易磨粉，可先制成清膏，再用辅料吸收。辅料可用玉米粉、烘干水分的淀粉、山芋粉等。制片方法同膏粉片。此法制成的药片，吸水作用很强，操作与贮存皆应注意防潮。

6.制备草粉片时，若内含粘性较差的或有油质的药物，压片时往往不易压紧，难以成型，如遇这种情况，需加入适量的粘合剂或吸收剂。常用的粘合剂有糖粉（蔗糖磨成的干燥细粉）、糊精、饴糖。粘合剂用量一般为药物重量5～10%。吸收剂一般用干燥淀粉、干燥氢氧化铝凝胶。

若药材粘性太强可在制颗粒时加适量药用酒精。

7.每片含量计算：

250克（颗粒投料量）÷0.6克（片重）＝416片（理论

1949
新 中 国
地 方 中 草 药
文 献 研 究
(1949—1979年)
1979

片数）

850克（总生药量）÷416（理论片数）＝2.04克

每片含生药量为2.04克（以0.6克片重计算）。

每天服药片数：

21克（每日剂量的生药量）÷2.04≈10片/天。

服法与剂量　日服三次，每日十片。

适　用　症　肠炎、痢疾。

十、注 射 剂

注射剂亦称针剂，系将药物的有效成份溶解或混悬于一定的溶媒中如注射用水、注射用油等供注射用的灭菌制剂。

（一）制备方法

按浓缩汤剂方法在铜锅或铝锅内加水煎成每毫升含0.5～2克生药的浓缩液。过滤，冷却后，加酒精使药液中醇浓度至60％左右，静置24小时以上，过滤除去沉淀。滤液回收酒精，使药液仍保持每毫升含0.5～2克的浓度，取饱和石灰水或石灰乳缓缓加入药液内，不断搅拌，随加随测其酸碱度（PH值），至PH达8左右时止，静置24小时，滤去沉淀。药液再浓缩如前的浓度，过滤，滤液中加入酒精使药液中醇浓度至60％左右，边加边搅拌，静置24小时以上，用滤纸滤去沉淀，滤液再加酒精，提高药液中的醇浓度至75～80％，静置48小时以上，滤去沉淀，滤液回收酒精。药液中残存的酒精在水浴上蒸净，蒸至药液中无酒精味，浓稠液用注射用水稀释至所需浓度，加入制注射剂用活性炭0.5％，搅拌，温热15～30分钟用滤纸滤去活性炭，药液再经3号垂熔漏斗（亦称细菌漏斗）滴滤，灌封于 1～2 毫升安瓿中，置水锅中煮沸消毒30分钟至1小时，经澄明度检查合格，即可印字包装。

（二）注意事项

1. 本方法仅适用于一般水煎服有效而无毒性的中草药，除本方法外亦可采用渗漉、溶媒抽提法或水蒸气蒸馏法等。

2. 饱和石灰水制法：取生石灰加适量水即成，用时取其上清液。石灰乳制法，取生石灰加适量水溶化成乳状液体，临用时混和取石灰乳状液。

3. 对一些粘稠质较少的药物如白花蛇舌草等，可先用石灰水处理，然后再经酒精沉淀（可省去第一次60％醇浓度的沉淀）。

4. 经石灰水处理再加酒精后，药液的酸碱度一般均应偏酸性，即酸碱度在 5～7 之间，若此时的酸碱度仍偏碱性（PH7以上），则可用稀硫酸调整药液的酸碱度至偏酸性。

5. 用酒精处理后（特别是最后的一次酒精处理），药液的静置时间若能适当延长使沉淀完全，可减轻成品注射后的局部痛感。在有条件的情况下，如能冷藏则更好。

6. 如无垂熔漏斗，可用滤纸反复过滤，至滤液澄明，再行灌封。

7. 安瓿应在割颈后灌满注射用水，煮沸一小时，然后用手甩去安瓿内之水，再用注射用水洗三、四次，烘干备用。

8. 有些药物用上法制成的注射剂，注射后局部有胀痛，可在药液中加入 1～3％苯甲醇，以减轻痛感。

9.（一）、回收酒精时若无冷凝管时，亦可采用接受瓶放在冷水浴中冷却的方法来回收。

1949
新 中 国
地方中草药
文献研究
(1949—1979年)
1979

（二）、封口一般可采用酒精灯，用皮老虎徐徐打气即可。

（三）、印字时，先将产品名称、批号刻在蜡纸上，然后把蜡纸反面复盖在涂有一层薄漆（一般市售的快干漆或油墨）的海棉或纸上，然后将安瓿瓶在蜡纸上滚印即得。

（四）、检查澄明度在没有规定的检查灯时，可采用日光灯、其它电灯或阳光的光源亦可。

十一、入药顺序

在浓缩汤剂、膏剂等药物煎煮时，由于各种药物所含药性不同，有的是矿物性药，有的是芳香性药，因此，煎煮时的要求亦不同，需视各种药物的性状分别处理，现选择一些常用的中草药举例说明之：

（一）先煎药

需先煎的为难溶性药性，一般先煎15～30分钟，有些药物，甚至应先煎1～2小时〈下表中有 * 记号者〉。

先煎药主要有：

人 参	三 七	藏青果	川 乌	*草 乌
*生附子	*生南星	*生半夏	白花蛇	海 马
蛤 蚧	蛤 壳	生牡蛎	鹿 角	虎 骨
玳 瑁	珍珠母	牡丹皮	鳖 甲	龟 板
龙 齿	生石决明	自然铜	阳起石	海浮石
花蕊石	金礞石	云母石	鹅管石	玄精石
钟乳石	紫石英	代赭石	灵磁石	石 膏
瓦楞子				

（二）后下药

芳香性药物应后下，以免有效成份挥发，后下药一般在煎煮毕前10～20分钟时下药。

后下药主要有：

苏合香	乳 香	没 药	厚朴花	紫 苏	蔻
鹅不食草	鱼腥草	葱 白	红豆蔻	豆 蔻
砂 仁	石菖蒲	山 奈	降 香	沉 香 芥
荷 花	白梅花	泽兰汁	佩兰汁	荆 芥 蒿
薄 荷	丁 香	玫瑰花	月季花	青 蒿 花
黄 蒿	草豆蔻	辛夷花	香 薷	菊 花
银 花	细 辛	藿 香	钩 藤	肉 桂

（三）熔化药

胶类，蜜，糖等药材应先熔化后再加入已煎好的药液中，如果这类药材与其它药物一起煎煮，熔化，可能影响其它药物中有效成份的煎出。同时胶糖等药物煎煮时易焦化或产生较多的泡沫，影响操作与成品的质量。

此类药物主要有：

阿 胶	龟板胶	鳖甲胶	二仙胶	鹿角胶
虎骨胶	安息香	饴 糖		

（四）研末冲服药

凡挥发性、贵重、量少的药材均不宜久煎，应先研成细粉，待药煎成后投入，拌匀内服。

此类药物主要有：

白胡椒	麝 香	马 宝	狗 宝	猴 枣
牛 黄	雄 黄	竹 沥	犀 角	羚羊角
珍 珠	鹿 茸	朱 砂	琥 珀	沉 香

1949

新　中　国
地方中草药
文　献　研　究
（1949—1979年）

1979

芒　硝　硝　石　熊　胆

（五）装袋煎煮药

有些药物加热后易与水形成糊状的，如青黛，粘性特强的如车前子，白芨等或易下沉器底致烧焦的药物，应该装袋煎煮。具有毛茸的药物，入药前应去毛，或煎煮后过滤去毛，以免服后造成咳呛。

此类药物主要有：

旋复花	枇杷叶	车前子	葶苈子	秫米
蚕砂	青黛	滑石	蛤散	地肤子
松花粉	蒲黄	百草霜	夜明砂	

附一　中草药中一些剧毒药物

生半夏	生甘遂	生白附子	生芫花	生大戟
萱草	生川乌	川红子	闹羊花	土木鳖子
番木鳖子	曼陀罗	生草乌	生南星	白信石
红信石	斑蝥	青娘子	红娘子	雄黄
倭硫黄	硫黄	藤黄	水银	轻粉
白粉霜	巴豆霜	罂粟壳	六轴子	生狼毒
生商陆				

附二　一些常用中草药的配伍禁忌

各种药物相互配伍有些能起协同作用可提高疗效，但有些药物不能相互配伍，如在同一处方中用了有配伍禁忌的药物就能发生剧烈的副作用。

如：1.半夏　瓜蒌　贝母　白敛　白芨不能与乌头（包括附子）配伍。

2.海藻　大戟　甘遂　芫花不宜与甘草一起入药。

3.人参　党参　沙参　丹参　玄参等各种参类及细辛、

药药不可与藜芦同服。

（上述资料录自上海医工院中草药小分队
《农村中草药制剂手册》，仅个别字稍
有修改。）

中草药经验方选编（一）

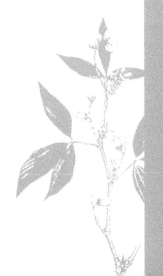

提　要

上海中医学院、上海中医研究所情报资料组编。

1976 年 6 月第 1 版第 1 次印刷。32 开本。约 1.6 万字。共 107 页，其中前言、目录共 10 页，正文 97 页。平装本。

　　编者对上海市当年的一些中药店的配方，以及曙光医院赴安徽教改队、龙华医院老药工防治常见病、多发病时应用的有效经验方，进行了一年多的搜集和整理，并将之汇编成册。本书中草药方经临床验证具有一定疗效。

　　本书处方包括预防方药和治疗（传染病，呼吸系统疾病，循环、血液系统疾病，消化系统疾病，泌尿生殖系统疾病，神经、内分泌系统疾病，运动系统疾病，五官科疾病，妇科疾病，皮肤、外科疾病等）方药。各大类下先列具体疾病，每一疾病下又提供多个药方以供选择。对每方，本书均按中药组方配伍（中药药名、剂量）、作用等项加以介绍，并附有提供此方的中药店店名，以方便读者查阅。

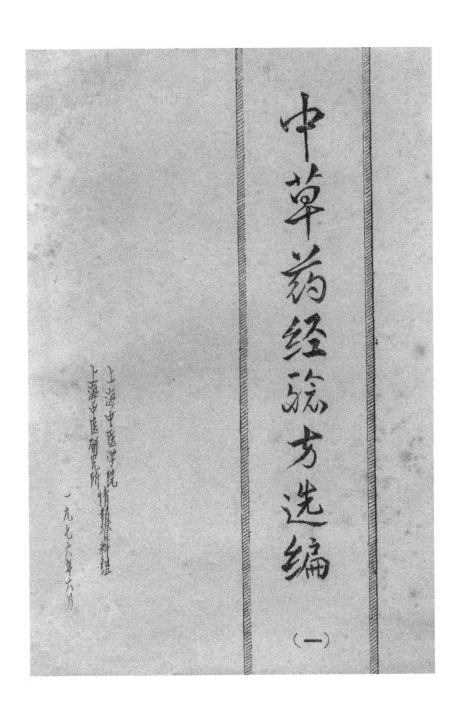

中草药经验方选编

（一）

上海中医学院情报资料组
上海中医研究所

一九七六年六月

目　　录

1949

新　中　国
地方中草药
文　献　研　究
(1949—1979年)

1979

1949

新 中 国
地 方 中 草 药
文 献 研 究
(1949—1979年)

1979

1949

新 中 国
地 方 中 草 药
文 献 研 究
(1949—1979年)

1979

1949
新 中 国
地 方 中 草 药
文 献 研 究
(1949—1979年)
1979

一、预防方药

预防感冒

蒲公英一两　贯众五钱　桑叶三钱（万年红）

作用：清热解毒祛风

预防流感

贯众三钱　荆芥三钱　紫苏三钱　甘草钱半
（上海）

作用：祛风解表清热解毒

预防红眼睛

(1)天胡荽一两　田字草五钱　桑叶三钱　野菊
　花三钱（万年红）

作用：清热解毒平肝明目

(2)夏枯草五钱　桑叶二钱　菊花三钱（上海）

作用：祛风清热平肝明目

预防流脑

(1)青松针一两　竹茹五钱　石膏一两　甘草二

1

1949

新　中　国
地 方 中 草 药
文 献 研 究
(1949—1979年)

1979

钱　贯仲五钱（万年红）

作用：清胃热解湿毒

(2)银花藤一两　连翘五钱　芦根一两　蒲公

英五钱　黄芩三钱（万年红）

作用：清热解毒

预防乙脑

(1)牛筋草二两（万年红）

作用：活血补气解毒

(2)大青叶五钱　四季青五钱　蒲公英五钱

黄芩三钱（万年红）

作用：清热解毒

预防传染性肝炎

(1)茵陈五钱　平地木五钱　蒲公英五钱

贯众五钱　甘草二钱（万年红）

(2)茵陈五钱　蒲公英五钱　甘草一钱　山栀

三钱（上海）

2

以上作用：清热解毒平肝

二、传染病

1. 流行性感冒

(1)大青叶五钱　蒲公英一两　贯众五钱　四季
青五钱（万年红）

作用：清热解毒

(2)蒲公英一两　板兰根一两　鸭跖草一两　大
青叶五钱　板兰根五钱　四季青五钱（上海）

作用：清热解毒凉血和解

2. 百日咳

(1)千年红三钱　天竺子三钱　百部三钱　甘草
二钱（万年红）

(2)天竺子五钱　腊梅花五钱　冰糖五钱（群力）

(3)天竺子五钱　建兰叶二片　冰糖五钱（群力）

以上作用：止咳定喘

3

1949

新 中 国
地方中草药
文 献 研 究
(1949—1979年)

1979

(4)天竺子四钱　腊梅花三钱　光杏仁餅钱半
　　炙麻黄一钱　玉蝴蝶钱半　炙甘草五分（衡
　　山）

作用：宣肺止咳定喘

　　3．腮腺炎

　　内服药：

(1)大青叶五钱　蒲公英一两（万年红）

(2)大青叶一两　板兰根一两（群力）

(3)大青叶五钱　白毛夏枯草五钱（风雷）

　　以上作用：清热解毒消肿

　　外敷药：

(1)一見喜五钱　芙蓉叶五钱　研粉，白蜜调敷
　　（万年红）

(2)金黄散五钱白蜜调敷（群力）

(3)仙人掌去刺对剖外敷或打烂外敷（群力）

(4)硃砂一钱　馬牙硝三分　碌石五分　冰片二

4

分　乳香五分　没药五分　雄黄一钱　共研
细粉，取少量放入淡膏药内贴敷肿块处。

（闸北）

作用：清热解毒消炎止痛

4．肺结核

(1) 山海罗五钱　平地木八钱　鱼腥草八钱　仙
鹤草八钱　功劳叶五钱　枸杞根一两　百部
五钱　小石韦五钱（万年红）

(2) 平地木一两　功劳叶八钱　山海罗五钱　鱼
腥草八钱　脱力草一两　百部五钱　兔耳草
三钱（群力）

以上作用：清肺化痰滋补止咳

加减法：剧咳选加瓜蒌皮三钱　天竺子五钱
胸痛选加野乔麦根五钱　玉金五钱，口干选
加岩珠一两　天花粉五钱　元参五钱　麦冬
五钱　失眠选加远志三钱　灯芯二钱　夜交

5

1949
新中国
地方中草药
文献研究
(1949—1979年)
1979

藤五钱　合欢皮一两　高热选加鸭跖草一两，低热选加地骨皮一两　青蒿五钱　薜草一两　南瓜藤一两　杞子根一两五钱略血选加藕节一两　芒种草一两　蚕豆杆一两　旱莲草一两　虚汗选加野毛豆一两针线包一两　黄精五钱

肺结核病变不断扩展或干酪坏死，发生液化，形成空洞，则选加龟板一两，必甲一两　泽漆八钱　或用：

(3)山海罗一两　百部五钱　一见喜五钱脱力草一两　白芨三钱（万年红）

作用：清热化痰杀菌生肌

(4)百部一两五钱　白芨一两五钱　川贝母五钱　上药共研细末，每次开水调服钱半，2次／日（上海）

作用：润肺止咳杀菌生肌

6

5．颈淋巴结核（附淋巴结炎）

(1)天葵子五钱　黄药脂一两（群力）

　作用：清热解毒化痰消肿

(2)泽漆一两（群力）

　作用：化痰散结杀虫

(3)猫爪草五钱（群力）

(4)用鸡蛋一只钻一小孔，把全蝎一条塞入蛋中，再加文火煨熟去壳服食，每星期服一只，连服三只（风雷）

(5)海藻三钱　海带三钱　夏枯草五钱　黄药脂四钱　蒲包根四钱　元参四钱　牡蛎一两七叶一枝花五钱（虹口）

(6)山海罗一两　天葵子五钱　牡蛎一两　泽漆五钱　蒲公英一两　夏枯草五钱　黄药脂五钱　七叶一枝花五钱（万年红）

　以上作用：清热解毒化痰消肿

7

1949
新中国
地方中草药
文献研究
(1949—1979年)
1979

附：淋巴结炎

蒲公英一两　紫花地丁一两　捣汁外敷（龙华）

6．结核性胸膜炎

枇杷叶五钱　葎草一两　玉金五钱　射干三钱

山海罗五钱　鱼腥草一两　百部五钱

胸膜积液选加米仁根一两　半边莲一两（万年红

作用：宽胸理气、化痰止痛

7．传染性肝炎

急性黄疸型肝炎

(1)制大黄四钱　龙胆草三钱　黄芩三钱　白芍三

钱　枳壳三钱　川朴三钱　焦山栀三钱　绵茵

陈一两　蒲公英一两　车前草一两　甘草三钱

滑石一两　全瓜蒌八钱（衡山）

作用：清热解毒利湿

(2)鲜垂盆草二两　岩柏一两　岗稔根二两　蒲公

英一两　刘寄奴一两　紫参一两　枸桔梨五钱

8

（衡山）

作用：清热解毒理气活血

(3)綿茵陈一两　黄芩四钱　山枝根一两　岩柏

五钱　虎杖根五钱　金钱草一两　红枣五钱

（万年红）

作用：清热解毒、健脾利湿

另：外用鲜毛茛一棵，用冷开水洗净泥土，

用布揩干加入大蒜头一片一齐捣烂，装入蛤

蜊壳内，装平为宜，敷在一只手的列缺穴上

（大拇指后腕关节上一寸半）男左女右，用

纱布包好，不宜扎得太紧或太松，敷１２小

时起泡后取掉，可用消毒针将泡刺破，放出

黄水，涂上消炎软膏后包好。

(4)鲜垂盆草二两　綿茵陈一两　米仁根一两

焦山栀三钱　黄柏四钱　车前子五钱（虹口）

9

1949

新 中 国
地 方 中 草 药
文 献 研 究
(1949—1979年)

1979

作用：清热解毒利湿退黄

加减法：胸闷选加青陈皮（各）二钱　广玉金三钱　肝区痛选加枳壳三钱　元胡四钱　生香附三钱　纳呆选加炙鸡金三钱　焦谷芽五钱　生麦芽五钱

(5)　平地木一两　米仁根一两　马兰根一两　绵茵陈（阴行草）一两　蒲公英一两　虎杖一两（群力）

作用：清热解表平肝利湿

加减法：肝区痛，腹胀，嗳气选加乌药三钱　元胡四钱　两面针一两　土槿于五钱　徐长卿三钱　恶心呕吐选加臭梧叶五钱　婆婆针一两　半夏三钱　竹茹二钱　黄毛耳草五钱　皮肤搔痒，大便不畅，选加苍耳草一两　黄芩四钱　制大黄三钱

10

急性无黄疸型肝炎

(1)鲜垂盆草四两　鲜铁扁担一两　紫珍

　　（石见穿）一两　桃金娘根一两　米仁

　　五钱（虹口）

　　作用：清热解毒化湿

(2)平地木一两　蒲公英一两　金钱草一

　　两　鲜铁扁担一两　红枣一两　白兀

　　三钱（万年红）

　　作用：清热解毒健脾化湿

(3)平地木一两　桃金娘根二两　石上柏一

　　两　六月雪一两　马兰根一两　白芍三

　　钱　鲜铁扁担一两　水牛角片五钱　夜

　　交藤一两　广玉金四钱　焦山栀三钱

　　田基黄一两　米仁五钱

　　作用：清热凉血解毒疏肝理气化湿

(4)鲜垂盆草半斤洗净捣汁（或切碎煎汤）

11

1949

新中国
地方中草药
文献研究
(1949—1979年)

1979

加红枣一两煎服

作用：清热解毒

迁、慢性肝炎

(1)田基黄一两　紫参一两　金钱草一两　桃

金娘根一两　广玉金五钱　元胡四钱

红枣一两（万年红）

作用：活血理气健脾平肝

(2)平地木一两　广玉金四钱　利桔梨五钱

桃金娘根二两　马兰根一两　红枣五钱

马蹄金一两　鸡眼藤一两（衡山）

作用：活血理气清热平肝

(3)平地木一两　金钱草一两　鲜铁扁担一两

红枣一两

作用：平肝健脾利湿

加减法：口干渴加碧珠一两　淡竹叶根一

两　天花粉五钱　元参三钱

12

肝脾肿大选加马鞭草一两　鳖甲一两　丹参
四钱　泽兰五钱　鸡血藤一两

谷丙转氨酶升高（迁延性肝炎和慢性肝炎活
动期）选加鲜垂盆草四两　田基黄一两

久病体虚、肝肾不足、头晕乏力选加脱力草
一两　女贞子一两　桑椹子五钱　旱莲草一
两

失眠或心悸选加景天三七一两　夜交藤一两

大便溏薄选加白术五钱　淮山药五钱　白扁
豆一两

8. 菌痢

急性菌痢

(1)鸡眼草一两　地丁草一两（群力）

作用：清热解毒

(2)地锦草一两　铁苋一两　马齿苋一两（群力）

作用：清热解毒止痢

1949

新 中 国
地 方 中 草 药
文 献 研 究
(1949—1979年)

1979

(3)绒线草一两　鸡眼草一两　马齿苋一两
一见喜五钱　黄芩四钱（万年红）

作用：清热解毒

(4)马齿苋一两　辣蓼一两　省头草一两（风雷）

作用：解毒止痢化湿

(5)马齿苋一两五钱　凤尾草一两　蒲公英一两　红藤一两　地丁草一两　石榴皮三钱（上海）

作用：活血解毒止痢固涩

慢性菌痢

(1)鸡眼草一两　马齿苋一两　白术五钱
淮山药五钱（虹口）

作用：健脾化湿清热解毒

(2)小飞蓬一两　白扁豆五钱　地丁草五钱
马齿苋五钱（上海）

1 4

作用：同上

(3)辣蓼一两　马齿苋一两　鸡眼草一两　地丁

草五钱　地锦草五钱（万年红）

作用：清热解毒止痢

9. 蛔虫

(1)苦楝皮一两　槟榔四钱（万年红）

(2)槟榔二钱　鹤虱三钱　雷丸二钱　使君子钱

半　苦楝皮五钱　榧子三钱（徯山）

(3)贯仲一两　苦楝皮五钱（风雷）

以上作用：驱虫

(4)苍耳草一两　金钱草一两　槟榔三钱（群力）

作用：化湿驱虫

(5)苦楝皮三钱　槟榔五钱　枳壳五钱　广木香

二钱（群力）

作用：理气驱虫

15

1949
新 中 国
地 方 中 草 药
文 献 研 究
(1949—1979年)
1979

10. 蛲虫

(1)雷丸三钱　生大黄一钱　黑白丑三钱

共研细末，分2～3次空腹吞服（群力）

外用雄黄二钱调凡士林少許涂肛门

作用：利湿清热驱虫

11. 疟疾

(1)常山三钱　水蜈蚣一两　小青草五钱　檳榔三钱（万年红）

(2)馬鞭草一两　小青草五钱　红枣五钱（群力）

(3)石胡荽少許研粉发前一小时用棉花包塞鼻孔可以預防（群力）

(4)山奈粉适量淡膏药一张于发前一小时贴在肚脐上（群力）

以上作用截疟

16

三、呼吸系统疾病

12. 感冒

风寒感冒

(1)薄荷二钱　苏叶三钱　羌活三钱　荆芥二钱
　防风二钱

(2)苏叶三钱　桔皮钱半　葱白三只　生姜三片
　（群力）

　以上作用：辛温解表

(3)马鞭草一两　羌活五钱　青蒿三钱（群力）

　作用：活血祛风解表

(4)荆芥三钱　防风三钱　紫苏三钱　生姜三片
　（万年红）

　作用：辛温解表

风热感冒

(1)蒲公英一两　桑叶三钱　银花藤一两　薄荷

17

1949

新　中　国
地方中草药
文　献　研　究
(1949—1979年)

1979

二钱（万年红）

(2)桑叶五钱　豨莶草一两　苍耳草一两

薄荷二钱（群力）

以上作用：辛凉解表

(3)马鞭草一两　半边莲一两　或蒲公英一两

白英一两（群力）

(4)一枝黄花五钱　白毛夏枯草三钱　鸭跖草一

两　鹿茸草五钱（上海）

以上作用：清热解毒

13．支气管炎

急性支气管炎

(1)棉花根一两　薜荔一两　佛耳草五钱　桔

梗三钱（万年红）

作用：宣肺化痰止喘

(2)薜荔一两　佛耳草一两　冰糖五钱（群力）

作用：化痰止咳

18

慢性支气管炎：

(1)文旦皮五钱　芝麻梗一两　棉花根一两　冰
　　糖五钱（群力）

　　作用：益气养血润肺化痰

(2)仙麻散：仙半夏三钱　麻黄钱半　远志三钱
　　共研细末，每次一钱，开水吞服，每日二次。
　　（闸北）

　　作用：宣肺化痰

(3)小儿慢性支气管炎，体虚咳嗽：孩儿参三钱
　　线鱼胶钱半　胡颓叶三钱　桔梗二钱　棉花
　　根五钱（衡山）

　　作用：益气宣肺化痰止咳

(4)小儿感冒咳嗽：鲜江剪刀草五钱——一两　煎
　　服（不可多煎），发热加鸭跖草五钱（龙华）

　　　　14．哮喘性支气管炎（包括支气管
　　　　哮喘）

19

1949

新 中 国
地方中草药
文 献 研 究
(1949—1979年)

1979

(1)山海罗五钱　胡颓叶五钱　佛耳草五钱
　　紫苑三钱　鱼腥草一两　莱菔子三钱　冬瓜
　　子四钱（万年红）
　　作用：宣肺化痰止咳平喘

(2)薄荚五钱　佩兰二钱半　泽兰二钱半　梧桐
　　花五钱　黄独八钱　平地木一两　棉花根一
　　两　冰糖五钱（群力）
　　作用：活血化痰止咳
　　加减法：肺气肿选加米仁根五钱　山海罗三
　　钱　鱼腥草五钱　喉痒选加瓜蒌皮三钱
　　浓痰选加天竺子五钱　化桔红二钱　八角莲
　　三钱　气急选加黑苏子五钱　佛耳草五钱

(3)棉花根一两　红枣五钱　胡颓叶三钱　地龙
　　三钱　炙麻黄三钱　代赭石一两　莱菔子四
　　钱　紫苑四钱　苏子四钱　白果三钱　白芥
　　子钱半　甜杏仁四钱（衡山）

20

作用：健脾益气化痰定喘

(4)酢浆草一两　一枝黄花一两　枇杷叶三钱

地龙二钱（衡山）

作用：宣肺清热利尿解痉

(5)米仁根一两　山海罗八钱　棉花根一两　佛

耳草八钱（万年红）

作用：化痰止咳

(6)气喘发作时取枫茄叶一片煎汤服（注意切勿

多服，以免中毒）（群力）

作用：止咳平喘

15．肺炎

(1)鱼腥草一两　鸭跖草五钱　犁草一两　桔梗

三钱（万年红）

(2)鱼腥草一两　山海罗五钱　鸭跖草一两　犁

草一两（群力）

(3)鱼腥草一两　桔梗二钱　蒲公英一两　鲜茅

21

1949

新　中　国
地方中草药
文　献　研　究
(1949—1979年)

1979

根一两（群力）

以上作用：清热消炎化痰止咳

(4)一见喜三钱　麦冬五钱　鲜茅根一两　金银
花五钱（群力）

作用：清热解毒养肺

16．肺脓疡

(1)鲜虎耳草四两　银花藤一两　煎汤服或用鲜
虎耳草四两打汁服（群力）

作用：清热解毒宣肺化脓

(2)野荞麦根一两或鲜大蓟根二两　冰糖一两
煎服（群力）

作用：宣肺排脓

(3)鲜芦根一两　鱼腥草一两　鸭跖草一两
山海罗五钱　黄芩五钱　桔梗三钱　一见喜
五钱　米仁根一两　冬瓜子五钱（万年红）

作用：清热化湿，宣肺排脓。

22

(4)山海罗五钱　鱼腥草一两　桔梗二钱　脱力
草二两　米仁根一两（群力）

作用：化痰排脓

高热可加鸭跖草一两　痰吐不爽选加八角莲
二钱　天竺子五钱　半夏四钱

咳血选加蚕豆杆一两　黄药脂一两　鹿含草
三钱　芒种草一两　藕节一两

(5)鲜芦根一两　冬瓜子一两　鱼腥草一两　银
花五钱　山海罗五钱　米仁一两　桔梗三钱
甘草一钱（上海）

作用：清肺化痰排脓

胸痛选加枳壳二钱　丹参五钱　开金锁一两

17. 矽肺

大叶金钱草一两（也可用少花排草一两）
山海罗一两　夏枯草一两　陈皮三钱　开金
锁八钱（万年红）

1949
新 中 国
地 方 中 草 药
文 献 研 究
(1949—1979年)
1979

作用：清肺化痰排石

四、循环、血液系统疾病

18. 高血压病

(1)枸杞根一两　臭梧桐五钱　桑寄生四钱
夜交藤五钱　红枣一两（上海）

作用：补肝肾降血压

(2)枸杞根一两　臭梧桐根一两　栖骨根一两
桑树根一两　生地四钱　山羊角一两　白夕
利四钱　蝉壳一两　钩藤四钱（衡山）

作用：益阴平肝降压

(3)野菊花五钱　青箱子五钱　生槐米五钱
粉葛根一两（风雷）

作用：平肝降压

(4)枸杞根一两　臭梧桐一两　小蓟草一两
夏枯草一两　槐米五钱（万年红）

24

作用：凉肝降压

19．冠状动脉硬化性心脏病

(1)毛冬青一两　臭梧桐根一两　土牛夕一两

　　金絲草五钱　灯芯二钱（万年红）

作用：活血祛瘀养心解痉

(2)毛冬青二两　桃金娘根一两五钱　五指毛桃

　　一两五钱　降香三钱　全瓜蒌四钱　灯芯五

　　分　茯苓四钱（虹口）

作用：养心活血化痰理气

(3)景天三七半斤　猪心一只先煮熟再加入三七

　　分二次服（龙华）

加减法：大便溏薄全瓜蒌四钱改用瓜蒌皮三

钱加白朮三钱　生苡仁五钱

脉迟心慌者选加党参四钱　淮小麦一两　炙

甘草二钱　红枣一两　桂枝钱半

25

1949

新 中 国
地 方 中 草 药
文 献 研 究
(1949—1979年)

1979

20. 风湿性心脏病

(1)毛冬青一两　臭梧桐一两　土牛夕一两
鲜万年青根一两　茶树根一两　灯芯二钱
（万年红）

作用：活血祛风养心

(2)茶树根一两　毛冬青一两　煎服（万年红）

作用：平肝养心

(3)车前草一两　土牛膝一两　龙芽草一两五钱
灯芯二钱　干万年青根五钱　冬瓜皮五钱
臭梧桐一两　菝葜一两（上海）

作用：养心活血利湿

附：心脏病引起全身水肿：茶树根一两
鲜万年青根一两　土楝子五钱　木香三钱
荔枝草一两　车前草一两　白英五钱（衡山）

作用：强心活血利湿消肿

26

21. 血小板减少性紫

(1)花生衣一两　水牛角片五钱　熟地五钱　红
枣一两（万年红）

作用：健脾养血凉血止血

(2)荔枝草一两　仙鹤草五钱　黄精四钱　大枣
6枚（曙光）

作用：益气健脾养血止血

22. 脉管炎

(1)丝棉木根二两　土牛夕五钱（群力）

(2)虎杖五钱　当归五钱　野蔷薇根一两　鸡血
藤一两　红花二钱　丝瓜络三钱（群力）

(3)毛冬青一两　土牛夕一两　丝棉木一两（万
年红）

以上作用：清热解毒活血止痛

27

1949

新 中 国
地 方 中 草 药
文 献 研 究
(1949—1979年)

1979

五. 消化系统疾病

23. 胃气痛

(1)徐长卿五钱　红木香五钱　刘寄奴五钱　枸
桔梨五钱（风雷）

作用：理气止痛

(2)五灵脂　没药　元胡　草果等分研粉　用乌
梅2只，煎汤送服，每次吞服钱半（长宁）

作用：温中理气活血止痛

(3)徐长卿大钱　刘寄奴五钱　枸桔梨大钱
红木香五钱或去刘寄奴加马蹄金八钱　天仙
藤大钱　红枣五钱煎服（虹口）

作用：理气活血止痛

(4)茅莓根大钱　两面针五钱　鸡骨香四钱
救必应四钱　瓦楞子一两　乌贼骨大钱
太子参四钱　陈皮二钱　甘草二钱（虹口）

28

作用：健脾活血制酸止痛

(5)天仙藤五钱　乌药三钱　香附五钱　紫荆皮三钱　枸桔梨五钱　石见穿八钱　鉄扫帚一两（群力）

作用：理气活血通络止痛

(6)青木香三钱　红木香五钱　杜衡二钱（群力）

作用：理气止痛

(7)枣儿槟榔一两五钱　高粱酒半斤，浸服，每日三次，每次一匙（群力）

作用：温中止痛

(8)海螵蛸粉每次吞服二钱　日服二次

作用：制酸止痛

(9)天仙藤五钱　刘寄奴五钱　枸桔叶五钱　红木香五钱　石见穿四钱　山查根一两　香附三钱　乌药三钱（万年红）

作用：理气活血祛瘀止病

1949
新中国
地方中草药
文献研究
(1949—1979年)
1979

⑽生香附三钱　良姜二钱　川楝子三钱

元胡三钱　白芍三钱　生草一钱（曙光）

作用：温中理气平肝止痛

24。慢性胃炎

鬼针草一两　红木香五钱　徐长□四钱

枸桔叶五钱（万年红）

作用：清热解毒理气止痛

25．胃粘膜脱垂

党参四钱　白术三钱　白芍三钱　白芨三钱

香附三钱　红木香四钱　铁树叶四钱　炙甘

草一钱（虹口）

作用：健脾益气收敛止痛

加减法：胃痛选加乳香没药（各）一钱

延胡索四钱；出血选加藕节一两　脱力草一

两；胃酸过多选加乌贼骨四钱　煅瓦楞一两；

消化力差选加鸡内金三钱　六曲四钱；纳谷

30

木香，迸加焦谷麦芽（各）四钱　胃酸少迸加

瓦楞四钱

26．胃下垂

(1)棉花根一两　升麻二钱　枳壳三钱　红木香

　五钱　苍术五钱　山海罗五钱（万年红）

作用：健脾益气升阳

(2)蓖麻仁二两　五倍子粉四钱　捣成糊状敷于

　头顶百会穴上，每日一次（湖北）

(3)苍术五钱　茅根一两　煎汤服（曙光）

（作用：燥湿利涩

27．消疡病

(1)龙葵一两　蒲公英一两　铁树叶五钱　望江

　南五钱　石见穿五钱　元胡五钱（万年红）

作用：清热散结活血止痛

(2)煅白螺丝壳一两　煅瓦楞一两　青木香四钱

　元胡四钱　枸桔梨五钱　徐长卿三钱　生甘

31

1949

新 中 国
地方中草药
文 献 研 究
(1949—1979年)

1979

草三钱　青陈皮（各）三钱　九香虫三钱

干蟾皮三钱（衡山）

作用：理气活血 制酸 止痛

(3)枳实三钱　白及三钱煎服　另：痢特灵

每次吞服二片　日服三次（衡山）

作用：理气生肌

(4)龙葵八分　铁树叶八分　菝葜五钱　蒲公

英八分　鬼江南五钱　石见穿八分（群力）

作用：清热散结活血止痛

剧痛进加玄明五钱　红木香五钱　土楝子

五钱　八角莲根二钱　乌药三钱　铁扫帚

一两　杜衡一钱　出血加棉花盘八分

地榆炭一两　蚕豆杆一两　脱力草一两

芒种草一两

(5)白螺丝壳一两　蒲公英一两　半夏三钱

山药四钱（曙光）

3 2

作用：健脾渗湿止痛消炎

28．呃　逆

）丁香八分　柿蒂三钱　刀豆子四钱

作用：温中降逆

）甘草一钱　生姜三片　柿蒂一钱　丁香五分

刀豆子三钱（群力）

作用：温中止呕降逆

）人指甲一块放入香烟内吸（群力）

29．呕血

）脱力草二两　藕节一两　芒种草一两（衡山）

作用：凉血止血

）鲜万年青根一两（群力）

作用：止血

）蚕豆杆研粉用温开水吞服2～3匙或鲜蚕豆

杆捣汁约服半饭碗（群力）

作用：止血

33

1949

新 中 国
地 方 中 草 药
文 献 研 究
(1949—1979年)

1979

(4)鲜芦根二两　侧柏叶一两　仙鹤草一两五钱

旱莲草一两（衡山）

作用：凉血止血

(5)土大黄一两　灶心土二两（曙光）

作用：止血

3 0、胆管炎　胆囊炎　胆结石症

(1)大叶金钱草一两　金钱草一两　虎杖根五

钱　广郁金五钱　徐长卿四钱　生鸡金三

钱　元胡五钱（万年红）

作用：理气化石止痛

(3)郁金大钱　降矾七钱　银硝六钱　滑石一

两　甘草三钱　共研细粉，每次服一钱

日服二次。另用金钱草煎汤送服（闸北）

作用：理气化石

(4)虎杖一两　柴胡四钱　郁金四钱　荔枝草

五钱　酢浆草五钱　木香四钱　扁蓄草一两

3 4

川楝子三钱（曙光）

作用：理气排石

(5)大叶金钱草一两　虎杖根一两　广郁金五钱

酢浆草一两（群力）

作用：理气排石

(6)金钱草一两五钱　广玉金五钱（群力）

作用：理气排石

加减法：消化不良选加鸡内金三钱　山查根

一两　刘寄奴一两　腹胀嗳气选加桔叶一两

乌药三钱　红木香五钱　徐长卿三钱　恶心

呕吐选加姜半夏三钱　枸橘梨（或叶三钱）

五钱　黄疸选加马蹄金五钱　黄芩五钱　茵

陈一两　岩柏一两　虎杖根五钱　蒲公英一

两。

31. 胆道蛔虫症

(1)糯米粉一两　蜂蜜一两　二味加少量冷开水

35

1949

新 中 国
地 方 中 草 药
文 献 研 究
(1949—1979年)

1979

隔水燉熟成糊样一次服下待痛止后再服乌
梅安胃丸（吞）三钱或苦楝根皮一两～三
两煎服（群力）

(2)乌梅五钱　鹤虱五钱　香附五钱（群力）

作用：理气驱虫

(3)槟榔一两　枳壳三钱　苦楝根皮三钱　乌
梅三钱　广木香四钱（群力）

作用：理气驱虫

(4)川楝二钱　使君子肉三钱　槟榔三钱　制
大黄三钱　乌梅2只　柴胡三钱　枳壳三钱
白芍三钱　甘草三钱（虹口）

作用：舒肝理气驱虫

(5)茵陈四钱　苦楝根皮二两　柴胡三钱　白芍
三钱　枳壳三钱　甘草三钱（曙光）

作用：清热理气柔肝

外用：鸡蛋三只摊饼乘热包入雄黄二钱敷

3 6

于剑突下痛处，痛立缓后接服上方。（曙光）

作用：杀虫止痛。

32. 肝硬变

肝硬化通用方：

1) 生必甲一两　鲜铁扁担一两　田基黄一两

鸡骨草一两　当归四钱　鸡屎屯一两　丹参

五钱　白芍三钱　红枣一两（虹口药店）

作用：活血养肝软坚

2) 半边莲一两　马鞭草一两　虎杖五钱　米仁

根一两　徐长卿五钱　葫芦壳五钱　必甲一

两（万年红）

作用：舒肝理气化湿软坚

退腹水方：

1) 二丑研粉每次吞服一钱　日服二次（群力）

作用：逐水消肿

2) 外敷药：石蒜八只　蓖麻子一两（去壳）

37

1949

新 中 国
地 方 中 草 药
文 献 研 究
(1949—1979年)

1979

二味捣烂外敷双脚脚底２４小时，如起泡可用针刺破，用药棉吸干，防止感染（群力）

(3)合子草一两　通天草一两　野薄荷五钱

车前子一两　冬瓜皮一两　菖蒲根三钱

槟榔三钱　枳实四钱　必甲六钱　茯苓皮一两　大葫芦一两　木通三钱　徐长卿三钱

郁李仁四钱　赤豆一两　另二丑粉二钱

分二次吞或舟轨二两分二次吞（群力）

作用：攻下逐水

注：(3)方适用于体质较好，行动自如，舌有苔，腹水虽多，胃纳仍佳，尿少而赤，大便秘结的患者，如病人卧床不起，腹大如鼓，神萎消瘦不思饮食，可选用(1)、(2)方，但如有近期消化道出血倾向者，发高热，严重心脏病溃疡病者，(1)、(5)两方禁用，可选用第(2)方子

３８

(4)水红花子四两研末敷肝区、脾上。内服辨证
论治中药。（曙光）

作用：止痛下水

33. 肠粘连

黄芪五钱　皂角刺一两　煎汤代水，煮糯米
粥一两服（群力）

作用：益气消肿生肌

34. 急慢性肠炎

(1)鸡眼草一两　马齿苋一两　铁苋菜一两　地
锦草五钱　红藤一两　白术五钱（万年红）

作用：健脾清热止泻

(2)鸡眼草一两　红藤一两　一见喜五钱（虹口）

作用：清热止泻

加减法：呕吐腹胀食物残渣，宿食积滞、选
加山楂根五钱　鸡内金三钱　半夏三钱　竹
如三钱　刘寄奴一两　胸闷腹胀选加藿佩兰

39

1949
新 中 国
地 方 中 草 药
文 献 研 究
(1949—1979年)
1979

（各）三钱　陈皮三钱　外感夹食，腹痛畏寒选加苏叶三钱　生姜三片

3 5 . 五更泄泻

(1)党参三钱　补骨脂五钱　脱力草一两　金樱根一两　红木香五钱　扁豆五钱　白术三钱（上海）

作用：健脾温肾固涩

(2)山药一两　生苡仁一两　车前子二钱　糯米适量煮粥服食（曙光）

作用：健脾利湿

3 6 . 婴儿腹泻

(1)孩儿参二钱　白术钱半　淮山药二钱　焦山楂钱半　扁豆二钱　枳壳一钱（上海）

作用：健脾化湿消食

(2)灶心土五钱　神曲三钱（上海）

(3)带皮苹果一只煎服（上海）

(4)槟榔钱半 石榴皮三钱煎服（长宁）

作用：导滞固涩

(5)玉米杆 石榴皮等分煎汤服（长宁）

(6)马齿苋五钱 铁苋菜五钱 地绵草三钱 淮

山药三钱 木香一钱 焦麦芽五钱 竹叶三

钱（万年红）

作用：清热理气健脾止泻

(7)外用药：暖脐膏一张加少量胡椒粉贴肚脐

37、习惯性便秘

年老体弱 肠液枯燥

鲜首乌一两 望江南五钱 红枣一两 金瓜

蒌五钱（群力）

作用：健中润肠

体质胖壮、大便秘结

(1)大腹皮三钱 枳壳三钱 火麻仁五钱

红木香五钱 大黄二钱（后下）

41

1949
新 中 国
地 方 中 草 药
文 献 研 究
(1949—1979年)
1979

作用：导滞通下

(2)鲜铁扁担根四钱洗净切碎如米样吞服（切勿嚼碎）（群力）

38. 阑尾炎

(1)红藤一两　鬼针草一两（群力）

(2)白花蛇舌草一两　银花藤一两　地丁草一两（群力）

(3)鬼针草一两　败酱草一两　白花蛇舌草一两
地丁草一两　红藤一两（万年红）

以上作用：清热解毒，活血消肿。

外用药：大蒜头二两　大黄粉一两　元明粉一两　将大蒜头捣烂和药加醋少许调敷涌处。痛除后去药。

39. 疝气

1)金钱草一两　青木香三钱　小茴香二钱（群力）

4 2

(2)米仁根一两　桔核五钱　小茴香二钱（群力）

　　以上作用：理气止痛

　　　　40。痔疮

(1)鱼腥草一两　山海罗一两　一见喜四钱　甘草

　　二钱（虹口）

　　作用：清热消肿解毒

　　脱肛选加：党参四钱　枳壳二钱

　　出血选加：脱力草一两　地锦草一两

(2)痔疮脱肛：脱力草一两　当归五钱　棉花根一

　　两　升麻二钱　黄芪四钱（群力）

　　作用：补益气血升提中气

　　出血加葵花头一两或侧柏叶一两

(3)脱力草一两　棉花根一两　山海罗五钱　升麻

　　二钱（万年红）

　　作用：补益升提

(4)脱力草一两　棉花根一两　岩柏一两　红枣一

43

1949

新　中　国
地方中草药
文　献　研　究
（1949—1979年）

1979

两（衡山）

作用：补中益气活血消肿

(5)金雀根五钱　岩柏一两　脱力草二两

红枣一两　火麻仁四钱　鬼针草一两

（衡山）

作用：清热解毒活血消肿

(6)痔疮出血　鱼腥草一两　地锦草八钱

葵花头一两　地榆一两　卷柏五钱（万

年红）

作用：清热解毒凉血止血

外用药：

痔疮脱肛(1)鱼腥草二两　瓦松花二两

煎汤薰洗（万年红）

(2)生必甲一两　五倍子一两

虎耳草一两　升麻五钱　煎

汤薰洗（衡山）

44

六、泌尿生殖系统疾病

41. 肾炎

急性肾炎

(1)金钱草一两五钱　扁蓄草一两五钱　葵花八钱（群力）

加减法：

小便有蛋白选加大蓟根一两；葵花梗芯五钱　菟丝子一两　黄瓜藤一两　毛茛片12片分吞　茴麻一两

小便有红血球选加墨旱莲一两　地锦草一两　乌敛莓一两　蚕豆杆一两　小蓟草一两　桃木花三钱

小便有白血球选加鲜芦根一两　土茯苓一两　大蓟根一两

腹痛选加丝瓜藤一两　狗脊一钱　菟丝

45

1949

新　中　国
地方中草药
文　献　研　究
(1949—1979年)

1979

子一两　金樱子根一两　桑寄生一两　巨羊藿

八钱

血压高选加桑寄生五钱　梧桐叶五钱　桑树根

一两

2)扁蓄一两五钱　篱菜花八钱　田字草五钱(群力)

以上作用：清热解毒凉血利尿

3)扁蓄一两　车前草一两　金钱草一两　米仁根

一两　滑石一两　小石韦五钱　五加皮五钱

金雀根一两　焦查柚(各)四钱　苍白术(各)

四钱（衡山）

作用：清热解毒化湿利尿

慢性肾炎

1. 以蛋白尿为主者

金钱草一两　扁蓄草一两　篱菜花一两　大蓟

根一两　葵花梗芯五钱　米仁根一两（万年红）

作用：清热凉血止血

4 6

(2)金钱草一两　扁蓄草一两　河白草一两　鸭

荼花五钱　东瓜皮五钱　米仁根五钱　大蓟

根一两　脱力草一两（上海）

作用：清热凉血消肿

(3)扛板归一两　　益母草一两　漏芦五钱　茅

根一两　马齿苋一两　土茯苓一两（曙光）

作用：清热利尿、介癣

2．改善肾功能选加党参三钱　黄芪三钱

菟丝子五钱　仙灵脾五钱

作用：培补脾肾

3．尿中以红细胞多为主者，有少量蛋白，

并有轻度浮肿

(1)大蓟根五钱　生米仁四钱　黄芪三钱　扁蓄

五钱　红枣五钱　茯苓皮三钱　冬葵子五钱

金钱草一两　鬼见愁一两　瞿麦五钱　太子

参四钱　海金砂草五钱（衡山）

47

1949

新　中　国
地方中草药
文　献　研　究
(1949—1979年)

1979

作用：益气凉血止血

(2)茅根一两　马齿苋一两　血余炭四钱　生

藕节四枚（曙光）

作用：凉血化瘀止血

42.眼睑症

(1)陈葫芦一两　五谷虫五钱　将军干三钱

（或将军干二钱研吞）（西藏）

作用：利尿消肿

(2)萆草一两　土茯苓一两　野菊花五钱　银

花藤一两　苍耳草一两　金钱草一两　车

前草一两　徐长卿四钱（万年红）

作用：消肿利尿解毒

(3)生大黄三钱　附子三钱　生牡蛎一两煎成

200毫升灌肠（曙光）

作用：温阳解毒逐水

48

43. 膀胱炎 肾盂肾炎

)扁蓄草一两 土茯苓一两 龙须草一两 金钱草一两 石韦八钱 车前草一两 鸭距草一两（群力）

2)车前草一两 扁蓄草五钱 墨旱莲五钱 海金砂藤五钱 冬葵子五钱 灯芯五分 滑石五钱（上海）

以上作用：清热解毒利尿

3)金钱草一两 扁蓄一两 蓄荣花八钱 蒲公英一两 鸭距草一两（上海）

(4)金钱草一两 扁蓄一两 一见喜三钱 银花藤一两 蒲公英一两 大蓟根一两（万年红）

以上作用：清热解毒凉血止血

44. 尿路结石

(1)金钱草一两 酢浆草一两 石韦八钱 虎杖五钱（群力）

49

1949

新　中　国
地 方 中 草 药
文　献　研　究
(1949—1979年)

1979

(2)大叶金钱草一两　金钱草一两　海金砂藤一两　石苇八钱　虎杖五钱　冬葵子五钱（万年红）

以上作用：利尿排石

4 5. 肾结核

(1)金钱草一两　米仁根一两　竹节草一两　泽漆八钱　山海罗五钱（群力）

作用：补益清热解毒

(2)百部五钱　金钱草一两　米仁根一两　扁蓄一两　泽漆五钱　山海罗五钱　泽泻三钱（万年红）

作用：益补化湿清热解毒

(3)马齿苋一两　白茅根二两（曙光）

作用：清热解毒凉血止血

4 6. 肾下垂

(1)大狼巴草一两　升麻二钱　大蓟根一两

50

狗脊一两　脱力草一两　金雀根一两　米仁根一两（群力）

(2)山海罗五钱　棉花根一两　大狼巴草一两

升麻二钱　党参五钱　米仁根一两　金雀根

五钱　仙鹤草一两（万年红）

以上作用：补益气血强壮腰肾

47。遗精

(1)野石榴根二两　红枣二两（群力）

作用：补中固精

(2)金樱子一两　大蓟根一两　碎米荠一两

复盆子五钱（万年红）

作用：补益固精

48。遗尿

(1)清明柳一两　铁扫帚一两　金樱子一两　复

盆子一两　蚕茧壳二钱（万年红）

(2)乌梅7只　红枣八钱　蚕茧壳10只　自加

5 1

1949

新 中 国
地 方 中 草 药
文 献 研 究
(1949—1979年)

1979

白糖一匙（风雷）

(3)铁扫帚一两　红枣一两　遗尿丸（吞）三钱
（衡山）

(4)遗尿丸（吞）二钱　火鱼草一两　红枣五钱
乌梅三钱　韭菜子一两　金樱子一两　山药
五钱　蚕蛹壳１０只（衡山）

以上作用：强壮收敛

*遗尿丸：煅牡蛎　枯矾二味等分研末水法为
丸。

外敷药

五倍子粉二钱调敷肚脐（万年红）

４９．小便不禁

野石榴根一两　菟丝子四钱　复盆子四钱
铁扫帚一两　党参四钱　红枣六钱　益智
仁三钱（虹口）

作用：益气固涩

５２

50. 阳萎早泄

(1)金桔叶三钱　淫羊藿八钱　仙茅五钱　菟絲子一两　金樱子一两　鎖阳五钱　石楠叶五钱　黄精八钱（祥力）

(2)石楠叶五钱　仙灵脾五钱　鎖阳五钱　菟絲子五钱　巴戟五钱　金樱子一两　熟地五钱　杞子四钱（万年红）

以上作用：温阳补肾

51. 前列腺炎

灯籠草一两　地丁草一两　海金砂藤一两
车前草一两　石見穿五钱（万年红）

作用：利尿清热解毒消肿

七. 神经、内分泌系统疾病

52. 面部神经麻痹

馬钱子（番木必）

53

1949

新　中　国
地方中草药
文　献　研　究
(1949—1979年)

1979

将马钱子切成薄片，排列于8×8公分化锌橡皮膏上敷贴于歪嘴的相反面部的颊车穴约贴7～10天换一张，隔一夜，第二天晨起仍贴于患处颊车穴，直到恢复正常为止，同时服用祛风镇痉药疗效奥佳（南市区）

53．坐骨神经痛

(1)苍耳草一两五钱　虎杖五钱　枸骨根一两　两面针五钱　元胡五钱　滚桐皮一两　伸筋草五钱（群力）

作用：祛风活血止痛

(2)白英一两　牛大力五钱　半荷枫五钱　虎杖根五钱　两面针五钱　威灵仙五钱（万年红）

(3)金雀根一两　千斤拔一两　川牛藤四钱　川草乌（各）三钱　红藤三钱　当归三钱　川芎三钱　元胡五钱　狗脊一两　竹算一两

54

菝葜一两　乌梢蛇三钱（衡山）

(4)金雀根一两　千斤拔一两　鸡血藤六钱

虎杖根六钱　徐长卿三钱　川牛夕四钱

山苍术根一两　乳香三钱（虹口）

以上作用：活血祛风舒筋止痛

(5)卫矛六钱　朝天子六钱　青木香六钱（闸北）

外用方：谷树叶一两　艾叶一两（群力）煎

汤熏洗

　　　54．半身不遂

(1)臭梧桐一两五钱　稀莶草一两　芝麻梗一两

白英一两　虎杖五钱（群方）

作用：祛风湿舒筋络

加减法：血压高选加枸杞根一两　车前草一

两　夏枯草一两

　　抽筋加钩藤四钱

　　口眼歪斜选加老鹳草一两　苍耳草

55

1949

新 中 国
地 方 中 草 药
文 献 研 究
(1949—1979年)

1979

一两　鸡血藤一两　金雀根一两　威灵仙
五钱

　　　　小便失禁选加野蔷薇根一两　野石
榴根一两　复盆子一两

体虚肾亏选加桑椹子一两　兔丝子一两

(2)清明柳一两　枸杞根一两　金丝草一两
鸡血藤一两　羌独活(各)三钱　当归三
钱　虎杖一两　牛夕四钱　枸骨一两
地龙三钱　蜈蚣一条　熟地四钱（衡山）
作用：养血活血祛风通络

55．三叉神经痛

(1)苍耳草一两　川芎五钱　白芷五钱　枸骨
根一两　元胡五钱　马兰根一两　玉米根
一两（衡力）
作用：祛风止痛活血通络

56

)蒼耳草一两　川芎三钱　白芷三钱　枸骨根

一两　元胡五钱　两面针五钱（万年红）

作用：同上

56．偏头痛

山羊角五钱　蒼耳草一两　威灵仙五钱　羌

活三钱（万年红）

作用：平肝熄风止痛

57．甲状腺肿大

1)夏枯草一两　黄独五钱　海藻带（各）四钱

蒲包根四钱　元参四钱　牡蛎一两　象贝母

三钱　海浮石一两　青陈皮（各）三钱

生地四钱　路路通三钱　地骨皮五钱　北沙

参四钱（衡山）

作用：清热凉血化痰软坚

(2)蒲包根五钱　牡蛎一两　海藻五钱　黄药脂

五钱　夏枯草一两，元参五钱（万年红）

57

1949

新 中 国
地 方 中 草 药
文 献 研 究
(1949—1979年)

1979

作用：同上

(3)鹿茸草一两　金丝草一两　野薄荷五钱
（衡山）

(4)白蔹五钱　七叶一枝花五钱　二药共研细
末，醋、酒各半调敷患处（衡山）

(5)元参五钱　夏枯草八钱　海藻五钱　黄药
脂八钱　牡蛎二两　海藻一两　蒲包根八
钱（群力）

作用：清热化痰软坚

53. 糖尿病

(1)枸杞根一两　玉米须一两　凉粉草五钱
桃树胶一两（万年红）

作用：清热渗湿

口渴加天花粉五钱

(2)杞子根二两　玉米须一两　桃树胶一两
（群力）

58

作用：清热渗湿

口干选加天花粉五钱　麦斛一两

(3)律草一两　茄梗五钱　馬齿宽一两　葛根五钱（群力）

作用：清热健胃

尿多选加金樱子五钱　兔絲子一两　蚕茧亮二钱　烏梅三钱

(4)党参三钱　白术四钱　桑己生五钱　杞子根一两　大蓟根一两　玉米须一两　桃树胶一两　补骨脂四钱　山药四钱　茯苓四钱　齐荣花一两（衡山）

作用：培补脾肾清解湿热

59．癌神性失眠

蒼耳草五钱　黄瓜藤五钱　首烏藤五钱　远志二钱　石菖蒲钱半　灯芯三钱　珍珠母一两（虹口）

1949
新 中 国
地方中草药
文 献 研 究
(1949—1979年)
1979

作用：清心平肝安神

胸肋神经痛

鸡矢藤八钱　煎服（虹口）

作用：祛风活血止痛

八、运动系统疾病

60．类风湿性关节炎

(1)拔契一两　六月雪一两　银花藤一两　两

面针五钱　稀签草一两　枸杞根一两　臭

梧桐根一两　枸骨根一两（万年红）

(2)拔契八钱　银花藤一两五钱　枸杞根一两

五钱　两面针五钱　伸筋草五钱　稀签草

一两　臭梧桐一两（群力）

以上作用：祛风通络舒止痛

(3)射干五钱　红花一两　茜草五钱　虎杖一

两　土黄芪一两以60高粱二斤浸二周3/日

60

一匙／次（曙光）

作用：活血祛风镇痛

外用薰洗方

(3)枫茄梗一两　稀签草一两　茅莓根一两　白
英五钱（万年红）

(2)枫茄梗一两　稀签草一两　白英一两　臭梧
桐二两（群力）

6 1．风湿病

(1)白英一两　臭梧桐五钱　虎杖五钱　稀签草一
一两　茅莓根五钱　金雀根五钱（万年红）

(2)虎杖六钱　鸡血藤六钱　威灵仙四钱　金雀
根一两　徐长卿五钱（虹口）

(8)金雀根八钱　稀签草五钱　五加皮三钱　鸡
血藤五钱　马鞭草一两　虎杖大钱　干土茯
苓五钱（上海）

以上作用：祛风活血通络化湿

1949

新 中 国
地 方 中 草 药
文 献 研 究
(1949—1979年)

1979

加减法：

偏于风以游走疼痛为主选加稀莶草六钱
白英六钱　苍耳草六钱

偏于寒以疼痛剧烈为主，选加稀莶草六钱
白英六钱　杜衡三钱　五茄皮五钱　川乌
二钱

偏于湿以痠重无力为主，选加茯苓皮六钱
防己四钱

偏于热选加枸杞根一两　络石藤六钱　茅莓
根一两　桑枝六钱

(4)浸酒方：川草乌（各）三钱　乌梅肉三钱
生甘草三钱　杜鹃花根三钱　女加红花三钱
男加银花三钱　青盐三钱　以60°高粱酒一
斤浸二周，每日三次，每次一匙，服完可再
加酒1斤浸服（曙光）

(5)关节痛：毛茛、红糖适量同捣烂敷患处（龙华）

6·2

62. 急性腰扭伤

(1)浓白糖水当茶喝（群力）

(2)白芥子三钱　桃仁三钱　打碎黄酒吞服（群力）

作用：活血祛瘀通络

(3)金雀根一两　桑枝一两　接骨木八钱　落得打五钱　茅莓根五钱　虎杖五钱　刘寄奴一两　水苦荬一两（万年红）

作用：活血祛瘀通络止痛

63. 慢性腰肌劳损

(1)桃树根一两　桃金娘根一两　狗脊五钱　川断五钱　接骨木五钱　桑寄生五钱　虎杖根五钱　茅莓根一两（万年红）

(2)茅莓根一两　虎杖根五钱　川断五钱　桃树根一两　扦扦活八钱　络石藤一两　狗脊一两　桑寄生一两　芒种草一两（群力）

63

1949

新 中 国
地 方 中 草 药
文 献 研 究
(1949—1979年)

1979

以上作用：补腰肾、舒筋活络

(3)鲜老鹳草一两煎服（龙华）

作用：活血舒筋

64．跌打损伤

(1)土三七四钱　落得打五钱　扦扦活五钱

金雀根一两（虹口）

(2)金雀根一两　扦扦活八钱　茅莓根一两

刘寄奴一两　野桑根一两　落得打五钱

虎杖五钱　芒种草一两（群力）

以上作用：活血化瘀利气止痛

外用药：鲜茅膏菜（即移伤子）1～2粒
洗净后压碎，用橡皮膏贴在患处，24小
时起泡，把泡刺破，用药棉吸干，搽上红
药水即可（群力）

附：接骨后局部肿胀方白毛夏枯草捣烂敷
患处（龙华）

64

作用：活血化瘀消肿止痛

65．骨质增生

熟地一两　鹿含草一两　干毛姜一两　鸡
血藤一两　淫羊藿五钱　淡从蓉四钱　千
斤拔一两　川断四钱　豆蔻钱半　牛夕四
钱（虹口）

作用：补肾阳、益精血、舒筋骨、消肿痛

66．脑震荡

婆婆针一两　卷柏五钱　川芎五钱　白藏五钱
五钱　当归五钱　苍耳草一两　丹参五钱
防风一钱（群力）

作用：活血化瘀祛风通络

昏迷加石胡荽二钱　石菖蒲三钱

脑震荡后遗症

(1)杷子根一两五钱　川芎五钱　当归五钱
婆婆针一两　卷柏五钱　脱力草一两

65

1949
新中国
地方中草药
文献研究
(1949—1979年)
1979

珍珠母一两　核桃一两（群力）

(2)山羊角五钱　苍耳草一两　婆婆针一两

米仁根一两　川芎三钱　白芷三钱　当归

五钱　首乌藤一两（万年红）

以上作用：养血活血平肝熄风

九、五官科疾病

67. 急性结膜炎

(1)龙胆草三钱　栀子叶一两　车前草一两

野菊花五钱　马兰根八钱（群力）

(2)田字草五钱　天胡荽一两　龙胆草三钱

野菊花五钱　桑叶三钱（万年红）

以上作用：疏风清热平肝凉血

(3)蒲公英二两　头煎内服，二煎外洗（曙光）

68. 角膜炎

(1)火鱼草一两　地骨皮一两　桑叶五钱

银花藤一两　龙胆草三钱　田皂角八钱　白

菊花五钱（群力）

(2)田皂角一两　枸杞根一两　桑叶三钱　菊花

三钱　银花藤一两（万年红）

以上作用：清热平肝祛风

(3)外用药：鸡蛋黄熬油加老胆矾少許点眼（群

力）

69．夜盲症

(1)青松毛--两煎服（群力）

作用培补肝肾

(2)田皂角一两　猪肝一两　煎服（群力）

(3)枸杞子五钱　满天星一两　桑椹子五钱　当

归五钱　田皂角一两　女贞子一两（万年

红）

作用：补肝益肾养血明目

67

1949

新 中 国
地 方 中 草 药
文 献 研 究
(1949—1979年)

1979

70. 青光眼

(1)田皂角一两　　天胡荽一两　　枸杞子五钱

女贞子五钱　　桑椹子五钱　　苍术三钱

兔丝子五钱（万年红）

作用：补肝益肾化湿明目

(2)光明草五钱　　田皂角一两　　地骨皮一两

女贞子一两　　满天星一两　　火鱼草一两

桑椹子五钱（群力）

作用：平肝凉血益肾明目

71. 白内障

(1)蝉衣三钱　　白夕利五钱　枸杞子五钱

桑椹子一两　　天胡荽一两　　田皂角一两

（万年红）

作用：平肝熄风消翳明目

(2)白夕利一两　田皂角一两　桑椹子一两

当归五钱　杞子叶一两　天胡荽一两　　木

68

䀮草五钱（万年红）

作用：补血养肝消翳明目

72．视神经萎缩

(1)女贞子八钱　兔絲子八钱　杞子叶一两　田皂角五钱　当归五钱　仙茅五钱　黄精八钱淫羊藿八钱（群力）

(2)女贞子五钱　兔絲子五钱　枸杞子五钱　田皂角一两　当归五钱　仙灵脾五钱　复盆子五钱（万年红）

以上作用：温阳补肾清肝明目

73．鼻炎

(1)蒼耳草一两　鸭跖草一两　玉米须一两　枸杞根一两　天胡荽一两（万年红）

作用：清热解毒祛风通窍

(2)麻黄三钱　春花三钱　川芎一钱　白芷一钱半夏三钱　玉米须一两　石胡荽三钱　鱼脑

69

1949

新 中 国
地 方 中 草 药
文 献 研 究
(1949—1979年)

1979

石五钱　满天星一两　鸭草一两　广藿香三钱（衡山）

作用：祛风清热化湿通窍

(3)玉米须一两五钱　鸭跖草一两（群力）

作用：清热解毒

鼻塞加天胡荽二钱　头痛加苍耳草一两　川芎五钱

外用方：

(1)细辛一钱　白芷一钱　薄荷一钱　冰片五分　辛荑花二钱　煅鱼脑石三钱　五谷虫一钱　共研细末用药棉蘸药粉少许塞鼻孔每日数次（闽北）

(2)辛荑花钱半　苍耳子钱半　冰片一分　白藏一钱　鱼脑石五钱　枸桔梨钱半（衡山）共研细末塞鼻

(3)南瓜蒂五钱　黄连钱半　冰片一分　研粉

7 0

吹鼻（群力）

74. 鼻出血

(1)鲜生地一两　鲜茅根一两　蚕豆花五钱　白芨四钱　水牛角五钱　芒种草一两（衡山）

(2)马兰根一两　脱力草一两　墨旱莲一两　蚕豆脑八钱　鲜茅根二两（虹口）

(3)马兰根一两　茅根一两　黑山枝四钱　脱力草一两（群力）

(4)鲜生地二两　鲜茅根二两　墨旱莲一两　将鲜生地捣汁其渣与茅根、墨旱莲同煎冲鲜生地汁服。

以上作用：清热凉血止血

75. 中耳炎

(1)鲜虎耳草叶一棵捣汁加入食盐少許滴耳（群力）

作用：清热解毒

71

1949

新 中 国
地方中草药
文 献 研 究
(1949—1979年)

1979

(2)田螺一只剪去尾尖，加入冰片少許坂水滴耳（群力）

(3)龙衣三钱　煅灰加冰片少許研末吹耳（群力）

作用：祛风解毒

(4)蚕蛋壳一只剪一小口坂出蚕蛹将生明矾粉装在蚕蛋壳內，煅后研粉吵耳（群力）

(5)五倍子九钱　兔絲子一钱研粉吹耳

76．牙痛

牙周炎（俗称风火牙痛）

(1)山枝根一兩　黄芩二钱　石膏一兩　竹叶五钱　鲜生地五钱　薄荷一钱（卢灣）

作用：清胃火散风热

(2)枸骨根八兩　鸡蛋7只　鸡蛋和枸骨根一起煮熟后吃蛋（群力）

72

(3)馬鞭草一两　枸骨根一两（万年红）

(4)竹叶五钱　生石膏五钱　灯籠草五钱　川柏

三钱　地骨皮五钱（风雷）

作用：泻火清热

(5)生地五钱　生石膏一两　知母三钱　牛夕三

钱　麦多三钱　白芷三钱　馬鞭草五钱（曙

光）

作用：养阴清热

蛀牙痛

(1)毛茛叶一片揉碎后塞蛀牙（群力）

(2)没食子一只敲碎取米样大一粒塞蛀牙（群力）

(3)煅石碱少許塞于蛀牙（长宁）

(4)雄黄五钱　樟脑三钱

制法：用薄纸封住饭碗口，用大头针在纸面

上刺上小洞数十个，然后取雄黄少許均匀地

满纸上（面积可比碗口小些，但中间不能有

73

1949

新　中　国
地 方 中 草 药
文　献　研　究
(1949—1979年)

1979

有空隙，以防贴纸燃烧）再在雄黄中心处洒上樟脑，用火点燃樟脑，待燃尽后将纸轻轻撕去，在碗内即有一层淡黄色粉霜将其刮下藏于瓶内备用，勿使走气。

用法：用药棉醮少许药塞蛀牙处（上海）

5)七叶一枝花五钱　烧酒二两　二药同浸数天后即可用药棉醮药液塞蛀牙（群力）

77. 梅核气

1)绿梅花三钱　陈皮三钱　威灵仙五钱　八月扎四钱（万年红）

2)绿梅花二钱　金桔饼四钱（群力）

3)绿梅花二钱　八月扎五钱　枸桔梨五钱野蔷麦根五钱（群力）

4)苏叶二钱　金沸草三钱　桔梗二钱　甘草一钱　八月扎三钱（上海）

以上作用：理气化痰舒肝解郁

78. 急性咽喉炎

(1)开金锁一两 土牛夕一两（群力）

(2)灯笼草一两 馬兰根一两（群力）

(3)板兰根一两 硃砂根一两（群力）

以上作用：清热解毒

上列三方如遇咽喉干燥者酌加元参五钱 麦
冬五钱 天花粉五钱

(4)土牛夕一两 灯笼草一两 开金锁五钱 元
参三钱（万年红）

作用：清热解毒利咽

(5)灯笼草一两 土牛夕一两（风雷）

(6)桔梗二钱 生草二钱 土牛夕四钱 山豆根

钱半 板兰根五钱（曙光）

以上作用：清热解毒消肿散结

79. 扁桃体炎

(1)灯笼草一两 一枝黄花一两 土牛夕五钱（万年

75

1949

新　中　国
地方中草药
文　献　研　究
(1949—1979年)

1979

（万年红）

(2)白毛夏枯草五钱　蒲公英一两　一枝黄花

五钱　鸭跖草五钱（上海）

以上作用：清热解毒

吹喉药：

煅人中五钱　冰片五分　西瓜霜钱半　青

黛钱半（闸北）

共研极细末，涂于患处，每日2～3次。

80. 口腔糜烂

(1)蒲公英一两　淡竹叶四钱　茅莓根一两

一见喜三钱　银花藤一两（万年红）

(2)马兰根一两　海金砂藤八钱　大青叶一两

银花藤一两　蒲公英八钱　一见喜三钱

茅莓根一两（群力）

以上作用：清热解毒

(3)生大黄二钱　元明粉二钱　生甘草二钱（曙光）

76

作用：泄阳明胃热

81. 声带息肉

野荞麦根一两　蒲公英一两　土牛夕六钱

灯龙草六钱　玉蝴蝶三钱　元参四钱（虹口）

作用：清热解毒消肿散结

十、妇科疾病

82. 痛经

(1)水苦荬五钱　艾叶五钱　童子益母草一两

红花二钱　当归五钱　乌药三钱　白芍三钱

（群力）

(2)童子益母草一两　水苦荬五钱　艾叶八钱

白芍三钱　香附三钱　当归三钱　红花二钱

乌药三钱（万年红）

(3)徐长卿三钱　益母草一两　当归三钱　水苦

荬一两　艾叶一两　红花三钱（风雷）

77

1949

新 中 国
地方中草药
文 献 研 究
(1949—1979年)

1979

(4)水苦荬一两　脱力草一两　当归三钱　白
芍三钱　香附三钱　青皮二钱　红枣一两
（虹口）

加减法：痛时喜按选加艾叶三钱　桔梗三钱
痛时拒按选加川楝子三钱　元胡
三钱

(5)童子益母草一两　桃仁三钱　红花钱半
苦楝子三钱　香附三钱　炮姜钱半（闸北）

以上作用：活血祛瘀理气止痛

83．经闭

(1)水苦荬五钱　艾叶一两　童子益母草一两
红花二钱　当归五钱　乌药三钱　白芍三
钱（群力）

(2)童子益母草一两　茜草一两　虎杖根五钱
马鞭草一两　赤芍四钱（万年红）

以上作用：活血祛瘀行气通经

78

84. 崩漏

血崩方

1) 土牛夕一两　鲜万年青根一两　鸡冠花五钱
大蓟根一两（万年红）

作用：凉血止血

2) 脱力草三钱　瞿仲一两　水苦荬一两　蚕豆
杆一两　血余三钱（群力）

作用：益气止血

月经淋漓不止方

脱力草二两　鹅子益母草一两　地榆一两
水苦荬一两　旱莲草一两（群力）

作用：凉血止血

85. 月经不调

经期长，量多，超前

(1) 脱力草一两　墨旱莲一两　水苦荬一两　地
榆一两　侧柏叶五钱（万年红）

79

1949

新 中 国
地 方 中 草 药
文 献 研 究
(1949—1979年)

1979

(2)脱力草二两　地榆一两　卷柏一两　水苦荬

一两　墨旱莲一两（群力）

以上作用：益气凉血

月经落后，量少

(1)脱力草一两　当归五钱　童子益母草一两

虎杖根五钱　赤芍四钱　红芩一两（万年红）

(2)脱力草二两　当归五钱　童子益母草一两

丹参五钱　红芩一两　虎杖五钱（群力）

以上作用：养血通经和络

8 6. 带下

(1)大蓟根二两　红芩二两（群力）

(2)碎米荠一两　红枣二两（群力）

(3)葵花芯一两　红枣一两（群力）

(4)龙葵五钱　蟛蜞草一两　鲜万年青根一两

土牛夕五钱　大蓟根一两　竹节草一两

（群力）

8 0

(5)碎米薺一两　车前草一两　红枣五钱（风雷）

(6)大薊根一两　碎米薺五钱　凤尾草五钱　葵花梗芯五钱（万年红）

(7)碎米薺一两　椿根皮五钱　粉草薢五钱　芡实五钱　陈皮二钱　红枣一两（虹口）

以上作用：健中清热止带

　体虚白带

(8)菟絲子三钱　湘莲肉三钱　五味子钱半　芡实五钱　白朮三钱　红枣六钱（虹口）

作用：健脾益肾收敛止带

(9)龙须草一两（蓆子草不能代用）煎汤连服五天（龙华）

87．子宫下垂

(1)金樱根一两　枳壳五钱（群力）

作用：理气收敛

(2)升麻五钱　枳壳五钱　棉花根一两　黄精一

1949
新 中 国
地 方 中 草 药
文 献 研 究
(1949—1979年)
1979

两　脱力草二两（群力）

作用：健脾益气升提

(3)金樱根二两　童子益母草一两（上海）

作用：益气收敛

(4)金樱根一两　金樱子六钱　党参四钱　炒白

尤四钱　枸桔梨六钱　红枣六钱（虹口）

作用：益气健脾理气收敛

88. 乳腺炎

(1)蒲公英四钱　全瓜蒌四钱　天花粉三钱

连翘二钱　柴胡二钱　当归二钱　白芷二钱

青皮二钱　乳没药（各）三钱　甘草二钱

（虹口）

作用：疏肝理气清热解毒

(2)蒲公英二两　地丁草五钱（万年红）

作用：清热解毒

8·2

外敷药

(1)鲜蒲公英一把打烂外敷（群力）

(2)僵蚕（或僵蛹）五钱研粉白蜜调敷（群力）

(3)木必子适量研粉白蜜调敷（群力）

(4)黄鱼鳔适量研粉白蜜调敷（群力）

(5)一见喜粉五钱　金黄散五钱　芙蓉叶粉五钱

　　葱头打烂白蜜二两和匀外敷（衡山）

(6)藤黄钱半　红脑砂钱半二味研粉，荣麻油调

　　敷患处（衡山）

(7)青木香三钱　研粉白蜜调敷（上海）

(8)青皮、葫芦巴等分研末，黄酒吞服，每次一

　　钱，每日二次

(9)仙人掌一片去刺捣烂外敷（群力）

89．乳头脱落

(1)生蛤粉外敷，橡皮膏固定（群力）

(2)生龟板研极细粉外敷，橡皮膏固定（群力）

83

1949

新 中 国
地 方 中 草 药
文 献 研 究
(1949—1979年)

1979

(3)寒水石研极细粉外敷，橡皮膏固定（群力）

(4)砾黄散二分外敷，橡皮膏固定（万年红）

90.阴道滴虫症

内服方：

白藓皮五钱　白芷五钱　当归五钱　扁蓄一两（群力）

作用：养血化湿清热

外用薰洗方：

(1)蛇床子一两　一枝黄花一两　苦参一两
一见喜五钱　贯仲一两（万年红）

(2)蛇床子二两　杞子根四两（群力）

(3)白头翁二两　加水1斤浓煎成三两去渣用棉球蘸药汁塞入阴道内每日二次连用3～4天（虹口）

84

十一、皮肤科外科疾病

91. 扁平疣

(1)鲜鸡电皮外擦，将新鲜鸡电皮在皮肤患处轻轻擦擦，每日擦2～3次，用后浸入冷开水中，可反复使用（衡山）

(2)鸡眼草一两六钱　金钱草一两六钱　革草一两六钱　野菊花一两　头煎服，二煎洗（群力）

作用：祛风清热解毒

92. 热疖

(1)银花藤五钱　蒲公英五钱　甘草一钱　革草一两　野菊花三钱　车前草五钱　鸭跖草五钱（闸北）

作用：清热解毒

(2)蒲公英一两　地丁草五钱　甘草一钱　草河车四钱　赤芍三钱　焦山栀三钱　鲜生地四

85

1949

新 中 国
地 方 中 草 药
文 献 研 究
(1949—1979年)

1979

钱　四季青五钱（上海）

作用：清热解毒凉血

(3)野菊花五钱　地丁草五钱　银花藤一两　鸭
跖草一两（万年红）

作用：清热解毒清脾

外用药

(1)七叶一枝花适量研粉白蜜调敷（上海）

(2)芙蓉叶粉白蜜、唯各半调敷（万年红）

93．骨髓炎

(1)蒲公英一两　地丁草一两　山海螺一两
土茯苓一两　银花三钱　赤芍三钱　黄芩三
钱（万年红）

作用：凉血补托排脓解毒

(2)山海螺五钱　蒲公英一两　枸骨根一两
蒪草一两　土茯苓一两　银花藤一两（群力）

作用：清热解毒补托排脓

86

94．阴囊搔痒（绣球疯）

(1) 紫苏一两　没食子五钱　研粉外搽（群力）

(2) 紫苏五钱　蛇床子五钱　野菊花五钱　金钱草一两　苦参五钱　葎草一两　土荆皮五钱　煎水薰洗（群力）

作用：清热解毒利湿止痒

(3) 紫苏一两　野薄荷一两　一见喜五钱　冰片（后下）三钱　煎水薰洗（万年红）

(4) 一见喜粉三钱　冰片三分研粉拍搽患处（万年红）

95．脚癣

(1) 一枝黄花一两　葎草一两　羊蹄根一两　煎洗（万年红）

作用：清热解毒杀虫

(2) 辣蓼三两头煎内服，二煎浸洗（曙光）

作用：解毒止痒

87

96. 奶癣

(1)一見喜一两　葎草一两　野菊梗一两（万年红）

(2)五倍子一两　一見喜一两　蟛蜞草一两
花柳五钱（衡山）

(3)野菊花二钱　土茯苓五钱　赤芍二钱（虹口）
以上作用：清热解毒化湿
外搽药：

(1)熟鸡蛋黄熬油加冰片少許外搽患处（万年红）

(2)制甘石五钱　桃花散五分　冰片五分　加麻油少量调成糊状外搽每日二次（虹口）

(3)煅石膏五钱　枯矾三钱　炉甘石三钱　黄柏粉三钱　冰片五分　升药底钱半共研细粉甘油调匀外敷（湖北）

(4)蒲公英洗淨折断以断端汁搽患处（龙华）

97. 湿疹

1)辣蓼五钱　葎草五钱　银花藤五钱　苍耳草五钱（风雷）

作用：清热解毒止痒

2)拔葜一两　银花四钱　白癣皮四钱　米仁五钱　生甘草二钱　赤芍三钱　鲜生地一两　稀签草一两（衡山）

作用：凉血清热化湿止痒

外洗药：

1)葎草一两　野菊花五钱　银花藤一两　徐长卿四钱（群力）

2)蒲公英一两　土大黄一两　一枝黄花一两　葎草一两　辣蓼五钱　苦参五钱（上海）

98. 牛皮癣

外用药：

1)及己五钱　羊蹄根一两　蛇大谷一两·土荆

89

1949
新 中 国
地方中草药
文 献 研 究
(1949—1979年)
1979

皮一两加醋浸搽（群力）

作用：解毒化湿杀虫

(2)谷树浆外搽（群力）

(3)复方天花粉软膏：天花粉六钱　白蔹一两
五钱　石榴皮一两五钱　七叶一枝花一两
五钱　黄升四两　轻粉二两　生熟明矾（各
二两　共研细末，调入10％水杨酸单宁酸
软膏内，药膏基质采用凡士林加麻油外搽
每日1～2次（闸北）

(4)定风油：桃花散一两　生南星五钱　黄柏
五钱　升药底五钱　花蜘蛛五钱　冰片钱
半共研细末麻油一两调药粉外搽患处（闸北）

９９．天疱疮

蒲公英一两　地丁草一两　野菊花五钱
地骨皮五钱（万年红）

作用：凉血清热解毒

９０

外用药

(1)絲瓜叶搗汁搽患处（群力）

(2)蚕豆外壳煅灰加冰片少許麻油调敷（群力）

(3)灯籠草煅灰研末麻油调敷（群力）

(4)青黛五钱　滑石五钱　煅石膏五钱　黄柏粉
　　五钱　一見喜五钱共研细末将絲瓜叶搗汁和
　　入药粉调匀外敷（關北）

(5)挂金灯适量去外壳炒炭研粉加冰片少許麻油
　　调敷（长宁）

　　　　100. 寻麻疹

(1)鮮虎耳草一两或干的五钱煎服（群力）
　　作用：清热解毒

(2)小胡麻四钱　銀花四钱（群力）
　　作用：活血凉血

(3)卫茅木一两　当归四钱（用于血虚）（群力）

(4)卫茅木一两　大生地五钱（用于血热）
　　（群力）　　　　　91

1949

新 中 国
地方中草药
文献研究
(1949—1979年)

1979

(5)银花三钱　小胡麻三钱　茶树根一两

蚕砂一两　乌梅三钱　甘草钱半（衡山）

作用：活血凉血化湿

(6)干土茯苓二两

作用清热解毒

(7)凌霄花一两　卫茅木一两　田皂角一两

虎耳草五钱　路路通四钱头煎服，二汁洗

（万年红）

作用：活血清热解毒

外洗药：

(1)香樟木二两　臭梧桐四两　金钱草二两

（群力）

(2)苏木五钱　萆草一两　银花藤一两　金钱

草一两（衡山）

101．白癜疯

(1)白夕利一两　稀签草一两（群力）

92

398

作用：祛风化湿

(2)白夕利一两　稀签草一两　蒼耳草一两

紫草三钱（万年红）

作用：凉血祛风化湿

172.带状疱症

内服药：半枝莲一两　蒲公英一两　草河车

四钱　赤芍三钱　四季青五钱（万年红）

作用：凉血清热解毒

外用药

(1)鲜河白草一草捣烂外敷（群力）

(2)一见喜粉三钱　芙蓉叶粉三钱　雄黄二钱

拌和白蜜外敷（万年红）

(3)徐长卿二两和水二碗半煎成半碗去药渣用棉

球或纱布条蘸药汁涂患处，每日2～3次

（虹口）

93

1949

新 中 国
地 方 中 草 药
文 献 研 究
(1949—1979年)

1979

103. 丹毒

(1)枸骨根一两　土牛夕一两　茅根一两　蒲公英一两（万年红）

(2)枸骨根二两　茅根四两　土牛夕二两（群力）痒加榔榔六钱

(3)枸骨根二两　土牛夕二两　茅根二两　马兰根一两（风雷）

(4)蒲公英一两　一见喜三钱（群力）

以上作用：凉血清热解毒

外用药：

(1)一见喜粉一两白蜜调外敷

(2)樟脑粉三钱自备豆腐一块拌匀调敷（风雷）

104. 红斑狼疮

(1)杞子根一两五钱　羊蹄根一两　车前草一两　藋草一两　土茯苓一两　苍耳草一两　银花藤一两（群力）

94

(2)水牛角五钱　土茯苓一两　一见喜五钱

莶草一两　苍耳草八钱　野菊花五钱　银花

藤一两　金钱草一两（万年红）

以上作用：凉血清热解毒

105．神经性皮炎

(1)陆英　鲜草擦（龙华）

作用：祛风止痒

106．慢性皮肤溃疡

银花藤一两　土茯苓一两　赤芍四钱　山海

罗一两　甘草二钱（虹口）

作用：清热解毒活血生肌

十二、其它

107．橡皮腿

枸骨根一两　土牛夕一两　刘寄奴一两

糯稻根五钱　茅根一两煎服

95

1949

新 中 国
地 方 中 草 药
文 献 研 究
(1949—1979年)

1979

作用：活血清热解毒

另：文旦皮三两煎汤薰洗

108. 小儿流涎

白术四钱　淡竹叶三钱　生甘草二钱（万年红）

作用：清胃热健脾运

109. 小儿夜啼

蝉衣一钱　僵蚕二钱　龟板四钱（万年红）

作用：祛风镇惊

110. 疰夏

仙鹤草一两　虎杖五钱（万年红）

作用：平肝健脾调气血

111. 虚汗

糯稻根五钱　野毛豆五钱　仙鹤草一两

浮小麦一两　红枣四钱（风雷）

作用：健脾清热敛汗

96

112. 脱力

山海罗五钱　仙鹤草一两　平地木一两　大狼巴草一两　红枣一两（万年红）

作用：益气养血

注：

①桃花散：尿浸石膏（煅）四两　东丹一两　轻粉二两　冰片一钱

②升药底：黄升、红升炼后的底脚

97

草医草药展览汇编

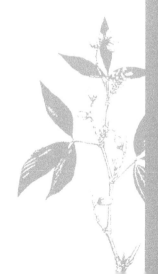

提　要

景德镇市卫生局编。

1970 年 10 月出版。64 开本。共 350 页，其中前言、编写说明、目录共 17 页，正文 329 页，插页 4 页。平装本。

景德镇市举办了市草医草药展览会，收集了有效草药秘方、验方、单方 408 个，自制膏、丹、丸、散、酊剂 514 种，草药针剂 83 种，草药标本 300 余种。编者将部分疗效较好的验方进行整理，汇编成册，供大家学习参考。

本书分为验方、新医疗法、制剂 3 篇。验方篇分为战伤部分、蛇虫咬伤部分、常见急症处理部分、内科部分、外科部分、妇产科部分、小儿科部分、五官科部分、皮肤科部分、肿瘤部分、兽病部分。每部分先列疾病，后列处方。所载验方均按组成、制法、用法、疗效、病例、来源等依次编写。此部分所用病名以西医病名为主，部分采用中医病名。处方中草药名称均以植物名书写，少数没有标本核对的草药，加"*"标记。书中药物计量单位采用旧市制，即 1 斤等于 16 两。凡选送北京展览的验方和送省展览的验方均加特殊标记。

新医疗法篇介绍了耳针、水针、埋线、拔火罐等疗法，以及自制压片机、酒精喷灯、切药机、研药机、电兴奋治疗机等。

制剂篇介绍了景德镇市 29 个单位的多种自制制剂，其中公社制剂为多。

草医草药展览汇编

景德镇市卫生局 编

一九七〇年十月

目 录

验 方 篇

战 伤 部 份

蛇、虫咬伤部份

1

1949
新 中 国
地方中草药
文 献 研 究
(1949—1979年)
1979

常见急症处理部份

内　科　部　份

2

3

1949

新 中 国
地 方 中 草 药
文 献 研 究
(1949—1979年)

1979

4

妇、产科部份

小 儿 科 部 份

五 官 科 部 份

皮　肤　科　部　份

1949

新 中 国
地 方 中 草 药
文 献 研 究
(1949—1979年)

1979

肿　瘤　部　份

兽 病 部 份

新 医 疗 法 篇

9

1949

新 中 国
地方中草药
文 献 研 究
(1949—1979年)

1979

10

制 剂 篇

11

1949
新 中 国
地 方 中 草 药
文 献 研 究
(1949—1979年)
1979

12

13

1949

新 中 国
地 方 中 草 药
文 献 研 究
(1949—1979年)

1979

验

方

篇

战伤部份

止　血

★★紫金标（紫薇）

将叶、茎晒干研成细末即成内服外敷均可的紫金标粉剂。内服每日二次，每次三至五钱。外敷适量。

取新鲜叶、茎切碎煎煮浓缩加食糖再熬成糖浆。每日三次，每次三十至四十毫升。

以紫金标粉压成片剂，每片0.5克，每日三次，每次四片，小孩酌减。

典型病例：

1.余××，男，四十八岁，住本市五间头11号，患者有十余年的胃痛史，曾在本院诊断胃溃疡。六九年七月十九日胃区

1

临床疗效观察：

病名　疗效	吐血	咯血	便血	痔出血	内出血	外伤血	胃出血	小计	百分比
痊愈	1	2	1	1	3	28	5	41	89.1%
好转	1	1					3	5	10.9%
无效	1	3	1	1	3	8			
合计	2	3		1		28		46	

2

1949
新　中　国
地方中草药
文　献　研　究
（1949—1979年）
1979

针刺样疼痛，便血而入院，经住院治疗，病情反复，于六九年十一月二十五日改服紫金标液，每次四十毫升，每日三次，三天后便血停止，调理十余天痊愈出院。

2. 刘××，男，三十六岁，都昌，本市红旗瓷厂工人。一九七〇年七月七日推煤渣，不慎连人和大板车翻下河沿，当时颈部刺伤，出血不止，人事不省，幸被一革命船民发觉，急送中医院治疗，经检查颈动脉血管破裂，深度2—3厘米，急用紫金标粉敷颈部，稍加压迫，一分钟血止，创口缝合六针，内服紫金标片，每日三次，每次8片，每日一剂筋骨草（一两）水煎服。七月十四日拆线，创口愈合良好。

本方可治疗吐血、略血、胃出血、大便下血、痔疮出血和外伤出血等症。

（人民中医院）

★★7061止血粉

原方：雪见草（全草）二两。酢浆草（全草）一两。夏枯草（花球）三两。

3

1949

新 中 国
地方中草药
文 献 研 究
(1949—1979年)

1979

制法： 干燥（分别干燥）共研细末装瓶备用。

用法： 撒佈创口，纱布压迫包扎。

动物实验：

六月一日试验观察：

取中花狗一只，套以竹制口罩于手术台、四肢固定，腹股沟部刮除外毛，表层切开1—2厘米，分离出股动脉，指压呈明显波动，纵行切开，0.5—1厘米，此时鲜血喷射三市尺远，立即分别撒上我所自制"7062"、"7063"、"7064"、"7065"、"7066"、"7067"其中发现"7063"止血膏，"7064"止血粉具一定止血作用；"7063"五分钟止血的稍有渗透，"7064"压迫一分30秒止血，稍有渗透。将水冲洗去其它止血药物，股动脉血喷射仍然如原，撒上"7061"稍加纱布压迫一分钟，

4

枪伤止血药二次动物实验报告表

日期	实验天数	狗股动脉切开长度	止血药	上药时间	止血时间	止血效果
一九七〇年 六月十九日	第一天	纵行切开长度 0.5—1厘米	7061	9时31分	9时32分	1分钟
			7062	9时14分	9时15分半	1分半
			7063	9时25分	9时30分	5分钟
			7064	9时11分		未止血
六月二十日	第二天	0.5—1厘米	7065	9时13分		未止血
			7061	8时57分	8时58分	1分钟
六月 二十九日	第三天	横行切口长 0.5—1厘米	7066	8时52分		未止血
			7067	8时49分		未止血
			7068	8时55分		未止血

註：上药时间即开始出血时间。

5

1949

新 中 国
地 方 中 草 药
文 献 研 究
(1949—1979年)

1979

立即取去纱布、畅开观察，出血完全停止，以干棉球拭开药粉观察，均未发现有丝毫血液渗透现象。用同法连续实验三次，均获同样效果。

六月十九日试验观察：

取中灰狗一只用前法固定于手术台，表层切开3—4厘米分离股动脉，横行切开股动脉三分之二（全断内陷），血腋喷射2市尺余高，撒上"7068"（自制）纱布压迫一分钟血未止，冲洗后，将表层创口四周剥离固定钳取去，血腋仍呈喷射状，撒上"7061"止血粉，纱布压迫一分钟，立即取去，观察出血完全停止，用干棉球拭去所撒药粉，均未发现血腋渗透现象。用上法连续试验三次，获效同前。试验的狗解开固定绳后，立即下地步行，除手术腿呈微跛形外呼吸健康情况良好。饲养六天观察，每天喂稀饭或干饭三次，创口愈合良好。

七月十八日试验观察：

最近我们就"7061"止血粉在原基础上

6

改变配量再进行试验。取中灰狗一只，用前法取股动脉切开，血喷三尺余高，撒上所配"7061"止血粉，45秒钟血止，用纱布擦除上药粉，丝毫未见血迹，连续三次获效同前。

（红源公社）

7011止血粉

大蓟、白及、降香。

以上各药等量共研细末，外敷伤口。

动物试验观察：

取健康成年狗一只，套以竹制嘴套，仰卧手术台上，四肢固定，于腹股沟处剃毛，切开皮肤，分离出股动脉将其最大分枝完全离断，即见鲜血喷射出，先后和分别撒上各种止血药，以纱布压迫三分钟，如有出血即作失败论，再换另一种；共进行三条狗的实验，第一条共用七种止血药，第七次以风轮菜（鲜）止血成功，但用于第二条狗未成功。第二条狗用上药（7011）于第四次，压迫三分钟后完全止

1949
新　中　国
地方中草药
文　献　研　究
(1949—1979年)
1979

血，然后又进行第三条狗的实验，一开始就采用"7011"压迫二分三十秒即血止，畅开伤口十分钟无丝毫出血现象，术后以无菌敷料包紮，狗即自行走动，六天后伤口全愈。

（瑶里公社）

白及（根）、竹蛀粉、犁头草。

以上各药等量共研细末。将其药末撒于患处，每日一次。

主治刀、枪、裂伤出血。

（宇宙瓷厂卫生所）

旱莲草、含羞草。

取上药各一把，共捣烂外敷伤口。

本方止血效果良好。

（新华瓷厂卫生所）

木槿（花）、冰片。

将木槿研细末加冰片适量。外敷于患处。

本方治疗10余例，全部有效。

典型病例：吴春林，男，成人，红卫

8

公社农科所职工，右小腿有一鸭蛋大、增殖性慢性溃疡，手术刈去增生组织用上药外敷，压迫一分钟血止。

（红卫公社）

虎骨渣二錢，白刺标末一錢，腐婢一錢共研细末。

外敷伤口（稍加压力），小动、静脉出血均可止。

治疗30多例，疗效100%。

典型病例：患者张天明，男，成人，峡滩公社梅湖桥竹窝里人，柴刀砍伤头部，伤口长7Cm，深达骨头，鲜血外射一尺多高，敷上药血止。

（红卫公社）

生石灰一斤，桐油适量，大黄一两。

以上药微火炒，研末。外敷包扎伤口。可治一切外伤出血。疗效良好。

典型病例：汪小龙，男，16岁，兴田坛口人，因被另一小孩用石块打伤头部右上

9

1949
新　中　国
地方中草药
文　献　研　究
（1949—1979年）
1979

额，伤口长约一厘米，深一厘米，当时鲜血淋漓。经用上药外敷包扎，出血即止，未见伤口感染，一週痊癒。

（兴田公社）

紫金标粉（紫薇）。

取叶晒干研粉，外用适量，内服1—2錢

病例：胃癌患者，吐、屙血十多天，服此药二次，第二天出血症状消失，並未复发。止血特效。

（枫树山林场）

毛葡萄（藤、叶）适量晒干，共研细末。

将药物撒于创面，可止动脉出血，经动物实验观察效果较好。

（红源公社）

松香二两，光杏仁六錢，蓖蔴子一两，铜绿一两。以上药共搵成膏，涂上敷料外贴创口；可止动脉出血。经动物实验有效。並有防止创口感染功能。

（红源公社）

10

大蓟根、叶。

将根、叶洗净晒干，后放微火烤焦，研成细末备用。外敷伤口，适用于创伤出血。

病例：我厂职工李××，70年5月间，左手指被刀砍伤，鲜血直流，将此药敷于伤口，血立止，经两次换药就痊愈。经治疗84人没有一个感染，效果达80%以上。

备注：敷此药时有些辣痛，但无其它影响。

（江西无线电厂卫生所）

侧柏炭二两，海螵蛸二两，白及二两。

以上药共研细末。撒于伤口上。

本方止血效果良好。

（八九七厂卫生所）

盘柱南五味子（根）五份，黄毛耳草一份，大血藤（根）一份，红枣一份，冰片二份。

焙干研细末。

经治二十例，无一例感染。

11

1949
新 中 国
地 方 中 草 药
文 献 研 究
(1949—1979年)
1979

典型病例：张国女，女，九岁，梅岭垦产队人，跌伤右下颌处，伤口长2厘米，深0.8厘米，创口敷药，末缝合，包扎，四天后，一期癒合。

（瑶里公社）

蔓龙胆（全草）。

晒干研末。撒佈创口上，加压包扎。

共治十余例，止血效果良好。

（峙滩公社）

仙鹤草一斤，元宝草五錢。

共研细末，外用适量，內服每次二至三錢，一日二次。

主治內、外伤出血，疗效70％。

（庄湾公社）

苧麻（叶）二两，旱莲草二两，仙鹤草二两，白及二两。

以上药共研细末。

本方对手、足外伤出血，止血效果更佳。

（八九七厂卫生所）

12

牵牛（藤、叶）。

捣烂，外敷伤口。主治刀、枪、裂伤出血。疗效100％。

典型病例：吴开全，男，四十岁，市匣钵厂工人，于一九五一年，右脚不慎被刀割伤，长十公分，深三公分，当即用鲜小牵牛藤捣烂外敷，血即止，一次痊愈。

（宇宙瓷厂卫生所）

松香一斤，桂园核四两，海螵蛸二两。

以上药共研细末，撒于创口上。主治一切外伤出血。

典型病例：张柏生，男，成人，上山砍柴不慎右脚被树尖刺伤流血不止，用上药粉，一次痊愈。

（峙滩公社）

灼　伤

★★杉树炭（杉树烧炭存性即为杉树

13

1949

新 中 国
地方中草药
文 献 研 究
(1949—1979年)

1979

炭）、冰片、麻油适量。

将杉树炭、冰片共研细末备用。将上
药麻油调敷于创口，不用包扎。有溃疡的
地方可先在创口上涂麻油，再撒上药粉，
每日换药二次。

治疗五十四例灼伤临床疗效观察

灼伤程度 治疗 天数 总人 数百分率	灼伤程度		治疗天数	
	一度 灼伤	二度 灼伤	4—5天	5—10 天
54	42	12	38	16
百 分 率	72.2%	27.8%	70.3%	29.7%

典型病例：余××，男，二岁，住景
德镇市吊脚楼十三号。因开水烫伤，从脸
颈至躯干胸腹部，右手从肩至背，左手
从上臂至肘均有水泡。面积50%，二度烧
伤，经外敷六次结痂痊愈。

14

本方治疗五十四例均痊愈，疗效100%。

（人民中医院）

★腐婢（叶）、麻油。

上药捣烂入麻油中泡浸半月以上备用。

涂搽患处，3—7天全愈。

病例：施金枝，女，17岁，鸦桥大队人。六月十八日入院，六月二十三日出院。一日不慎被开水烫伤面部，均水肿，两颊部水泡已破，左耳廓水肿、水泡，胸背部皮肤充血，伴散在水泡浅二度。经上药治疗七天痊愈出院。

本方共治120余例，疗效90%

（红卫公社）

紫草一两，麻油适量。

将紫草捣烂浸于麻油即可，外搽，疗效满意。

15

1949
新 中 国
地 方 中 草 药
文 献 研 究
(1949—1979年)
1979

（八九七厂卫生所）

大黄粉、地榆粉、麻油、各等量，混合调匀即可，作局部外敷或搽。治癒多例，疗效可佳。

（人民卫生院）

酸枣树皮。

取酸枣树皮洗净再去掉外边的老皮，酒精浸泡48小时后过滤，过滤液在火上蒸发至液面形成薄膜时止，冷却备用。用药液涂患处。

病例：王××，男，13岁，俄湖公社干部家属，七〇年六月八日下午入院，烫伤面积腹部18%，背部9%，头面部7%，两上肢10%，总面积44%，均为大小水泡，伴有休克，经用输液，抗休克，抗菌素，涂上药，九天痊癒出院。疗效很好。

（鹅湖公社）

海金沙（藤、叶）一两，麻油一两，凡士林一两。

上药炒焦研末，调匀成膏，外涂患

16

处。

病例：胡××，女，3岁，红源桂花桥人，下腹部及下肢被火烫伤，全部起水泡，用此药调搽6次痊愈。疗效较好。

（红源公社）

金樱子（根）、海金沙等量。

上药共研细末，麻油调匀外敷。

病例：邹燕，女，13岁，左手掌二度烫伤，敷上药五天痊愈。治13例小面积烫伤，均于3－5天痊愈。

（瑶里公社）

腐婢一斤，南瓜叶三两。

研末用麻油调敷。

病例：王××被农药灼伤，红肿有大型水泡，局部灼痛，外敷3次后痊愈。

（庄湾公社）

马尾松。

炒黑研末，用麻油调敷。

病例：宋××，女，四十岁，港口人，被农药灼伤，红肿起泡，不收口，敷

1949

新 中 国
地 方 中 草 药
文 献 研 究
(1949—1979年)

1979

药二次，基本痊愈。

（庄湾公社）

金樱子叶一斤，夏枯草半斤。

共煎水，待起丝后去渣即成。外搽患处，日数次，适用于小面积烫伤。

（峙滩公社）

博落回（根）、仙鹤草、虎杖（根）等量烧炭研末，放冰片少许拌匀，麻油调敷。

轻者二、三天可愈，重者十天，治愈八例。

（三龙公社）

石灰水（1：1）一百毫升，木油三百毫升，冰片二钱。

取石灰一百克，加水一百毫升，澄清后入木油内调成糊状，再加冰片末调匀备用。

外搽日三至四次。

治七例，均见好。本方亦可治各种急性皮炎，虫咬皮炎。

18

红牛膝根二两加水五百毫升蒸至一百毫升，加黄腊二两，麻油三百毫升，加温调匀即成牛膝软羔，外敷，每隔一至二天换药一次。

治疗八例，均为火烧伤，深度一至二度，面积在 1 −10% 间，敷上药二次痊愈者五例，敷上药三次痊愈者三例。

（江村公社）

骨　折

★癩虾蟆一只，香加皮一两，将二样共打烂如泥状，敷在骨折复位处，另用夹板固定五至七天换药一次。

本方一般只要敷一至三次，严重者四至八次可愈。

病例：患者杨毛仔，男，十二岁，住本市景陶瓷厂。不慎右手跌伤，肘至腕部红肿，经 X 光透视为尺骨骨折，剧烈疼痛，经使用推拿，按摩手术，对位固定

19

1949

新中国
地方中草药
文献研究
(1949—1979年)

1979

后，按上方敷一剂，然后用夹板固定。六天后患肢肿消痛止，活动如常。

（人民中医院）

紫薇（紫金标）一两，鲜白及五錢，煅然铜二錢，川续断五錢，枇杷树（皮）一两。

上药共研细末（其中枇杷树树皮应去粗皮层，再入药共研），用时用温开水冲服，成人每服一錢，每日二次，小儿减半。

病例：患者杨××，男，八岁，住本市汽车办事处，于六九年十一月七日与同学打架，不慎跌伤右脚，拍片诊断为右脚骰骨上三分之一斜形骨折，需动手术上钢板固定。家长不同意，因而转中医院。入院时右脚骰部红肿，发烧，剧痛，患肢缩短，脚趾向外旋转，丧失活动，饮食差，大便差，小便灼热。经内服紫金标接骨丹（卽上方），外敷过山龙🍁，土牛膝，并做接斗整复手术，小夹板固定，十余天以

20

紫金标接骨丹临床效果观察

人数	受伤部位		疗效			合计
	上肢	下肢	全疗	好转	后遗症	
男	5	13	16	2		18
女		5	5			5
百分比			91.4%	8.6%		23

21

1949

新 中 国
地 方 中 草 药
文 献 研 究
(1949—1979年)

1979

后，拍片检查复位良好，继续治疗三十天，肿全消，痛止，能下地步行，基本恢复正常活动功能。

（人民中医院）

金钱菊✻二两，骨碎补三两，三白草、象皮草✻各五钱，白背叶（根）三两。以上均用鲜药，干可减半。

将上药捣烂（干可研末），敷患处，用夹板固定，隔日换药一次。

兰天七（鲜）五钱，打烂加红糖为引，内服，日二。乌头（干）研成细末，每次一钱二分，烧酒或水酒为引，日三。野芹菜一两，煎服，日二。

例一；黄凤香，女，三十七岁，本厂湘湖车间职工家属，六九年二月上旬，因骑自行车跌倒，致肱骨近肘端骨折，第二天求医，用方一外敷，并内服方二，近十天即痊愈。

例二，夏为民，男，五岁，民坑大队草坪生产队农民儿子，六九年七月中旬，

22

被同群一小孩，抛石块，致左脚背中骨折，用方一草药外敷，一日二次，治疗五天，逐渐痊愈。

（瓷土厂卫生所）

上天龙＊、八里麻＊、过山龙＊、石常韦＊、蛇地钱各等份，山黄花＊二份。前五味捣烂外敷。山黄花(根)晒干研末，内服山黄花二分，每日二次。

病例：吴××，女，十二岁，景德镇市瑶里人。于六六年因过桥不慎，跌落桥下，将右脚骰骨上三分之一跌断，皮肤轻度擦伤，当时送某医院诊治，在家卧床休息，浮肿加剧，约于十八天后，经朋友介绍，用上药内服、外敷十五天后，可下地活动，一月后痊愈。

（宇宙瓷厂卫生所）

内服药：蛇葡萄、虎刺、大血藤＊、茜草、菝葜、威灵仙、五加皮、生草乌、活血藤＊、一枝香＊、各二两。

23.

1949

新 中 国
地方中草药
文 献 研 究
(1949—1979年)

1979

外敷药，白背叶（根），芙蓉（根），蛇葡萄（根）。

内服药共研细末，每次十克，日三。

外敷药用根的皮等量加白糖一两，共捣烂外敷。

病例：患者虞文清，五十岁，男，住河西公园，一九六八年七月八日，腰部跌伤半天余，腰椎第一、二压缩性骨折，卫生院准备打石交背心固定，患者不肯接受治疗，经用上方，内服外敷一个多月，骨折痊癒，参加劳动，无功能障碍。

（竟成公社）

断臂再植成功

患者：张正妹，女，二十三岁，贫农出身，市涌山煤矿工人。

受伤经过及检查所见：工人张正妹于一九七〇年元月十六日下午二时，因工作不幸右上臂被电锯离断，当日下午四时半急诊入院，入院时体检发现，右前臂从

24

小鱼际至肘关节上方锯裂，肘关节显露，肱骨踝上二点五公分处呈外高内低斜行骨折，肱动脉尺侧分枝断裂，头静脉，贵要静脉等处断裂，尺神经，挠神经，正中神断裂，皮肤肌肉广泛撕裂，伴有部份缺损，仅挠侧有一块皮肤连着断臂，脸色苍白，呼吸急促，脉博细弱而快，血压60/毫米水银柱。

诊断：右前臂广泛撕裂，右上臂离断（约十分之九），休克。

治疗方案：

中草药治疗：我们结合临床情况辨证论治，加减用药采用局部外敷和内服的方法。

1.外敷：

于断臂再植手术后，立即给予局部草药外敷，术后的十四天内我们先后敷用的草药有：石岩姜、仙人掌、接骨木、毛茛、杜衡、抱石莲、大蓟、苏铁、紫金牛、玉簪、博落回、山葡萄、铺地蜈蚣、女贞、

25

1949
新中国
地方中草药
文献研究
(1949—1979年)
1979

大血藤等十六种。

2. 内服:

①在局部外敷草药的同时，内服中草药广木香、爪子金、大青、杜衡、紫丹参、茜草、马兰、三七等八种。

②病人发生严重绿脓杆菌败血症时，又给予内服中草药黄芩、鱼腥草、连翘、玄参、地榆、金银花、甘草等。

西医方面对断臂进行复位再植手术，给予积极的抗休克治疗，并根据病情采取相应的西医西药治疗。

疗效观察:

1. 断臂再植，采用中西结合治疗，是没有经验的，过去的方法只是单纯采用西医治疗，病人的断肢，常于再植手术后的第二天就要出现严重的肿胀，往往需要作局部皮肤切开术，以利引流减压消肿，我们这例病人虽然创伤面大，组织损伤利害，由于我们采用了中西医结合治疗方法，断臂再植后，即时采用外敷和内服草

26

药，其再植肢体一直未发生明显的肿胀。因此，我们认为在再植术后，结合临床辨证论治，加减使用石岩姜等十六种草药外敷和内服广木香等八种中草药，对舒筋活血，清热解毒，去瘀生新，散结消肿有一定的作用，有利于创面和骨折端的愈合。

2.据临床治疗观察，内服黄芩、鱼腥草、连翘、玄参、地榆、金银花等中草药对控制绿脓杆菌败血症有一定的疗效，抑菌试验证实，此方剂对绿脓杆菌是有较好的抑菌作用。

以上疗效观察仅是通过这例病人治疗的过程中的肤浅体会，由于我们 对中草药的使用不全面，临床观察只此一例，经验不多也很不成熟，至于中西医结合，采用草医草药断臂再植的作用，还有待在今后实际工作中不断总结和提高，我们坚信，在今后工作中，

27

1949

新 中 国
地 方 中 草 药
文 献 研 究
(1949—1979年)

1979

一定能在中西医结合，采用草药断臂再植工作中创立更加有效的方法，总结出丰富的经验。

（人民卫生院）

断 指 再 植

大叶蛇泡勒※一两，积雪草五錢，冰片少许。

共研细末，加冰片少许，即成伤口外敷药，二天换药一次。

病例：李寿元，男，六岁，北安大队人。今年五月间，因玩柴刀将左手食指第二关节切五分之四，来治疗时，手指断离半小时之久，用大叶蛇泡勒加积雪草，进行治疗，并不用夹板固定，一星期后，断指终于瘉合，恢复正常。

（南安公社）

樧木（根皮）、雪见草、旱莲草。

将上药捣烂外敷患处，隔日换药一次。

28

典型病例：王好九，男，七岁，瑶里公社罗源大队仁子生产队人，贫农，患儿于六九年四月底一天中午不慎被柴刀砍断左手大拇指，出血甚多，剧痛，经检查：该指近指掌关节处骨骼肌肉，肌腱，血管均完全断离，仅掌侧约五分之一的皮肤相连。诊断：左拇指指骨骨折，全部肌肉，肌腱，血管完全断离，皮肤广泛性离断。当时在局麻下，清洁了断指的创面，细心缝合了离断的皮肤，用本方外敷，外用硬纸片固定，隔日换药一次，五次换药后折线，此时伤口已一期癒合。经检查接上的断指颜色，温度与其它手指一样，伤口疤痕不大，对掌活动功能良好。

（瑶里公社）

29

1949

新 中 国
地方中草药
文 献 研 究
(1949—1979年)

1979

蛇、虫咬伤部份

毒 蛇 咬 伤

★★景德镇一号蛇药

甲方：五步蛇、竹叶青蛇咬伤。

内服药：大青根二两，竹叶椒二两，石老鼠二两，碌砂根二两，云实二两，篓刁竹一两，抱石莲二两，七叶一枝花二两，八角莲二两，射干二两，王瓜二两，旱莲草三两，石菖蒲三两，佛甲草二两，大蓟二两，叶下珠二两，石韦一两，虎杖三两，青木香二两，羊蹄三两，薯莨二两。

上药共研细末，一日三次，每次二至五钱，开水冲服。

外敷药：将上述内服药末用醋调匀，外敷伤口周围。

乙方：银环蛇、眼睛蛇咬伤。

皂角刺五钱，篓刁竹一两，青木香一

30

两，石菖蒲一两，高良姜一两，万年青一两，射干一两，八角莲一两，半边莲一两，七叶一枝花一两，竹叶椒一两，虎杖三两，大青根二两石胡荽二两。如病人有呼吸困难，口吐白沫，腹胀甚或休克等情况，则加射香一钱，僵蚕一两。

上药共研细末，开水冲服，每次五钱，每日三次，如不能口服即用药末煎汁，鼻饲法送服。

忌服牛肉、烧酒、鸡。

景德镇蛇药一号临床疗效

毒 蛇 \ 疗 效	例数	治愈	疗程（天）		
			最多	最少	平均
五 步 蛇	8	8	15	10	12
银 环 蛇	72	72	7	3	5
眼 镜 蛇	33	33	7	5	6
竹叶青蛇	41	41	7	4	5
腹 蛇	5	5	6	3	4

病例：余××，女，四十八岁，景德

31

1949

新 中 国
地 方 中 草 药
文 献 研 究
(1949—1979年)

1979

镇市人民瓷厂工人，六四年七月中旬晚被银环蛇咬伤，左腿脚跟上端，翌晨五时，患者呼吸困难，口吐白沫，全身浮肿，腰部膨隆，颈项强直，四肢作冷，呈休克状态。即用内服药末五钱，用纱布裹包放入水内煎煮取汁灌服，经三小时逐渐好转，每天如法服药，四天治愈。

（此方由原人民瓷厂工人医生袁训家献）

★★景德镇二号蛇药

内服药：黄药子一两，八角莲一钱，七叶一枝花一钱，叶下珠一钱，雄黄一钱，沉香五分。

制用法：混合研细末，用玻璃瓶密封备用。每次一钱半至二钱，每日三至四次，严重蛇咬伤，每次二钱，第一日六至八次，以后每日三至四次，服时，先用白开水送服，再喝几口米酒，直至痊愈。

禁忌：晕、辣、腥、糖、酸等食物。

外洗药：水菖蒲根、石菖蒲根、野南

32

景德镇蛇药二号临床疗效

致伤毒蛇	病例数	治疗例数	死亡例数	治疗率（%）	死亡率（%）
五步蛇	102	93	9	91.28	8.7
眼镜蛇	28	28		100	
银环蛇	27	27		100	
竹叶青蛇	81	81		100	
腹蛇	44	44		100	
合计	282	273	9	96.81	3.19

33

1949

新 中 国
地 方 中 草 药
文 献 研 究
(1949—1979年)

1979

瓜根、鹅掌金星全草各等量研细末混合，密装备用，每次取药末五钱至一两，冲沸开水二十倍，乘热薰咬伤处，待水微温时洗伤肿处五至十分钟。

外擦药：魔芋块（根）四钱，雄黄一钱，混合研末。伤肿处薰洗后，将外擦药与米酒（1：31）调匀擦肿胀处（不擦溃口）每日二至三次。

收口药：生肌拔毒散（中成药）五分，魔芋粉二钱，雄黄二分，混合研末。溃烂伤口洗净后，将收口药撒于溃口，再用细生石膏粉调菜油，做成饼状（中间留小孔，以利毒液排出）盖于溃疡面，用纱布包扎，每日换药一次。

病例：计××，女，五十岁，景市红卫公社人，六五年五月二十八日采茶时被五步蛇咬伤右足外踝上方（蛇被打死），十一小时后蛇医赶到救治，患者昏迷，全身满佈紫斑，伤肢有三至十一公分直径的血泡十二个，全身厥冷，牙关紧闭，脉搏微

34

弱，呈严重中毒性休克，当即撬开牙关，灌入内服药二錢，每二至三小时灌服一次，同时薰洗和外擦蛇药，约六小时后，病人甦醒。以后每天按二号所述方法治疗，经二十八天痊癒。

（红卫公社）

★★景德镇三号蛇药

内服药：耳叶牛皮消二斤，王瓜一斤，蜈蚣二百条，甲珠二百片，天冬二斤，黄连一斤，黄柏一斤，黄苓一斤，青木香一斤，土木香一斤，白芷一斤，野菊花十斤，金银花十斤，麦冬二斤。

制法：耳叶牛皮消、王瓜、蜈蚣、甲珠、青木香、土木香、白芷、黄连、黄柏、黄苓烘干后共研细末。野菊花、金银花、天冬、麦冬共煎汁浓缩成膏状，和上述药末，再行干燥研成细末或水泛为丸。

用法：每次服二錢，每日三至四次，儿童酌减，症状严重者，药量加倍。

漫洗药：山葡萄根皮60%，狗脊

35

某德镇蛇药三号疗效

毒蛇种类	病例数	疗效		
		痊愈	死亡	转院
五步蛇	9	5	4	
银环蛇	6	5		1
眼镜蛇	12	11	1	
竹叶青蛇	7	7		
腹蛇	185	184	1	
合计	219	212	6	1
百分率		96.8	2.78	0.42

36

40％，以上两药共捣烂置于三倍冷开水中揉搓出汁，纱布过沪，将伤肢浸入药液中，或用纱布浸药液湿敷患处。

外敷药：山葡萄根、皮，晒干研末，同时取适量以冷水（冷水中加20％醋）调药成糊状，外敷伤口周围及肿胀处，每日二至三次。

溃疡药：陈矿灰一两，白芷一两，黄柏一两，炉甘石一两，红升丹五錢，轻粉五錢，血竭一两，冰片五錢，龙骨三两，黄腊四錢，共研极细末，先将伤口用"浸洗药"洗净，后用"溃疡药"撒于溃疡面，令其暴露，日行一至二次。

病例：陈××，男，四十五岁，农民，六六年七月二十四日晚被银环蛇咬伤左足内踝部，疼痛甚剧，次晨觉胸闷，呼吸困难，恶心呕吐，肩臂与胸甚肿，局部皮肤发黑。即以鹅掌金星、半边莲煎水乘热冲洗，用三号蛇药八錢，分二次内服，继后每四小时服药一次，并用蛇药三号溶

37

1949

新 中 国
地 方 中 草 药
文 献 研 究
(1949—1979年)

1979

化调成膏状外敷，病情日渐好转，经治疗五天，痊瘉出院。（此方即原景德镇蛇药）

（人民中医院）

飞天蜈蚣✳一錢，土地蚕✳三錢，麦斛二錢，石皮生✳四錢。

将上药共研细末。

內服每日一至二次，严重三次，每次一錢。伤口外敷。

疗效良好。

典型病例：齐献根，男性，三十九岁，瓷土厂三宝车间工人。在一九六九年八月十一日上午九时，在野外茅棚码碡，被毒蛇咬伤左手中指及无名指，有三个齿痕，当时伤口出血，紫黑肿胀，剧烈疼痛，肿胀、疼痛延至左胸骨乳房上，並起一肿块，腋窝淋巴结肿大，双眼红肿胀痛，视物模糊，剧烈头痛，头昏，说话不清，高烧达四十多度（撮氏），恶心，呕吐，鼻

38

孔出血，左手五个指头出血，继而出现昏迷，经当地用草药治疗，病情愈加严重。当晚十二时整，给患者内服治蛇散并外敷，至三时疼痛消失，病情好转。

继续治疗十一天，即能参加劳动。继续治二十余天后伤口痊愈。

（瓷土厂卫生所）

耳叶牛皮消。

将耳叶牛皮消晒干研粉。

内服每日三次，每次三至六克，或调成软交外用。

疗效可靠。（本方亦可治疗肿毒、胃病）。

（峙滩公社）

竹叶椒。

用根煎水内服。用叶和根捣烂外敷。用叶捣烂浸水洗脚。

共治四例，疗效100％。本方主治青竹标毒蛇咬伤。

39

1949
新 中 国
地 方 中 草 药
文 献 研 究
(1949—1979年)
1979

典型病例：连福田，男性，三十七岁，住蛟潭万寿山。患者于一九七〇年六月四日被红线青竹标毒蛇咬伤右脚，经用上方，二、三次痊愈。

（蛟潭公社）

大青、水龙骨。

将上药鲜根煎水或磨出汁水内服。用鲜叶捣烂外敷及洗伤口，水龙骨根捣烂外敷。

本方治三例，疗效100%。本方主治五步龙毒蛇咬伤。

典型病例：张光珏，男性，二十七岁，现住蛟潭公社畜牧场。于六九年七月因捉田鸡，被五步龙毒蛇咬伤右脚，经用上药治疗痊愈。

（蛟潭公社）

茜草三分，滴水珠一分半，万年青三分，耳叶牛皮消三分，黄独六分，八角莲三分。

以上药共研细末。

40

內服每日二次，每次三錢，用醋一两调服。

本方主治五步龙毒蛇咬伤。

（西湖公社）

外敷药：鱼腥草、杠板归、星宿菜、藋草。

冲洗药：阴行草、白马骨、柳叶白前、蛇葡萄。

内服药：八角莲三錢，七叶一枝花三錢，耳叶牛皮消三錢，粉防杞三錢，柳叶白前二錢，白马骨三錢。

本方治疗二百余例，疗效可靠。

典型病例：李××，女性，四十八岁，住古田大队白虎湾。患者一次因外出劳动不慎被五步蛇咬伤右手，当时患肢急剧肿胀，创口周围皮肤有多数血泡，疼痛难忍，头昏，眼花，吐血不止（齿龈多量出血），经用上方治疗，三天后病情大大改善，七天后完全痊愈。

本方配用黄柏和防风疗效更好。

41

1949

新 中 国
地 方 中 草 药
文 献 研 究
(1949—1979年)

1979

（南安公社）

百部（根），口服鲜根三钱至五钱，並另用鲜根适量捣烂外敷，内服、外敷均每日一次。

曾治愈三十例，近又治愈一例。

病例：汪玉莲，女，五十五岁，瑶里生产队人，七〇年四日一日被五步蛇咬伤右手，三小时后肿至右肘关节，皮下有瘀斑，头昏眼花，用上药四天消肿，八天全愈。

（瑶里公社）

1，**内服药处方**（草）：春夏青✳六钱五分，野萝卜荣✳二钱七分，主筋籐✳六钱五分，踏地青苴✳三分，共研末，服时要以药粉煎水30分钟，每日服二次。

2，**内服药引**：先服生荣油四两，以鎮心脏，保持毒不攻心，再服上药。

3，**外敷药**（草）：野介荣✳三钱四分，凤尾草一钱七分，春夏青✳六钱四分，田边菊✳四钱七分，大红袍✳三钱六

42

分。

4，**中药内服药**：广木香、青木香、山羊血、明雄、白及、蝉退、全蝎、苍术、蜈蚣、沉香炮制而成，用水酒调服，每次服三钱，药渣擦患处，重者三服即愈。

治疗三十例左右，无一例残废或死亡，疗效100%

（江村公社）

兔耳伞（根）、凤尾草。

将上药晒干备用。

兔耳伞主根3——4个内服，每日3——4次。

兔耳伞（须根）捣烂外敷，敷前用凤尾草煎水外洗。

治愈三十例。

典型病例：

张喜云，男，三十五岁，瑶里梅岭大队人，六九年八月傍晚被五步龙咬伤右无名指第一节，肿痛，流血不止，用上药二天即愈。

43

1949

新 中 国
地 方 中 草 药
文 献 研 究
(1949—1979年)

1979

（瑶里公社）

射干四錢，臭牡丹四錢，一枝花※三錢，石韦一錢，鱼腥草二錢，

将上药洗凈用根煎水，冷后服、洗。

每日服一剂，煎二次，每剂煎出的水服三分之二，另三分之一洗患部，加金线吊蛤蟆※磨浆外敷。

治十余名，疗效95%。

典型病例：

将三荣，男，二十四岁，蛟潭大队鉄炉生产队人，于一九六六年八月收工回家，路上被麻七寸毒蛇咬伤右脚，用上药四剂痊愈。

（蛟潭公社）

口服草药：滴水珠数粒。

洗剂：天门冬适量。

外敷药：水浮小青※、鬼打伞※、金线草、虎耳草。

主治五步蛇咬伤。

典型病例：

44

汪南就，男，二十五岁，瑶里人，于一九六六年在田间劳动，不慎被蛇咬伤左脚背部及小足指头外侧，立即请当地草医治疗，诊断为五步龙咬伤，内服、外敷草药保证了病情未发展，于两天后到我处求医，用上药治疗痊愈。

（宇宙瓷厂卫生所）

黄莲三錢，白芷五錢，五灵脂六錢，乳香三錢，没药三錢，百部八錢，雄黄五錢，沉香三錢，天花粉五錢，共研末。

内服每日二次，每次2——3錢，用米酒或白酒送服。

主治五步龙咬伤。

（西湖公社）

天南星（根）、茜草（稍）、算盘子（根）、杠板归（稍）、臭牡丹（稍）。

用上药捣烂。一半放入水內洗伤口，一半外敷。（与內服药相配）。

共治十二例，疗效满意。

典型病例：王森胜，男，三十岁，住

45

1949
新 中 国
地 方 中 草 药
文 献 研 究
(1949—1979年)
1979

柘坪大队，患者晚上有事外出，在家门口被五步龙咬伤右脚踝关节上一寸左右，（毒蛇当場打死，蛇长约2尺余）被咬后局部红肿，起血泡，用药3——4天消肿，一周后痊癒。

主治五步龙咬伤。

（西湖公社）

八角莲、七叶一枝花、王瓜、白木香、耳叶牛皮消，以上为口服药。洗淨、晒干研细末口服。

外洗药：臭牡丹、陈茶叶。

外敷药：半边莲、虎耳草、六月雪、积雪草、犁头草、研末或鲜药捣烂外敷。

病例：李国如，男，四十岁，峙滩公社清溪大队人。一九六九年八月间，一黄昏被五步蛇咬伤左脚跟，当时肿到膝部，口吐黑色液，颈部肿大、伴喉口有压迫感，说话困难，用上药內服、外洗、外敷配合治疗，一个月痊癒。（本病例因颈部肿曾加土牛夕、瓜子金作开喉用）。

46

主治五步龙咬伤。

（兴田公社）

耳叶牛皮消一斤，黄独二斤，八角莲二两，七叶一枝花二两，雄黄粉一两。

将上药共研细末。

内服适量，外敷石菖蒲一两，算盘子二两，雄黄一錢。

疗效良好。已治愈五例。

（兴田公社）

毒 虫 咬 伤

黄独（鲜）二两，蜈蚣二条，雄黄五錢，95％酒精适量。将黄独洗净切片，雄黄研末，蜈蚣阴干浸于酒精中40天，备用。用时外擦患处即可。

病例：益××，在七〇年六月间被毒虫咬伤脚背，肿胀很大，行走不便，经擦药二次痊愈。

治愈率达75％。

47

1949
新 中 国
地 方 中 草 药
文 献 研 究
(1949—1979年)
1979

本方亦可治一般蛇伤。

（国营江西无线电厂卫生所）

黄独、鹅掌金星、耳叶牛皮消。

将上药研细末。

内服每日三次，每服二钱五分至三钱，冷开水冲服。治愈八例，疗效70％。

本方治蛇伤亦有效。

（罗家农场）

48

常见急症处理部份

高　　烧

鸭跖草五錢，瓜子金三錢，粉防杞五分。

水煎服，每日一剂。曾治疗十余例，均愈。

病例：庄和弟，女，四十五岁，庄湾洋港人。高烧、头痛三天入院就诊，检查白血球总数12600，中性84%。经此方治疗三剂卽愈。

（鹅湖公社）

仙鹤草五錢，灯草数根，水煎內服。每日一剂、分二次服。一般一剂卽愈。

（红源公社）

沙氏鹿茸草一两，煎水服1——2

49.

1949
新 中 国
地方中草药
文 献 研 究
(1949—1979年)
1979

次。

病例：患儿甘家栋，男，七岁，杨家坂小学，感冒发烧39度。服本药一次退至38.5度，服第二次退至正常。

（九龙山茶場）

有角乌蔹莓晒干研末，每服二錢（鲜者服五錢）。

共治疗三十例，疗效达70％。

（枫树山林場）

有角乌蔹莓3——5个，冷水丹米五錢，加水四倍熬煎浓缩。每服30毫升。治疗十三例，全愈十一例。

（红卫公社）

石金子米晒干研末。按每公斤三毫克计算服药，治癒率达95％。

（庄湾公社）

内　出　血

旱莲草二两，雪见草二两，仙鹤草二

两，侧柏（叶）五錢。

均用鲜草，干品减半。用精猪肉半斤燉服，服湯食肉，疗效很好。

对咳血、吐血、鼻血、便血均有滿意效果。

（新华瓷厂卫生所）

老虎须 ☀ 五錢。用鲜（干根亦可）根洗淨加猪肉适量，燉服，日一剂。治癒率达90％。

病例：贾加田，瑶里生产队人，男，三十岁，患肺结核，一九六九年下半年咳血月余，经各种中、西药治疗无效，服上药二剂即癒。

本药可治一切內出血。

（瑶里公社）

大蓟。

将大蓟全草洗淨，晒干研末备用。每日三次，每次五克。

本方治疗二例胃出血均痊癒。

典型病例：彭仕利，男，二十一岁，江

51

1949
新 中 国
地方中草药
文 献 研 究
(1949—1979年)
1979

……村公社柏林大队人，患者于七〇年三月十八日夜晚因呕血、便血一天入院，出血量达四百毫升，以往有溃疡病史，胃出血史。检查：患者面色苍白，重病容，脉细缓，血压180／60mmHG，经内服大蓟粉五克，每日三次，三天后出血停止，大便转黄色，住院十天，痊愈出院。

本方可治其它内出血。

（江村公社）

★鱼腥草。

将鱼腥草晒干研末。

内服，每次三至五克，每日三次，或用鲜品二两煎服。

共治二十五例，效果98％。

典型病例：朱启发，男性，四十二岁，安徽人，住明溪栏河坝。患者肺结核多年，近五年经常反复咯血。今年四月因大咯血住院，经用脑垂体、仙鹤草、安络血等治疗数日均无效。经用鱼腥草煎服，第二日血量大减，第三日血止，一周后出院。

52

（峙滩公社）

草药治疗肺结核咯血

（一）关公须一两，猪肉二两，加水300毫升，燉半小时去渣分二次服。

（二）关公须加水300毫升煎至200毫升，分二次服，早晚各一，服至痰血消失，再服3～5天作为巩固疗效。

四个月来我们共治疗各型肺结核咯血六十例，疗效较过去各种止血剂为满意。

以上两种服药方法以（一）方疗效显著，但为了便于广泛应用，我们对95%以上咯血病人采用（二）方，亦显示了良好的疗效，无任何不良反应。

典型病例：

刘积善，男，三十五岁，波阳荷塘公社，贫农社员，住院号29695。

患者肺结核二年，大量咯血三天，1970年2月6日上午八时三十五分急诊入院

入院所见：重病容，面色苍白，呈严重失血外貌，表情衰弱无力，胸廓对称，

53

1949
新中国
地方中草药
文献研究
(1949—1979年)
1979

发育良好，除右上肺呼吸音减低并有湿啰音外，其他无阳性体征可见，血压110／70mmHG。诊断：右侧肺结核。

入院后给10％葡萄糖500毫升内加脑垂体后叶素10单位点滴，咯血未止，后给输同型血300毫升，仍每天反复咯血2——3次，多时达4次，每天失血量600～800毫升。虽脑垂体滴入为每天常规用药亦不能减少咯血量和咯血次数。除每天给点滴外，均从静脉推注2～3次，反复输血均无法控制咯血。故于二月十二日，经施行人工气腹一次，注射量1600毫升，但患者仍每天大量咯血2～3次，每次咯血量200～300毫升左右。

患者入院后经过十四天积极治疗，采取了各种止血措施，均未能控制其反复大量咯血。

于二月十九日晚，经用关公须一两，加猪肉二两炖服，自从服草药后再未出现大口咯血，次日一天咯血量不到100毫升，

54

从此每天给服两次，略血一天较一天少，一星期后痰血消失，病者下床在室内活动亦再未出现略血。

X光胸透: 右上、中肺结核空洞形成。

（人民卫生院）

山鸡椒二錢，马兰一錢，扁柏二錢，白茅一錢，牛夕三錢，枇杷(叶)五分，山栀（根）一錢五分，山楂（根）二錢，

水煎服，红糖为引内服。

本方可治吐血，鼻出血，疗效可靠。

（庄湾公社）

中暑腹痛、痧斑

木防己（根）炒焦研末，成人服每次三錢，小儿酌减，水酒同煎，红糖为引。

病例: 邵荣花，女，三十八岁，红源大队社员，腹痛伴呕吐，剧痛时头部出汗，服上药两次即愈。

（红源公社）

55

1949

新 中 国
地方中草药
文 献 研 究
(1949—1979年)

1979

青木香、粉防杞。

取上药根研末。冷开水冲服。

共治三十例。疗效95％。

（罗家农場）

盘柱南五味子一錢五分，星宿荣一錢
五分，仙鹤草一錢五分，黄毛耳草一
錢，土地磨针米一錢，麦冬一錢，乌药一
錢五分，石松二分，枫树（根）一錢五
分，白马骨一錢。

水煎服，每剂煎二次，分两次服，每
天服一剂。

呕吐者加樟树根一錢五分，疗效达
90％。

（庄湾公社）

中 毒

乌韭。

煎水内服。

主治食物中毒，药物中毒。

典型病例：胡××，男性，二十三岁，体温三九度（摄氏），解水样便，一日十余次，腹痛，疲倦无力，经用磺胺脒，氯霉素等症状不见好转。经用乌韭煎水内服，当日痊愈。

（八九七厂卫生所）

57

1949

新中国
地方中草药
文献研究
(1949—1979年)

1979

內科部分

感冒

白马骨、凤尾草、筋骨草等量。

煎水浓缩，成人每次10——20毫升，每日二次。

本方治愈二百例感冒。

典型病例：方昌华，男，成人，古城大队人，患者畏寒、发热、咳嗽、全身不适已三天，体温三十九度五（摄氏），服上药二天痊愈。

（意成公社）

青蒿一两五钱，马尾松（松针）一两五钱，甘草五钱，水煎取汁一小碗，每剂煎两次，每日服一剂。重者服二剂。

（人民中医院）

棉毛悬勾子、灯心草、抱石莲、各一

58.

斤。将上药加4000毫升水煎至2000毫升，每日两次，每次內服50毫升。

共治五十例，疗效达75%以上。

（国营江西无线电厂卫生所）

棉花旋复花（根）三两，前胡六两。

共研细末，加红糖为糖丸，每丸一錢。成年人每日两次，每次二錢，小儿酌减，效果较好，1——4剂卽愈。

（红源公社）

凤尾草（全草）一两，棉毛旋复花（根）一两。

以上药水煎，头、二煎分服。成人每日一剂，小儿用量酌减。

本方疗效较好。

典型病例：张平安，男性，二十八岁，洗马塘头队社员。患者畏寒、发热，全身酸痛，卧床不起，服上药两剂痊癒。

（红源公社）

筋骨草二棵，射干二小根，杜衡一小棵。

1949

新 中 国
地 方 中 草 药
文 献 研 究
(1949—1979年)

1979

以上药煎水內服，一日一剂，二次分服。

疗效良好。

典型病例：九龙山茶場杨家坂分場宣传员。感冒咳嗽一星期多，曾服信宁咳、甘草片、清炎片等药均未见好转，经服此方一剂即见好转。

（九龙山茶場）

毛大丁草二斤，瓜子金❋二两，艾叶二两。

以上药加水七斤，煎至五斤，凉后放入糖精和防腐剂备用。成人每日三次，每次三十毫升。

疗效良好。

（为民瓷厂卫生所）

上 呼 吸 道 感 染

天葵（根、茎）。

一般取八粒煎水內服（视根茎大小

60

及年龄加减）。

共治五十七例，均于服药后十二小时体温开始下降，二十四小时后体温降至正常，如合并有其它感染时需同时加用其它抗炎药物。

（人民卫生院）

马兰五錢，佛耳草五錢，车前草三錢，白前三錢，子菀三錢。

水煎服，每日一剂，分两次服，一般2——3剂卽愈。

曾治愈二百多例。

（人民中医院）

流　　感

金银花五两，连翘四两，贯众五两，甘草一两。

水煎、加水2000毫升煎成1000毫升，配适当防腐剂卽可。

每日三次，每次服10——20毫升。

61

1949

新 中 国
地方中草药
文 献 研 究
(1949—1979年)

1979

治疗十余例均有效。

（峡滩公社）

传 染 性 肝 炎

阴性草四钱，凤尾草（根）四钱，黄胆草八钱，虎刺五钱。

水煎服，取汁煮鸡蛋四个，每日一剂，两次分服，此方经门诊治疗三十例，效果显著。

病例：丁××，男，成人，朱锦大队人，食欲不振，眼黄，全身无力，不能劳动二年余，曾在本院治疗多次，未愈，服此方二剂症状消失，恢复健康。

（鹅湖公社）

马兰一两，野菠菜*二两，红老虎刺*三钱，山楂根三钱。

取上药煎水成四百毫升，二日服完，每日二次，每次一百毫升。

典型病例：周××，男，四十岁，患

62

者一九六九年十一月九日入院，当时主要症状为眼黄，尿赤，伴无力，食欲差，恶心十一天。检查发现巩膜及周身皮肤黄染，肝大八公分，有触痛，肝功能检查结果；射香草酚浊度试验十单位，流酸锌浊度试验十二单位，脑磷脂絮状试验（卄），总胆红质九至五五毫克％，谷丙转氨酶八百单位（我院正常一百单位以下），诊断：急性黄胆型肝炎，入院后先按西医保肝治疗，半个月后，症状无改善，肝功能也无明著好转，故改用草药治疗，服药后二，三天食欲增加，精神日益恢复，黄胆逐渐消退，肿大的肝脏日渐缩至肋下零点五公分，两周后黄胆全部消退，肝功能恢复正常，住院八十五天痊愈出院。

本方治疗二十三例病人中，时间最短的二十一天，最长的六十天，平均治疗时间三十天。痊愈十四例，好转六例，无效三例。

（市人民卫生院）

63

1949

新 中 国
地方中草药
文 献 研 究
(1949—1979年)

1979

乌韭。

煎水內服。

疗效满意。

典型病例：蒋××，男性，四十一岁，本处职工。患者于六九年十二月八日，因急性黄胆型肝炎住院治疗，住院检查黄胆指数二十五单位，GPT四百八十二单位。经服用乌韭，八天后黄胆指数降为十八单位，二十天后黄胆指数恢复正常，临床症状大有好转。

（三十一工程处医院）

阴行草（根）一至二两。

取阴行草鲜根煎水內服，每日二次。

疗效良好。

（枫树山林場）

胡颓子二錢，乌饭树（子）四錢。

煎水內服。每次服三錢，每日二次，早晚各一。

此方疗效显著。

典型病例：吳祖德，男性，十八岁，

64

西溪大队人。患者发病前十天疲倦无力，食慾减退，腹胀、厌油，以后全身黄染，右季肋部疼痛，肝肿大三公分，发病一周后用药，经服药三天后，精神比前进步，饮食增加，黄胆逐渐减退，五、六天后黄胆消失，肝未触及。

（西湖公社）

胡颓子（根）一两，马兰一两。

上药水煎内服。白糖为引，每日一剂，两次分服。

此方共治十五例，疗效均佳。

典型病例：陈月林，男性，三十五岁，本公社天宝大队社员。患者腹胀，右季肋部胀痛，食慾不振，全身无力一月余。检查发现巩膜黄染（卅），肝大一指半，压痛（卅），尿三胆阳性。经用此方，症状消失，肝脏恢复正常大小，尿三胆阴性。

（鹅湖公社）

阴行草一两，山栀三钱，虎刺三钱，

65

1949

新 中 国
地方中草药
文 献 研 究
(1949—1979年)

1979

乌药一錢五分，红梗草※三錢，车前草五錢。

水煎服，六至十八剂即愈。

治疗十四例，疗效100%。

忌：鱼、肉、腥、辛、辣、酒。

（南安公社）

阴行草一两，白马骨二錢，山栀（根）五錢，小蓟（根）三錢，车前草三錢。

以上药煎水內服。

（电瓷厂卫生所）

阴行草一两，凤尾草五錢，山栀五錢车前草五錢，蛇葡萄五錢。

水煎服，每日一剂，每天服两次。

本方能迅速消除症状，效果满意。

（人民中医院）

山栀（根二层皮）三两。

洗淨切碎，用母鸡一只剖淨后，将药包入鸡腹中煮熟后，去渣食鸡喝湯。

疗效很好。

66

典型病例：严金妹，男性，二十四岁，波阳人，患者全身发黄，眼珠黄染兼浮肿，在波阳住院治疗四个月未愈，用上方三剂痊愈。

（红源公社）

阴行草一两，车前草五钱至一两，金钱草一两。

水煎服。

说明：1、黄疸型或无黄疸型均有效。

2、已治十余例，疗效达90％。

（新平公社）

虎刺一两，抱石莲五钱，川谷（仁）一两。

水煎服，白糖为引。

上药对黄疸性和无疸性肝炎均有效，已治愈二例。

（新平公社）

阴行草一两，马兰一两，积雪草一两，虎刺一两，紫金标（紫薇）一两。

水煎服，日一剂，分两次服。

67

1949

新 中 国
地方中草药
文 献 研 究
(1949—1979年)

1979

轻者五剂，重者半月可癒，治癒八例。

（三龙公社）

胡颓子二錢，乌饭树（子）四錢，红枣三个，生姜三片，洗净晒干研末，每日两次，早晚服，每次五錢。

共治癒十三例，均七至十天痊癒，疗效100％。

病例：汪心恆，男，八岁，住西溪大队，起病时畏寒发热，厌油，食慾差，腹胀，小便发黄，巩膜黄染，右季肋部疼痛，肝肿大约三点五公分，发病后六至七天服药，三至四天黄疸消退，食慾增加，右季肋疼痛消失，四至五天触诊，肝未触及。

（西湖公社）

痢　　疾

★★梅竹合剂治疗菌痢、肠炎

鲜杨梅树（皮、叶）一两，鲜南天。

68

疗效观察

病名	总数	病程	痊愈 门诊	住院	合计	%	好转 门诊	住院	合计	%
肠炎	75	1月以内二十三例 1—3月以内十九例 3—5月以内二十一例 6—7月以内十二例	48	14	62	82%	12	1	13	18%
慢性菌痢	25	一年以内九例 2—4月以内五例 一月以内十一例	11	9	20	80%	4	1	5	20%

69

1949

新　中　国
地方中草药
文　献　研　究
(1949—1979年)

1979

竹五錢，桔子皮一錢半。

将上药切碎，共放入砂锅内加水四百毫升，煎至二百毫升，泸出后药渣再加水三百毫升，煎至一百毫升，两次泸出液混合为一日量。一天三次，每次一百毫升。

典型病例：邢××，男性，三十二岁，下放干部，患者主诉近一年来，反复间断性下腹部不适，胀痛，便前加重，排便后疼痛减轻，大便红、白脓性分泌物，曾屡用合、氯、链、金霉素等治疗均未奏效，既往健康。检查在脐周有轻度压痛，粪便呈脓血样，脓球(卅)，红血球(卅)，培养福氏杆菌（＋）。入院后当即给予梅竹合剂二十毫升，每日三次，经过八天治疗，大便转归正常，培养阴性，痊愈出院，后访无复发。

本方自七〇年一月至七月共治疗一百余例，其中慢性菌痢二十五例，慢性肠炎七十五例。女性十一例，男性八十九例，最小年龄五岁，最大年龄四十八岁，平均

7.0

治疗长达十三天，短者四天。本方经抑菌试验证实对福氏痢疾干菌高度敏感。

（三十一工程处职工医院）

仙鹤草（干的一两，鲜的二两）。

取全草煎水内服，每日二次。

共治一百二十四例，有特效。

典型病例：苏××，男，四十岁，本场干部，患者五八年患阿米巴痢疾，反复大便脓血，经中西药治疗无效，去年十月来我处治疗，经服此方三剂痊愈。

71

1949
新 中 国
地 方 中 草 药
文 献 研 究
(1949—1979年)
1979

疗效观察

病名＼疗效	总数	二天痊癒	三天痊癒	三天痊癒	四天痊癒	备註
慢性阿米巴痢疾	2	0	1	1	0	每天服药一剂
急性阿米巴痢疾	1	0	1	0	0	〃
慢性菌痢	3	1	2	2	2	〃
急性菌痢	18	7	7	3	0	〃
肠炎	100	51	36	3	0	〃
小计	124	59	47	6	2	〃

（枫树山林场）

72

铁苋、金锦香。

以上药等量研末，压片。一日三次，一次十片。

汤剂治疗十六例，一般二剂痊愈。片剂治疗二例（小孩）二天痊愈。本方亦可治阿米巴痢疾。

（庄湾公社）

辣蓼（全草）。

上药洗净晒干以后研细末装入胶囊，每日三次，每次四粒（约一錢），效良好。

（人民卫生院）

垂盆草。

水煎服，每日一剂，每剂一两，赤痢加红糖，白痢加白糖为引内服。

共治七例均有效。本方外敷亦可治疗无名肿毒。

典型病例：张××，男性，二十二岁，峙滩中学学生，一日突感腹痛，水样大便，内带有白色粘液，一天十余次，经

73

1949

新 中 国
地方中草药
文 献 研 究
(1949—1979年)

1979

服垂盆草一剂症状改善，二剂痊愈。

（峙滩公社）

马鞭草。

以马鞭草煎水代茶饮。赤痢加白糖，白痢加红糖。

共治四十二例，疗效显著。

（罗家农场）

疟　　疾

毛茛、铁苋、凡士林。

将毛茛晒干研末，加适量凡士林，热火口调匀，备用。用时将铁苋一至二粒捣烂同敷大椎穴。

治疗近二十例，一次就愈，有四例未放铁苋疗效不佳。

典型病例：王××，女性，成年，临床诊断疟疾，贴交药一次即愈。

（庄湾公社）

野菊花（梢）七只，採搓成条状，塞

74

鼻，男左女右，发作前一至二小时用，效果很好。

（红源公社）

七叶黄荆（叶）二两，捣烂成团，外敷脉门，男左女右，发作前用。

（红源公社）

四叶对x（根）。

取根洗净晒干备用。每次用干根一斤，加水四千毫升，文火煎至二千毫升。每日二次，每次五十毫升。于疟疾发作前一天服，共服一至二天即愈。（小儿减半）。干根每日一个，水煎服亦可。

服此药多数患者疟疾发作停止，无反应。部分患者服药后可能发作一次较剧，但再服一天亦即愈。

病例：沈××，男，成，蛟潭粮站职工，因隔日寒战、高热，热退大汗，共发作两次，检查为间日疟疾，服本药一天即愈。

（蛟坛公社）

蛇蕨其x（梢）七只，搓揉成条状塞鼻，

1949

新　中　国
地方中草药
文　献　研　究
(1949—1979年)

1979

男左女右，发作前三小时用，效果可靠。

（红源公社）

茅膏菜。

捣烂，畏寒、发烧前一小时将药敷于七至八胸椎间，三小时后取下。

共治四例，全部治愈。

典型病例：陈林财，男，三十七岁，宇宙瓷厂干部，于今年六月二日，畏寒、发烧、出汗、间日一次，于第二次后用茅膏菜四粒捣烂，在发作前两小时敷于背部七至八胸椎间，三小时后取下，一次痊愈。

（宇宙瓷厂卫生所）

内服草药：七叶黄荆（根）五錢，马鞭草一两，银线草（全草）两棵，发作前一小时煎水服。

外敷药：毛茛二个根，共揭烂敷足脉，男左女右，外敷不可超过半小时。

共治疗十二例，疗效百分之九十五。

（新华瓷厂卫生所）

灯芯草。

76

灯芯草（根）五錢煎水，于发作前二、三小时加少量的白糖，空腹顿服。

共治三十五例，疗效百分之百，一次痊愈百分之八十，二次痊愈百分之二十。

典型病例：毛桂花，女，四十二岁，西湖大队人，患者恶寒、高热，退热后大汗点滴，隔天发作一次，共发作四次，服本药两次痊愈。

（西湖公社）

通草五錢，槟榔三錢，甘草二錢。

水煎服，日一剂，疗效显著，曾治愈二百一十五例。

（南安公社）

瓜子金（根）一两。

水煎服，发作前二小时服。

（为民瓷厂卫生所）

鈎端螺旋体病

马加薪（菝葜）二两，野南瓜（算盘

77

1949

新 中 国
地 方 中 草 药
文 献 研 究
(1949—1979年)

1979

子）一两半，黄荆四錢。

上述三种药均用根，洗淨后用红糖炒，然后放水三市斤煎成一百毫升，每日两次，每次一百毫升。

轻症三包，重者十二包。

南安公社卫生院已治癒钩端螺旋体病一例。

（南安公社）

蛔 虫 症

★驱蛔丸：苦楝树（根內皮粉）壹斤，乌梅四两。

取苦楝树根皮洗淨去粗皮，干燥研成细粉末。乌梅煎水浓缩，将苦楝树根皮粉，与乌梅液水泛为丸。成人每天一次，每次三錢，连服两天，小儿酌减。

本方治疗二百三十例，有效率百分之九十八。

典型病例：宁×、男，九岁，因腹痛

来院诊治，经检查，诊断为肠蛔虫病，服上药二次，驱出蛔虫五十来条，症状消失。

（南安公社）

苦楝（根皮）一两。

取苦楝树根皮，切细作为煎剂，每剂煎取药汁一小碗。成人作一次服，小儿随年龄减量。

凡有蛔虫病的人，只要服本方一剂即可下虫数十条。此方亦可驱寸白虫（即蛲虫）。

典型病例：张××，男，八岁，住本市旧城西门小队。患儿经常腹痛，反复发作，面黄肌瘦，鼻痒，唇生小点，诊断为蛔虫症，用本方减半用量，服一剂后下虫五十余条，诸症消失。

（市中医院）

苦楝树（根内皮）三钱，百部二钱。

加水四倍浓缩加糖。大人六十毫升，小儿四十毫升，早晚各服一次。

79

1949

新 中 国
地方中草药
文 献 研 究
(1949—1979年)

1979

共治四十余例，疗效百分之九十五。

典型病例：冯仙花，女，十三岁，阵发性腹痛，拉蛔虫，低热。检查腹壁柔软，脐周围压痛。经服上药后即日下午，大便蛔虫七条，第二、三天各排出蛔虫二十至三十条，痛止痊愈出院。

（红卫公社）

胆 道 蛔 虫 症

苦楝树(根内皮)三钱，川扑三钱，茵陈四钱，山栀二钱，乌药三钱，积雪草四钱。

将上药加水四倍煎至八十毫升，每日二次，用延胡末送服。

典型病例：冯尖女，男，成，红卫公社人。七〇年五月，上腹阵发性剧痛，呕虫，发热三十九度七（摄氏），西药抗炎、解痉，止痛多天无效。服上药半小时后痛止，大便蛔虫七条，第二天痊愈出

80

院。

（红卫公社）

肺 结 核

百部三錢，金樱子三錢，麦冬二錢，鱼腥草四錢。

以上药加四倍水煎浓缩，白糖为引內服，每日三次，每次十毫升。

共治八例，全部有效。

典型病例：村新民，男，四十六岁，经公桥茶场人，患肺结核，近一月余潮热、气急、咯浓痰，晚间不能入睡，经西药治疗半个月未能控制症状，服上方三天后症状缓解，七天热退，食慾增加，晚能入睡。病情好转。

（红卫公社）

抱石莲一两，水龙骨五錢。

以上药水煎內服，每日二次。

共治二十一例，十九例有退热作用。

8

1949
新　中　国
地 方 中 草 药
文 献 研 究
(1949—1979年)
1979

典型病例： 王成生，男，二十五岁，九龙山茶场职工。患者持续发热半月余，热度在三十八度五至四十度五之间（摄氏），极度衰弱。临床初步诊断伤寒，粟粒性肺结核，服西药十余天无效。用上方治疗，第三天体温完全恢复正常，未再发热。

（红卫公社）

★肉桂丸治气喘

肉桂三两，大皂角炭三两，炮姜炭三两。

共研细末，炼蜜为丸。

每日服二钱，分三次服。

主治：咳嗽气喘，畏寒，饮食减退。

共治疗三百一十八例，有效率达百分之九十。

典型病例：

胡××，女，五十五岁，住景市小南门头四十二。患者咳嗽气逼，冷天即发，

82

历时十余年，脉缓舌苔白，属寒喘，服肉桂丸十四日，每日服一钱半，分三次服，咳嗽、气逼消失。

（人民中医院）

支 气 管 炎

蔓龙胆（干）半斤。

将蔓龙胆（干）半斤，水煎成九百毫升，加单糖浆100毫升，每日三次，每次十毫升至十五毫升内服。

共治疗十余例，均有效。

（峙滩公社）

百部。

百部根切碎煎水内服，每天二次，每次五钱至一两，红糖为引。

本方对一般干性咳嗽、百日咳特效。共治三十五例，疗效均佳。

（罗家农场）

冬桑叶六两，佛耳草半斤，麦冬四

83

1949

新 中 国
地 方 中 草 药
文 献 研 究
(1949—1979年)

1979

两，百部半斤，法半夏二两。

以上药加水五斤，煎至二斤半，加红糖半斤，防腐剂适量，备用。成人每日三次，每次十至二十毫升，小孩酌减。

本方亦可治疗外感咳嗽，百日咳。疗效较好。

典型病例：俞车成，男，三十岁，下放干部，患者急性气管炎，咳嗽甚剧，咯粘稠痰甚多，服上药一次后咳嗽顿减，两天后痊愈。

（红源公社）

百部五斤，白糖二斤半。

水煎。加水六千毫升煎熬至一千毫升，加糖捣拌成膏即得，一日三次，每次五至十毫升。

治疗十余例有效。

本药可治肺痨咳嗽，驱虫。

（峙滩公社）

麦冬二钱，积雪草二钱，枇杷叶二钱，车前草二钱。

84

上药麦冬取膨大肉质根，枇杷叶需刷尽毛，车前草、积雪草用全草。各取一斤，加水五千毫升，煎至二千五百毫升加苯甲酸钠防腐备用。每日三次，每次十毫升，治疗十余例有效。

（蛟潭公社）

百部二两，桔梗二两，枇杷叶（去毛）三两，氯化铵三十克，甘草流浸交二百毫升。

将百部、桔梗、枇杷叶放入砂锅加水一千五百毫升，煎至八百毫升，再加氯化铵、甘草流浸交。每日三次。每次十至十五毫升。

此方疗效良好。

（九龙山茶场）

南杏仁三钱，桔梗一钱五分，陈皮一钱，七叶一枝花一钱，银花三钱，连召二钱。

加水四倍熬煎，加糖为引。每日三次，每次十毫升。

85

1949
新中国
地方中草药
文献研究
(1949—1979年)
1979

治疗十例，有效九例。

（红卫公社）

大 叶 性 肺 炎

★清热利肺汤治大叶性肺炎

鱼腥草（鲜）、小叶对口莲**（鲜）各三两。

将上药煎水內服。每日一剂，分二次內服。

本方治疗大叶性肺炎二十例，疗效百分之七十五。

（市人民卫生院）

抱石莲（全草），水煎服，每日二次，每次一两——二两。具特效。

病例：汪次恭。男，四十岁，兴田坑口大队人，农民。于今年三月十五日晚上突然畏寒，高烧，头痛，全身不适，似重感，用磺胺及安基比林二天后，热度继续上

86

升达三十九度七(摄氏)，伴咳嗽，胸痛、胸闷，两肺均有干、湿性啰音，后用链霉素仍未好转，改服中药亦未好转，试用本药每次一两半，三天即愈。

（兴田公社）

附子理中汤：党参五钱，干姜一钱，炒白术二钱，白付片二钱，甘草三钱，肉桂八分。

生脉散：党参五钱，麦冬三钱，五味子二钱。

水煎服。

病例：李××，女，四十三岁，贫农，桥溪大队人。七〇年三月急诊入院，发烧咳嗽，十多小时无尿，左肺有湿性啰音，脉搏测不到，血压%毫米水银柱，白血球增高，胸透确诊为大叶性肺炎。开始西药治疗十小时，仍无血压，后改用附子理中汤和生脉散，血压迅速恢复正常。

（鹅湖公社）

87

1949

新中国
地方中草药
文献研究
(1949—1979年)

1979

支气管肺炎

有角乌蔹莓一至三錢。

磨汁內服。

典型病例：吳××，男，二岁，诊断为支气管肺炎，住院使用青霉素，链霉素和四环素二天，发热不退，改用有角乌蔹莓磨汁內服后，热退痉癒出院。

（峙滩公社）

高血压

生柿油二两，干地龙二两。

将干地龙研成细末与柿油混合制成丸剂。每日三次，每次服三錢，以鲜牛夕一两，荠菜一两煎湯送下。

主治高血压出现头痛、晕眩，四肢麻木，面目赤色，大便秘结等症。本方共治二十三例，远期疗效五人，近期疗效十七

88

人，有效率百分之九十五点六。

典型病例：张××，男，六十二岁，东风瓷厂工人。患者经常头痛，眩晕，下肢麻木，脉象弦数，血压200／120mmHG，服柿油合剂五天后眩晕大减，服药十天后诸症消失，血压恢复正常。

（市中医院）

脑 溢 血

钩樟（干根）一钱，红花益母草二钱，胡颓子一钱五分，乌饭树（子）一钱，红枣七枚，干姜三片。

以上药煎水内服，每日一剂，每剂煎服二次。

共治三例，疗效显著。

典型病例：黄水娥，女，六十岁，西湖大队人。患者在河下洗衣，突然跌倒，不省人事，口角右歪，右上、下肢不能移动。血压220／130mmHG，平时经常有

1949

新 中 国
地 方 中 草 药
文 献 研 究
(1949—1979年)

1979

头昏，头痛历史。经服此方七剂治愈，半月后能参加劳动，血压恢复正常。

（西湖公社）

秦艽三錢，川芎五錢，炙甘草五錢，生地五錢，白芍五錢，熟地五錢，茯苓五錢，羌活五錢，独活五錢，白术五錢，白芷五錢，黄岭五錢，细辛一錢，石羔三錢。

以上药水煎內服，每日一剂，早晚各服一次。

疗效满意。

典型病例：石善德，男，四十二岁。患者七〇年三月二十日入院，当时临床诊断为脑溢血，左侧偏瘫（中度昏迷），经服上药四剂后，神智转清，第七天能说话，第十五天能下地走路。

最近随访，能自行调理生活，行走，左侧肢体恢复健康。血压110／80mmHG。

尚有三例同样恢复健康，疗效满意。

（兴田公社）

90

胃、十二脂肠溃疡

将苦竹笋剥去外壳，洗净凉干，切成薄片，放置缸内，苦竹笋用冷水浸漂三天，每天换水一次，然后滤去冷水，晒干（或烘干）研成细粉，每日三次，每次一钱。

（蛟潭公社）

王瓜。

将王瓜（根）研末。每日三次，每次三钱，开水冲服。

本方共治一百零三例，疗效百分之九十。

（罗家农场）

杜衡、菁木香。

以上药取根晒干研末。每次一钱，痛时开水冲服。

此方共治三例，疗效良好。

（罗家农场）

黄荆子一点五市斤，牵牛子零点五市

91

1949

新中国
地方中草药
文献研究
(1949—1979年)

1979

斤，陈皮零点一市斤，生石膏零点二市斤，干姜零点一市斤。

将上药焙干研末制成复方粉剂，一天三次，一次服复方粉剂三钱。

本方共治十八例，服药一至三天，其中十例有明显效果，八例症状未缓解。继续服药三至七天，八例中又有六例明显效果。二例继续服药十余天，有一例症状缓解。

（江村公社）

乌贼骨一钱，甘草一钱，高良姜五分，佛手片三分，广木香二分。

以上药混合研成粉末。用开水冲服，每日三次。

此方经本院治疗三十余例，临床观察，近期疗效显著，远期疗效待继续观察。

典型病例：徐福星，男性，三十一岁，俄湖商店职工，上腹疼痛反复发作，反酸，嗳气，吐酸水四年余。经两次X线钡餐透视均诊断为胃小弯溃疡。经用此方

92

后，症状消失，恢复健康。

（鹅湖公社）

青木香二钱，山楂肉二钱，樟树（根皮）二钱，乌药一钱，红梢树米（根）二钱，香附子（去毛）二钱。

上药共研末。內服。

共治八例，效果很好。

（新华瓷厂卫生所）

青木香、七叶黄荆。

以上药等量共研末压片备用。痛时服三至八片。

疗效可靠。

典型病例：鲍××，男性，八岁，胃痛甚剧，服药六片，痛止，再给十二片，治癒。

（压湾公社）

乌药四两，生香附二两，骨碎补三两。

以上药炒焦研细末备用。成人每日二次，每天一至二钱，小孩酌减。

93

1949

新 中 国
地 方 中 草 药
文 献 研 究
(1949—1979年)

1979

本方疗效显著，止痛作用优于阿托品。本方亦可治疗虫积腹痛。

典型病例：刘金才，男性，二十七岁，李家坞大队社员。患者胃气痛，五天不能进食，经服上药两次痛止，进米饭两碗。

（红源公社）

山姜五錢，辣椒（根）四錢，雷公子※四錢，乌药三錢，桔皮一錢，青木香二錢。

水煎服、每天一剂。

此方对寒性胃痛、呕吐、泛酸、胀闷、食减、效果满意。

（人民中医院）

山姜、粉防杞、各等量，洗净晒干共研细末，每日服一至三錢，每日三次。

本方适用于寒性胃痛。

（峡滩公社）

山姜，取根洗净，晒干研末或炼蜜为丸，每日二至三次，每次一錢，治疗三十

94

八例，均基本痊癒。有效率达百分之一百。

病例：候长清，男，二十二岁，瑶里梅岭大队人，反复发作上腹部疼痛九年，一受寒或累即发，服阿托品且缓解，但无法根治，服上药三天症状消失，五天痊癒，访随半年未发。

（瑶里公社）

乌贼骨三两，生甘草一两，良姜一两，香附二两，台乌二两。

将上药共研细末。

每日二次，每次三钱，

疗效：共治癒十二例，疗效百分之九十五。

典型病例：俞开明，男，四十三岁，景兴瓷厂职工。病史有六、七年，经常上腹疼痛、膨胀，吐酸水；服药两次后，胃痛未发过。

（景兴瓷厂卫生所）

青木香。

将青木香晒干研末。每日二次，每次

1949

新 中 国
地 方 中 草 药
文 献 研 究
(1949—1979年)

1979

一钱。

疗效显著。

典型病例：徐××，男，四十九岁，茶堡大队人。患者自一九五二年起，经常上腹部疼痛、反酸、嗳气、受寒则发，近来发作频繁，疼痛剧烈。经服此药，十至十五分钟疼痛即止。

（西湖公社）

细辛四分，青木香六分，良姜五分。

以上药共研末。每天二次，每次一至一钱五分。

疗效显著。

典型病例：方××，男，三十七岁，拓平大队人。患者过去有胃病史，近来复发，疼痛不止，服药十分钟疼痛停止。

（西湖公社）

七叶一枝花（根）、青木香（根）。

以上药等量烘干研细末。每日三次，每次内服一钱。

治疗二例，疗效均好。

典型病例：张莲芳，女，二十岁，勘坑庙前生产队人。因服不洁饮食上腹疼痛，恶心呕吐，服上药不久即痛止而愈。

（蛟潭公社）

山姜五份，乌药五份，青木香四份，海螵蛸五份，香附二份，七叶一枝花二分。

以上药共研末，或炼蜜为丸，每丸二钱。每日二至三次，每次二钱。

疗效百分之九十。

典型病例：何培成，男，四十六岁，罗源油棕人。患者发病十余年，经常反复发作，经服西药效果不佳。服此方近一个月，半年来未发过。

（人民卫生院）

黄荆(子)一斤半，牵牛(子)半斤，陈皮一两，干姜一两，生石膏二两。

以上药烘干研末，一天三次，一次服三钱。

治疗二十九例，服药一至三天痊愈十

97

1949

新 中 国
地方中草药
文 献 研 究
(1949—1979年)

1979

例，症状未缓解八例。服药三至七天痊愈六例，症状未缓解二例。服药七天以上痊愈二例，症状未缓解一例。

未缓解者共十一例，经继续服药十天后，又痊愈九例，无效二例。

（江村公社）

鸡蛋皮百分之五十，白及百分之三十，七叶一枝花百分之二十，共研细末。每次服一至二克，日服三次。

病例：张××，男，二十八岁，患病四年，每餐一两面或两个鸡蛋，身体极度衰弱，已五个月不能上班，透视为十二指肠溃疡，服上药一月后，自觉胃痛、吐酸水基本消失，饮食增加，恢复健康，重返生产岗位。

（三十一工程处医院）

台乌、青木香。

将上药根等量晒干研末。内服，每日三次，每次一钱，服药期间，忌辛、酸、辣、鱼腥、茶叶。

98

疗效可靠。一般胃、十二指肠溃疡内服阿托品，胃舒平，维生素优无效者，服此方则可见效。

（人民卫生院）

呃 逆

丝瓜囊三钱。

煎水内服。

治疗三例，疗效百分之百。

典型病例：张××，女，十八岁，本公社农科所职工。患者持续呃逆，曾经医院用镇静剂、冬眠灵等均无效。经内服此方两次，一小时后症状消失。

（西湖公社）

急 性 胃 、 肠 炎

★元宝草治肠炎。

元宝草（鲜）七钱至一两。

99

1949

新　中　国
地方中草药
文　献　研　究
(1949—1979年)

1979

煎水内服，每日一剂，分二次煎服。

本方经治十例，治愈率百分之百。

典型病例：陈志康，男，二十三岁，本場浮东分場职工，今年六月五日呕吐四次，腹泻十余次，伴腹痛，检查诊断为急性胃、肠炎，服二剂痊愈。

（枫树山林場）

★**乌米饭治肠炎**。

将乌米饭炒干，碾为细末，炼蜜为丸。每次服三十克，每天服三次。

本方主治肠炎，消化不良。共治十五例，均痊愈。

典型病例：李××，男，四十二岁，本单位职工，患慢性肠炎，大便脓血，一天大便四至五次，化验大便脓球（卅），红血球（十），经用合霉素，磺胺脒治疗九天，效果不佳。服用乌米饭治疗，三天好转，五天痊愈出院。

（三十一工程处医院）

★**兔耳一枝香治腹泻**

100

将兔耳一枝香煎水，每日一剂，分二次内服，每剂二至三钱，以丝毛根七节为引。

本方治疗小儿单纯性消化不良共二十五例，效果满意，部分一剂治愈，最多两剂即愈。

典型病例：程可萍，女，一岁半，瑶里公社罗源大队仁子生产队人，七〇年五月二十八日起，水样大便五天，每天七至十次，伴发热、呕吐，服兔耳一枝香三钱，有角乌蔹莓五分，一剂退热，呕吐停止，腹泻减轻，第二天单用兔耳一枝香三钱，第三天痊愈。

（瑶里公社）

雪见草二两，水线草一两。

以上药全草煎水内服，每日一剂，二次分服。

共治七例，疗效显著。

（罗家农场）

鸡蛋、生姜。

101

1949
新中国
地方中草药
文献研究
(1949—1979年)
1979

将生姜一块切碎榨汁，鸡蛋一个连壳煮熟，用生姜汁拌且黄；温开水吞服。如腹痛可将姜汁滴入肚脐。

此方亦可治菌痢，小儿消化不良，疗效可靠。

典型病例：沈桿林，男，六个月，六〇二厂家属。腹泻十八天，每天五至六次，黄绿色水样便，诊断为消化不良，经用磺胺、土霉素、四环素及其他止泻剂均无效。用此方，上午服一次，下午腹泻即止。

（蛟潭公社）

仙鹤草、马鞭草、凤尾草。

以上药等量煎水内服，每日一剂，分两次内服。

疗效百分之八十五。

典型病例：余××，男，十七岁，坑口中学学生。患者腹泻，腹痛，恶心，低热，经服此方四剂痊愈。

（庄湾公社）

叶下珠（全草），冰糖为引。

102

水煎服，每日一剂，分二次煎服。

（为民瓷厂卫生所）

鉄苋（全草）一两，白糖适量。

水煎服，本方还可治红、白痢疾。

（为民瓷厂卫生所）

星宿菜（根）三至五錢，鸭婆脚✳四棵（均用鲜草），陈大米一小撮。

上药共捣烂，加冷开水三百毫升拌磨去渣取浓汁，每日一至二剂。

病例：程双凤，女，二十八岁，罗家查家队人，妊娠五个月时，患急性胃、肠炎，上吐、下泻，服上药一剂即癒。

（红源公社）

算盘子三錢，红头绳✳二錢，乌药三錢。

水煎服，临床效果很好。

（新平公社）

慢 性 肝 炎

★★中草药治疗黄肿病

103

1949

新 中 国
地 方 中 草 药
文 献 研 究
(1949—1979年)

1979

黄疸丸一号：地龙（韭菜地的蚯蚓）九条（用酒浸死，去掉内脏，晒干研末），半边莲一两五钱，煅青矾三钱，天仙藤二钱，沉香二钱，土茵陈（叶）二钱，土狗二只（去咀、足、翅），海马一匹，四面风※一撮，乌药二钱，田七三钱，糯米一两，生香附二钱，陈皮二钱。

黄疸丸二号：苍耳（叶）一撮，制香附二钱，茵陈二钱，厚扑二钱，田三七二钱，海马一匹，地龙九条（同前方制好），四面风※一撮，半边莲一撮，小青皮二钱，全当归二钱，花太白二钱，沉香二钱，煅青矾二钱，糯米一两。

黄疸丸三号：田三七三钱，四面风※二钱，杭寸冬三钱，赤云苓五钱，沉香三钱，铁砂二两，泽泄五钱，广陈皮三钱，煅青矾三钱，红糖适量，地龙九条，半边莲一两五钱，炒只壳五钱，淮牛夕三钱，漂苍术五钱，焦查一两，花太白三钱，厚扑三钱。

104

黄疸丸四号：川木瓜三钱，红糖一两，全当归三钱，红枣一两，糯米一两，广木香三钱。

黄疸丸五号：五倍子一两，青矾三钱，糯米一两，醋神曲八两，五味子一两，红枣（去核）适量，姜汁一杯为引。

制法：共研末做丸（为梧桐子大），每次口服二钱。

典型病例：邵根富，男，二十七岁，浙江南溪人，景市合建工人。患者于五九年因发热，乏力，饮食减退，尿黄，曾在福建省某县医院住院治疗，当时诊断为传染性肝炎，住院十余天，因家庭经济困难，未经同意出院，近一年来常有鼻衄，牙出血，食慾减退，厌油食，腹胀等。当时门诊肝功能检查：射香草酚絮状（卅），射香草酚浊度七单位，硫酸锌浊度十四单位，SGPT333单位，直胆红质1.4、总胆红质2.3，诊断为慢性肝炎活动期。在市卫生院传染科住院二十七天，用保肝疗

105

1949

新 中 国
地 方 中 草 药
文 献 研 究
(1949—1979年)

1979

法，症状好转出院。

一九六八年六月十八日在江西医学院第二附属医院门诊检查，诊断：肝硬化腹水，没有治疗价值，要患者回家休息治疗。

一九六八年八月经我院草药治疗，用祕方黄疸丸一、二、三、四号，治疗一年，现已恢复健康，参加工作。

本方曾治疗黄肿病百余人，大部分是肝硬化引起的腹水，均有明显的疗效。

（竟成公社）

★草药治疗肝硬化

大麦秆0.5斤，糯米秆0.5斤，益母草三两，麦芽五錢。

用法：先将大麦秆、糯米秆以水煎取汁三碗，再入益母草、麦芽同煎取浓汁一碗即成，（如麦秆、糯米秆是陈的，可先用水浸透）。每日服一剂,重症服二剂,以十剂为一疗程,一个疗程后,症状减轻,腹水消退，两个疗程，可以巩固疗效。

106

临床资料：使用本合剂治疗肝硬化十二例，随访有效十一例，仅一例因合并有严重心脏病故无效。

病例：

金××，男，三十四岁，住景市艺术瓷厂，因患血吸虫病而致肝脾肿大，出现腹水，脉弦，舌苔腻，诊断为肝硬化腹水。用本合剂服一疗程后，腹壁松软，食慾渐增，连服二个疗程，腹水尽除，精神好转，恢复工作。

（人民中医院）

杜衡、杏香兔耳风、虎刺、阴行草、白马骨、天台乌。

以上药煎水内服。

此方治疗肝硬化三十四例，全部痊瘉。

典型病例：程××，男性，成人，住市五七农场。患者肝硬化已久，经我市中、西医多次治疗，疗效不明显。来我处就诊，经用此方患者病情很快好转，目前已

107

1949

新 中 国
地方中草药
文 献 研 究
(1949—1979年)

1979

恢复劳动能力，健康状况很好。

（南安公社）

商陆五钱至一两，雪见草五钱，小芫花五钱，大麦二钱，川楝子二钱，胡芦巴二钱，二丑二钱，山楂二钱，木瓜二钱，大黄一钱，大吉二钱。腹胀者加乌药，浮肿者加胡芦壳、冬瓜皮。

先服商陆、雪见草（水煎服），每日一剂，病情好转后再和其他药交替服用，每日一剂。

病例：王秀洪，男，三十八岁，罗源油棕队人，腹胀，浮肿年余，大呕血，西药治疗无效，肝大一指，脾脐下三指，占满左腹。服商陆、雪见草一月半，浮肿消失，腹水减少二分之一。再和其他药交替服用，随访八个月后脾小二分之一，肝小一指，腹水消退三分之二以上，能从事轻微劳动。

治二例均好转。

（瑶里公社）

108

萱草（鲜根）一两，鸡蛋一个。

加水四倍，水煎去渣，以汁煮蛋，待半熟后敲裂壳，继续煮一下，代茶点，连服一至三月。

曾治疗三例，其中一例效果特别好。

（南安公社）

急、慢性肾炎

棉花（根）、骨碎补各三钱，意仁四钱，狗脊六钱。

水煎服，每日一剂，分二次服。

本方对于肾炎浮肿症状不明显或肿消后，体倦、腰酸痛、小便清长者服此方能巩固疗效，使功能逐渐恢复。

（人民中医院）

益母草二两，天胡荽五钱，白茅（根）一两。

加水四倍浓缩加糖。每日三次，每次十毫升。

1949
新　中　国
地 方 中 草 药
文 献 研 究
(1949—1979年)
1979

共治十五例，疗效百分之八十。

典型病例：戚仲景，男，十三岁，本院职工家属。全身浮肿，尿血，头痛，血压高，诊断肾炎。服上药五剂，浮肿消退。十天完全恢复健康。

（红卫公社）

猪秧秧二两，车前草二两，雀舌草二两。

水煎两次分服，每日一剂，疗效高。

（市人民卫生院）

海金沙一两五钱，枫荷梨一斤五两，台乌七两半，马鞭草半斤，艾叶一两，柚子皮七两半，麦冬一斤，车前草一斤。

以上药加水煎至五千毫升，每日一次，每次一百毫升。

疗效百分之八十。

（人民卫生院）

尿　路　感　染

车前草五钱，金钱草一两，灯蕊草二

110

钱，红枣四枚。

煮煎服，效果很好。

（新平公社）

尿 毒 症 昏 迷

方一：白人参一钱五分，西砂仁一钱五分，太子参、苏条参、炒苍术、茯苓皮各一钱五分，山楂、廷历子、玉苏子、香附、炒白术各二钱，白云苓、双白皮、京三棱、甘遂、生姜皮、莪术、淡姜各一钱。

方二：白云苓、银柴胡各一钱，炒淮山、正川芎、大子参、白莲子、玉苏子、黑炮姜各一钱五分，全当归、炒白芍、大熟地、炒苍术、焦柠术、枣皮、茯苓(皮)、灸西党、制香附各二钱，红枣三枚，灸甘草五分。

方三：炒淮山、泽泻、炒白芍各一钱，桔红皮、甘遂、西砂仁各一钱五分，

111

1949

新　中　国
地方中草药
文　献　研　究
(1949—1979年)

1979

茯苓皮、新山香、廷力子、炒苍术、花大白、炒白术、全当归各两钱，制香附、焦楂肉、青木香各三钱。

方四：陈皮一钱，大木通、甘遂、汉防杞、泽兰叶、白叩仁各一钱五分，木猪苓、木瓜、炒白术、只实、益智仁、炒淮山各二钱。

方五：炒淮山、远志肉各一钱、炒白术、白云苓、廷力子、苏条参、益智仁。炒只壳。新会皮各一钱五分，西党参、玉苏子、枣皮、川牛夕各二钱，大子参三钱，淡姜二片。

水煎服：按一至五顺序各服四剂，每剂煎两次，上、下午各服一次。

按上方治愈一例。

典型病例：汪兆福，男，四十五岁。兴田公社潭口大队人，患者于六九年十月中旬起病，全身浮肿，尿赤，经市卫生院检查诊断为慢性肾炎，尿毒症早期，先后经中西医治疗，疗效均不明显，病情反为加

112

重，全身高度浮肿，无尿，多次昏迷，后经大队土医生用上述中草药治疗，已完全恢复健康，今年三月份已参加劳动，至今身体和以往一样。

（兴田公社）

风湿性关节炎

八角枫一钱五分，茜草五钱，虎刺五钱，三白草五钱，乌桕（根）五钱，桂枝二钱。

以上药加水煎二小时以上。成人每日一剂，水酒为引，头、二煎分服。

本方疗效可靠。

典型病例：冯毛仔，男，六十岁，关节肿痛，全身瘫痪，卧床不起，经服上方十剂痊愈。

（红源公社）

枫荷梨五钱，大活血三钱，勾藤（根）三钱，桂枝一钱，土牛夕二钱，过风藤

113

1949

新 中 国
地 方 中 草 药
文 献 研 究
(1949—1979年)

1979

三錢。

以上药水煎，加单糖浆制成糖浆。亦可水煎内服，（白酒为引），每日一剂。

此方共治八十余例，疗效均佳。

典型病例：李××，女，六十七岁，本院职工家属，双手腕关节、指关节疼痛，节节肿胀十余年。阴雨天疼痛加剧。经用此方十二剂，肿胀基本消失，疼痛大有好转。

（鹅湖公社）

八角枫五錢，大血藤一錢五分，白英三錢。

以上药煎水内服，每日一剂，分二次内服，米酒为引。

此方亦可治疗其他类型关节炎。经治六十余例，效果显著。

典型病例：庄桂香，女，成年。本社朱锦大队社员。患者两肩、腕、指关节疼痛，不能劳动四年余。经用此方六剂，疼痛消失，恢复健康。

114

（鹅湖公社）

茜草三两，五加皮三两，木防杞三两，大血藤三两，虎刺（全草）三两。（除註明外均用根及根皮）。

上药共研细末，每次一钱五分，用水酒冲服或水酒煎服。

疗效很好，共治愈七例。

（罗家农场）

枫荷梨二两，硃砂根三钱，紫金牛二钱，马鞭草三钱，淫羊藿一两，虎刺三两，五加皮三钱。

加水四倍，熬煎浓缩加糖，每日三次，每次十毫升至十五毫升。曾治愈二十例，疗效达百分之九十五。

病例：李金保，男，二十九岁，经公桥养路段工人，坐骨神经痛。在我院中、西医治疗未见效，用上药五剂，痛止，行动自由，十天后恢复劳动。

本方可治风湿性关节炎，坐骨神经痛。

115

1949

新 中 国
地方中草药
文 献 研 究
(1949—1979年)

1979

（红卫公社）

枫荷梨五錢，三白草三錢，八角枫三錢，虎刺四錢，大血藤四錢，五加皮三錢，搜山虎三錢，石菖蒲三錢。

每日一剂，水煎睡前服用，疗效良好。

（药材公司）

枫荷梨（根）一两，茜草一錢。

每日一剂，水煎服。此药曾治五十例，均获一定效果，无任何反应和付作用。

本方可取枫荷梨十斤，茜草一斤各切碎，加水一万二千毫升，文火熬至六千毫升，內加苯甲酸钠百分之零点五即成枫荷梨合剂供备用。

（蛟潭公社）

枫荷梨一两，桂枝三錢，大血藤五錢，牛夕三錢，制草乌一錢。

以上药共研细末，炼蜜为丸，每丸重二錢。每日三次，每次一丸。

治疗十五例，十三例止痛有效，可治

116

腰、腿痛。

（红卫公社）

枫荷梨二斤，五加皮半斤，威灵仙半斤，大血藤半斤，牛膝一两，杜仲一两，桂枝一两，白酒十五斤。

上药研碎浸入酒内，半月后过泸即可服用。

每日三次、每次十五至二十毫升。

可治风湿痛。

（峙滩公社）

枫荷梨一斤半，金樱子（根）一斤二两，牛膝二两，威灵仙三两。

用热煎法制成酊剂：上药切碎加水十斤煎煮至一半，过泸取汁，再煎煮第二次同样加水十斤煎至一半取汁去渣，二液合并，稍加浓缩，再加白酒适量，即得枫荷梨酊剂，一般可得酊剂十斤。

成人每日二次，每次十至二十毫升，视酒量加减，疗效很好。

117

1949
新 中 国
地方中草药
文 献 研 究
(1949—1979年)
1979

病例：黄祖林，男，四十二岁，装卸大米时扭伤腰部，疼痛异常，行走不便，牵引剧痛，卧床不能转动，经中、西治疗无明显效果，服此药痊愈。

（红沅公社）

枫荷梨一两。

煎水内服，每日一剂，连服一週。

疗效佳，共治五例均有效。

典型病例：张××，男性，四十五岁，峙滩扬村人，兴田某小学教师。患者类风湿性关节炎多年，致成弯腰、背驼，经常关节酸痛，行走不便，曾用激素等抗风湿治疗无效。改用此方三天后症状大减，一周后就能步行。

（峙滩公社）

三白草二两，子鸡婆一只。

将鸡去肠杂后，上药放入鸡肚内用线缝好，燉服，连服五剂就好。

疗效可靠。

（电瓷厂卫生所）

118

大血藤、五加皮、虎刺、木防杞、伸筋草、茜草。

以上药水酒煎服。內服每次一錢，每日一次。

此方有舒筋、活血功能。

（罗家农場）

淫羊霍二两，桂枝五錢，牛夕五錢，公猪肉三两。以上药共煎服。

（电瓷厂卫生所）

三白草（根）一百节，乌母鸡一只。

将鸡內脏去掉洗淨，将洗淨的三白草（根）放入鸡內闭后入燉，服湯食鸡，每周服一次，连服四周。

治癒多例。

（新平公社）

枫荷梨、大血藤、杜衡、五加皮各五斤。

将上药放入总量约一百斤的白酒內浸泡七天，待酒变红色即可。

每日二次，每次服二十五毫升。

119

1949

新 中 国
地 方 中 草 药
文 献 研 究
(1949—1979年)

1979

共治六十例，有效率百分之七十五以上。

典型病例：范克兰，右肩疼痛有两年之久，抬臂困难，西药治疗无效，服风湿药酒后，疼痛消失，活动自如，以基本痊愈。

此方对风湿腰、腿痛，跌打损伤均有效。

（国营江西无线电厂卫生所）

枫荷梨一两，紫金牛一两，福氏星蕨一两。

水煎，每剂煎两次，每次煎取浓汁一小碗，每日服一剂，以酒适量为引，每日服二次。

病例：徐××，男，三十二岁，本市汽车办事处工作，下肢关节疼痛，日久不愈，天寒则甚，运动障碍，照上方服六剂，诸症消失，运动如常人。

（人民中医院）

120

五加皮、白马骨、芫花。

以上药等量研末，内服每日一次，每次服一钱，临睡加水酒煎服。

本方对腰肌劳损，肩胛痛均有效。

（枫树山林场）

柳叶白前一两。

水煎服，治愈二十余例，一般服二至三剂即愈。

（枫树山林场）

枫荷梨一斤半，勾簇二两半，牛膝一斤半，桂枝二两五钱，茜草半斤，香附半斤。

上药加水五千毫升煎至一半过泸取液，又加水五千毫升煎至一半去渣，二次煎液再煎片刻即可。

每日二次，每次五十毫升。效果百分之八十。

（人民卫生院）

121

1949

新 中 国
地方中草药
文 献 研 究
(1949—1979年)

1979

稀签草三錢，五加皮三錢，伸筋草三錢，炒柴胡三錢，鬼箭羽三錢，羌活三錢，独活三錢，大熟地三錢，勾藤三錢，白英三錢、云干四錢，陈胆星六分，片姜黄五分，炒双白皮三錢。

水煎服，连服五十剂可痊愈。

（电瓷厂卫生所）

接骨金粟兰。

煎水內服，每天二次，每次三至五錢。

此方试用一例坐骨神经痛，效果良好。

（枫树山林場）

★枫荷梨复方在临床上应用

枫荷梨一两，五加皮五錢，川续断五錢，骨碎补五錢，大活血五錢。

122

疗效观察

疗效\病例\病名	风湿性关节炎	跌打损伤	腰肌劳损	合计
痊 愈	9	9	3	21
良 好	8	7	2	17
有 效	3	2	1	6
无 效	1	0	0	1
小 计	21	18	6	45

　　将以上药煎水內服，每日二次，白糖水酒为引。

　　本方适用于风湿性关节炎，跌打损伤，腰肌劳损。

　　典型病例：罗××，男，三十岁，井市铁路管理站工人，入院时间，七〇年五月二十七日，住院号七百六十一，患者六

123

1949
新中国
地方中草药
文献研究
(1949—1979年)
1979

〇年右下肢关节致病，随着气候变化，经常复发，七〇年五月二十七日左足关节疼痛加剧，踝关节肿大，不能着地，而送来本院住院治疗，经服上方三剂足肿见轻，继服六剂足痛显著减轻，足肿已消，于六月七日能下地行走。

（人民中医院）

头　　痛

杜衡二钱，川芎一钱。

以上药水煎内服，每日一剂，加砂糖为引。

此方经门诊治疗十余例各种头痛，临床观察，疗癒显著。

典型病例：徐金根，男性，三十五岁，本社乔溪大队社员，前额疼痛一年余，劳累即发，痛甚时有呕吐现象，经西医治疗多次无效。经服上方五剂即癒。

（鹅湖公社）

124

紫金牛，鸡旦一个。

取紫金牛全草同鸡旦煎水。內服蛋及湯。

共治三十一例，疗效百分之百。

（罗家农場）

夏枯草二两，杜衡三两，野菊花五两，竹叶麦冬五两，紫金牛一两。

上药加水二千毫升，文火煎至一千毫升，加百分之零点零五苯甲酸钠防腐备用。每次服十五至二十毫升。

共治三例，疗效很好。

（新华瓷厂卫生所）

祁艾一两，母鸡一只。

将祁艾洗淨切碎放鸡內燉，一次服完，连服三次，永不发。

本方主治头晕。

（电瓷厂卫生所）

遗　　精

枸骨(根)四两(需向阳一面的根)，红

125

枣二两，共煮内服，日一剂，效果良好，治愈五例。

（竟成公社）

金樱子(根)一两，公猪肉二两。燉汤去渣内服．

（新华瓷厂卫生所）

一过性脑贫血

紫金牛一两，锦鸡儿五錢。

水煎煮鸡蛋二个(乌鸡蛋为佳)，内服每日一剂，饮汤食蛋，治愈三例。

病例：占××，男，成，下放干部，经常头晕，起立时眼发黑、冒金星等症状多年，各种治疗无效，试用上药二剂，症状消失、观察一月未发。

（峙滩公社）

草药治疗慢性肺原性心脏病

首　剂：老茶树根二两，半边莲二两，瘦水草一两，连服三剂，每日早晚各

126

服一次，並嘱其治疗期忌盐。

第二剂：老茶树根三两，半边莲二两，虎刺二两，连服三剂，服法同上。

第三剂：万年青三錢，老茶树根一两，积雪草一两，白茅（根）一两，白英一两，瓜子金四錢，鼠麹草五錢，兗州卷拍五錢，连服二剂，服法同上。

第四剂：万年青三錢，老茶树根一两，瓜子金五錢，鼠麹草四錢，兗州卷拍五錢，共三剂，服法同前。

第五剂：万年青三錢，老茶树根一两，瓜子金五錢。连服四剂，服法同前。

第六剂：万年青三錢，老茶树（根）五錢，瓜子金五錢，共四剂，服法不变。

患者孙凤姣，女，六十四岁，贫农，一贯务农，溠口红溪坞狮包人，七〇年四月二十五日因咳嗽，呼吸困难加剧及浮肿一月而要求出诊。患者有慢性咳嗽史十余年，近五年来常伴呼吸困难，近一月来咳嗽、咳痰病情加重，呼吸困难，不能平

1949
新 中 国
地方中草药
文 献 研 究
(1949—1979年)
1979

卧。浮肿由下肢开始，逐渐上延，腹大，尿少，不能行走，检查体温三十七度五，患者呼吸急促，呈强迫端坐体位，巩膜轻度黄染，口唇青紫，颈静脉怒张，胸壁浮肿，两肺底有小水泡音，心区有一级收缩期杂音，肺主动脉第二音亢进，腹膨大，腹壁浮肿，肝肿大肋下三指，腹水（＋），下肢可陷性浮肿。诊断：慢性支气管炎，肺气肿，肺原性心脏病，心力衰竭。开始按西医治疗，给予抗菌素，毒毛旋花子甙 K，利尿剂等，并嘱其卧床休息及控制食盐的摄入量，一周后，病情并未好转，后采用草药治疗，原则是；控制感染，强心利尿，缓和呼吸困难，对症治疗。治疗经过全程如下：

患者七〇年五月八日服首剂三剂，随访除小便次数增多外，无其它表现。七〇年五月十一日服第二剂三剂，随访小便明显增多，下肢已开始消肿。七〇年五月十四日服第三剂二剂小便每日五次，体温正

128

常。七〇年五月十六日服第四剂三剂患者症状不断改善，可平卧，並可小范围走动。七〇年五月二十日服第五剂四剂，水肿近于完全消失，肺湿性啰音已改善，七〇年五月二十五日服第六剂四剂后患者咳嗽、咳痰减轻，肝只触及半指，饮食、睡眠、大小便均正常，並可做轻微家务劳动。

（江村公社）

脱　　发

外洗方：旱莲草一两，百部五钱，每周煎洗一次。

内服方：苍耳子五钱，当归五钱，熟地四钱，首乌五钱，黄芪四钱，党参五钱。煎水内服，每日一剂，分二次内服。

坚持用药一百天，一般均能痊愈。

典型病例：冯××，男，二十六岁，市酒厂工人，患者去年秋后头发渐枯，入

129

1949

新 中 国
地 方 中 草 药
文 献 研 究
(1949—1979年)

1979

严冬头发渐成片脱落，头部有散在性光秃无发处，每日服本方一剂，每周熏洗一次，历时一百天后，脱发停止，光秃处头发丛生。

（人民中医院）

130

外科部份

疗　　肿

野葡萄（藤）、南瓜（梢）等量，加糖捣碎外敷，疗效很好。

（新平公社）

八角莲，研末加凡士林百分之九十调匀即可。

本方治疗一百五十余例，疗效显著，优于抗菌素。

（红卫公社）

黄独（粉）、八角莲（粉）、凡士林。

上药和匀加凡士林百分之七十调匀外敷。

半年来门诊治疗一百八十余例，疗效显著。

（红卫公社）

131

1949

新　中　国
地 方 中 草 药
文　献　研　究
(1949—1979年)

1979

狗脊、石蒜、蛇葡萄各适量。

以上药捣烂如泥，外敷患处，疗效良好。

（人民中医院）

青杆一支香✿（全草）。

炒焦研末，每日二至三次，每次一钱，小儿减半。

病例：赵国庆，男，五岁，腹股沟部生一疖肿，连及阴囊肿大，发热三十九度（摄氏），服上药五天痊愈（外贴千锤膏）。

本方可治疗毒。

（红源公社）

胶布树✿（稍）适量，拆断取自然汁，先用消毒针头刺破疖头，然后将药汁滴入患处。

一般上药三次即愈。

主治担疖。

（红卫公社）

蛇葡萄（根）三两，凡士林五两。

将蛇葡萄根去蕊洗净晒干研末调凡士林，

132

涂搽患处。一般三天可愈。

本方可治疔毒。

（红源公社）

八角莲、瓜子金、七叶一支花。

将上药晒干研末，调入凡士林内，敷于患处。

病例：许××，男，成人，插秧时左脚大足趾突然红肿，敷药三次痊愈。

一般上药二至三次红、肿、痛消失。

（枫树山林场）

黄独（根）一两，凡士林二两。

切片炒焦研末，调匀成膏 涂敷 料外贴患处。

病例：

李××，女，二十四岁，洗马大队人，左手食指剥蓖麻子外壳时感染，肿痛化脓，上药一次痊愈。

（红源公社）

天南 星（粉）三钱，茜草（粉）三钱，杠板归三钱，南瓜（根粉）三钱，臭牡

133

1949
新 中 国
地 方 中 草 药
文 献 研 究
(1949—1979年)
1979

丹三钱，凡士林二两，调成软膏外敷。

病例：

邱昌伟，男，三十岁，住农科所，患者下禾田检查稻，被蚂蝗咬伤，搔抓后，第二天右下肢自膝盖以下全部红肿疼痛，敷本药一晚，疼痛、红肿消退，痊愈。

（西湖公社）

轻粉三钱，青黛五钱，白腊五钱，松香一两，冰片三钱。

上药共研极细末，用鲜猪油烧熬熔化成羔、外搽患部。

（三龙公社）

紫金标（紫薇）、豆腐叶※放入口中嚼烂外敷。

对于浅表皮疖肿效果很好。

（新平公社）

痈

蜂蜜一两半，凡士林一两半。

134

调匀成膏，涂敷料上外贴患处。

疗效很好，一般外贴四次可愈。

（红源公社）

外敷方：薯蓣、倒地拱、水杨梅、六月雪、马齿苋。

外洗方：野菊花、白茅根、

内服方：倒地拱根、射干、铁颈蜈蚣米、八角莲。

外敷方药可用鲜的捣烂或干的研末外敷。

外洗方药可煎水外洗。

内服方药可以鲜的捣汁内服或水煎服，亦可研细末吞服。

本方主治背花，效果百分之百。

（苗宇瓷厂卫生所）

臭牡丹、半边莲、各等量，加白糖捣碎外敷，疗效可靠。

（新平公社）

皮 肤 感 染

金银花三錢，山栀一錢，蒲英公五

135

1949

新 中 国
地 方 中 草 药
文 献 研 究
(1949—1979年)

1979

錢，苦参一錢。

水煎，加水八百毫升煎至四百毫升，每次服八十毫升。

共治疗一百二十余例，治癒率百分之九十，优于磺胺药膏。

（红卫公社）

七叶一支花二錢，雪见草三錢，魔芋二錢，筋骨草二錢，射干二錢，有角乌蔹莓二錢，土大黄二錢，共浸酒五百毫升即成（外用解毒酒）。

外搽患处，治癒五例。

（峙滩公社）

大蓟（根）、凡士林；须一比四的比例调配成膏，外敷患处。

病例：余毛毛、男，婴儿，住峙滩新联队，患者脐部发炎一月余，曾用龙胆，锌氧粉，磺胺等药半月余均未见效，后改用上药（大蓟软羔）后，二天即癒。

实践证明可代替鱼石脂软羔，並优于鱼石脂软羔。

136

（峙滩公社）

一枝香（毛大丁草）。

根加酒捣烂。外敷。

共治九例，全部治愈，疗效百分之百。

本方主治瘰疬。

（宇宙瓷厂卫生所）

草乌、八角莲。

草乌、八角莲水磨，外涂患处。

病例： 夏维珠，男，成，红卫公社经公桥人，右手指疔，红肿剧痛.西医诊断化脓性脘指炎，用上药外敷，每日四次，二日控制炎症，第三天痊愈。

（红卫公社）

无 名 肿 毒

雪见草六钱，土牛夕四钱，红扦一枝香六钱。水煎，头、二煎分服，成年人日一剂，水酒为引，药渣外敷患处。

病例：

1949
新　中　国
地方中草药
文　献　研　究
（1949—1979年）
1979

　　郑红缘，男，十九岁，宝石宁家队社员，左下腹生一肿毒，疼痛异常，多方治疗无效，服上药三剂痊愈。

　　　　　　　　　　　　（红源公社）

　　野菊花二两，雪见草三两，铁扫帚（根）一两。煎水内服（上午煎野菊花二两，雪见草三两，下午煎铁扫帚根一两）。

　　　　　　　　　　　（电瓷厂卫生所）

　　活蜈蚣、桐油。

　　桐油浸泡活蜈蚣，外涂。本方滴耳可治中耳炎。

　　　　　　　　　　　　（红卫公社）

　　马兰、鱼腥草、蛇葡萄。

　　捣烂外敷，共治十三例，疗效百分之九十五。

　　　　　　　　　　（新华瓷厂卫生所）

　　蛇葡萄、草乌、南星、雄黄各等分。

　　上药加凡士林百分之九十外敷。

　　病例：章廷职，男，二十三岁，九龙山茶场人，右大腿化脓性肌炎三天，发热，

　　138

疼痛，于七〇年元月十三日入院，见右腹股沟至膝上、大腿前两侧肌群发炎，红硬，有压痛面积15×25厘米，经用上药治疗，第二天红肿全部消退，痊愈出院。

（红卫公社）

望肿消*一两，天冬一两。

将上药捣烂，红糖为引，外敷患处。

病例：扬银英，女，十二岁，蛟潭花桥生产队人，于六六年七月左大腿生一肿毒，不能行走，经西医打针服药无效，试用上药三次痊愈，此方治八例，全部治愈。

（蛟潭公社）

耳叶牛皮消一百克研末，加入凡士林四百克调匀即成。敷患处。本方治三十余例，效果良好，其作用优于磺胺软交。

（峙滩公社）

疔

紫背天葵，晒干研末加蜂蜜调匀，外

139

1949

新 中 国
地 方 中 草 药
文 献 研 究
(1949—1979年)

1979

处。一般二至三日炎症消退而愈。

本方可治疖肿。

（峙滩公社）

黄独适量。

将黄独（鲜）捣烂如泥，放凡士林适量，入百分之九十五酒精，调匀即可外敷患处。二至三次即愈。

（江西无线电厂卫生所）

疗疮草❀（鲜草），捣烂或干草研末调凡士林外敷。

（罗家农场）

外敷：过坛龙、六月雪、乌韭、马兰、筋骨草、毛茛、加白糖捣烂外敷。

内服：过坛龙（根）一两，金银花一两。

疗效很好，一般三剂即愈。

（新平公社）

蜂 窝 组 织 炎

内服：楤木（根皮）三钱，野花椒三分，水煎服。

外用：七叶一枝花、八角莲。其中七叶一枝花可取根、茎晒干研末。八角莲取根、茎于瓦片上研磨取汁调七叶一枝花末，外搽、干后又搽。

一般一至二次即愈，有良效。

（蛟潭公社）

马兰（鲜）、垂盆草（鲜）、栝楼（鲜根）各适量。共捣烂敷患处。

（药材公司）

乳 腺 炎

芫花（根皮）一把，洗净后用绳吊在患乳部，但不应直接接触皮肤，而应隔衣悬吊一至二付即愈。

治愈十余例，疗效百分之百。

（南安公社）

内服药：耳叶牛皮消五钱，鹅掌金星四钱，刺黄莲（根）五钱。

141

1949
新 中 国
地 方 中 草 药
文 献 研 究
(1949—1979年)
1979

外敷药：狗牙齿※、生白及、红梗紫苏（叶）。

内服药研成细末，每次一钱五分，白糖为引，日服三次。外敷药烂捣外敷。

病例：艾女女，女，四十一岁，宇宙职工。六九年反复乳房肿胀，剧烈疼痛，发冷，发热，头痛，思睡，恶心，呕吐，局部溃烂。于七〇年二月来求医，经用治乳腺炎方一，方二，合并治疗后一个月痊愈，后随访未复发。效果良好。

（瓷土厂卫生所）

★龙葵（干的）二两。

以水煎取浓汁一杯，每剂煎两次，每日一剂，头、二煎分服。

本方对初起乳腺炎服三剂则痛止，服六剂则肿消。

共治三十六例，一般二至四天愈。

（市中医院）

合掌消。

将合掌消研细末，内服，每日三次，

142

每次三钱。

治疗四例，疗效百分之百。

典型病例：汪蓉花，女，三十四岁，住潘溪大队，患者起病畏寒、发热，三天后，两侧乳部红肿、疼痛，服药二天后热退，乳部红肿消退。

（西湖公社）

络石、菝葜。

取络石叶适量与食盐少许，捣烂外敷，菝葜根一两煎水内服。

病例：牛长娣，女，二十三岁，本场职工，奶腺不通，红肿发热，服二次，敷二至三次，炎症消退。共治十余例，效果良好。

（枫树山林场）

旧芭蕉扇烧灰冲酒。每次须用芭蕉扇一把，服一至二次，酒量多少视个人饮酒量而定，量大者多给。

典型病例：

夏介莫，女，二十岁，住西湖大队。

143

1949

新 中 国
地 方 中 草 药
文 献 研 究
(1949—1979年)

1979

发病时右乳房红肿，畏寒发热，局部胀痛已四天，服本药一剂即愈。本方共治三十余例，疗效百分之百。

（西湖公社）

水马齿苋❋、野菊花。

加少许食盐，捣烂外敷。

水马齿苋以青者为佳，对未破头者均愈。

（新平公社）

陈旧性下肢溃疡

★密陀僧治疗下肢溃疡

密陀僧二两，香白芷三钱，桐油半斤，芝麻半斤，香油半斤。

将密陀僧、香白芷、芝麻共研成细末，以香油调成糊状，将棉纸浸于桐油中，再取出晒干备用。

以生甘草煎水洗净创口，再以数条有细孔桐油纸敷创口，后于纸上敷油膏约一

144

分厚，再以油纸复盖，以纱布绷带、胶布依次缚紧。（半月换药一次）

共治三例，治愈率百分之百。

病例：冯吉庆，男，六十岁，红卫公社综合厂工作，下肢溃疡，二十余年。换药四次痊愈。

（峙滩公社）

骨 髓 炎

金银花三钱，贝母一钱，当归三钱，乌药二钱，乳香一钱，陈皮一钱，天花粉一钱五分，甘草五分，皂角刺一钱五分，穿山甲三片。

上药除乳香、乌药外，加少量水煎开后，加白酒（视病人酒量定）再煎，煎好后加乳香，乌药再煎片刻。服一至三剂即可，服药后须盖被稍睡一会，药量视病人身体强弱而增减。

病例：储××，男，二十岁，西湖大队

145

1949
新 中 国
地方中草药
文 献 研 究
(1949—1979年)
1979

人。六五年左骰骨骨髓炎，疼痛剧烈，畏寒发热，曾到卫生所服止痛药后，稍可缓痛，经注射抗菌素无效，改服上药，疼痛消失，左腿中段穿破流脓，服上药二剂，创口换药，半个月痊愈，现行走自如。

（西湖公社）

★★草药薰洗治疗慢性骨髓炎

边风樟*（全草）、羊蹄跟（根）、狮子滚球*、老米醋各适量。

用法：上药煎水趁热熏洗患处，每次三十分钟，每天一次。

疗效观察：

疗效		病变部位				病　　　　程					治疗天数		
治愈	无效	肱骨	骰骨	下颌骨	趾骨	一年	二年	三年	四年	五年	3-4天	5-6天	7—8天
8	2	3	5	1	1	1	2	2	3	2	3	1	6

病例：李××，男，十九岁，右上臂

146

外侧溃烂，反复流脓三年多，景市医院X线片检查见 8×4×3 厘米死骨块，确诊为右肱骨慢性骨髓炎。手术治疗，创口未癒。用本方熏洗六次，死骨流出，八天创口癒合，继续熏洗患肢，功能恢复，未见复发。

（南安公社）

淋巴结结核

夏枯草、龙葵、凤尾草、骨碎补、铺地蜈蚣各五錢。

作为煎剂，每剂煎两次，每次煎取浓汁一小碗，每日服一剂。

主治全身各部位淋巴结核。本方有清热解毒，软坚散结的作用，一般淋巴结核服十剂即癒，严重者服二十剂痊癒。

典型病例：张荣华，男性，七岁，住本市中山路二百五十二号，颈下发现淋巴结核，日久不癒，服上药十剂即癒。

（市中医院）

147

1949
新 中 国
地 方 中 草 药
文 献 研 究
(1949—1979年)
1979

大青叶（干根）七錢，用水煎煮，日服一剂。

典型病例：冯××，女性，成人，鹅湖公社朱绵大队社员，右侧颈部流脓四年余。先后在浮东医院和去市治疗无效，均诊断为淋巴结核。经用此方六剂后痊愈。两年来用此方治疗百余例均痊愈。

（鹅湖公社）

粉防杞（鲜）、黄独。

晒干研末，取米醋调敷之即效。

（枫树山林场）

绿豆（根）五錢，虎刺五錢，毛风藤（白英）五錢。

加公猪肉燉服，另以抱石莲当茶喝。

曾治愈三例。

（新平公社）

兰 尾 炎

★草药治疗闌尾炎

內服方：白花蛇舌草三錢，每日一剂，

148

分头、二煎服。

外敷方：紫金牛一两，白毛夏枯草三錢，加糯米饭捣烂外敷。

本方共治三例，均痊癒。

病例：郑莉莉，女，五岁，枫树山林場浮东分場职工家属，七〇年五月三日下午开始腹痛，在本单位医务所服阿托品、驱蛔灵无效，第二天腹痛转至右下腹，来我院求治，体检，痛苦病容，麦氏点明显压痛及反跳痛，伴有鸡旦大小包块三个。诊断：急性兰尾炎。用上方内服、外敷，五月五日病情好转，但家长要求去浮东中心卫生院，经诊断仍为急性兰尾炎，动员手术，家长要求观察一天，仍用我院所带去的药，五月六号症状消失，痊癒出院。

（瑶里公社）

★**筋骨草在临床上的应用**

筋骨草（地黄连，白头翁，白花夏枯草，苦草）。

取新鲜全草煎成百分之六十水剂。每

149

1949

新　中　国
地 方 中 草 药
文 献 研 究
(1949—1979年)

1979

日二次，每次服一百毫升。兰尾脓肿应取新鲜全草捣烂敷于右下腹包块处，每日换药一次。

此方治癒胆囊炎，胆石症十三例，兰尾炎十六例，兰尾脓肿四例。对外科其它感染，妇科盆腔炎，创伤及手术后用于预防感染亦有明显疗效，具有广谱抗菌素的作用。根据临床实践，新鲜筋骨草比陈、干筋骨草效果好，口服比注射好（针剂为蒸馏安瓿）。但若加适当的中药配合，如肠梗阻加肠舒通合剂，胆囊炎、胆石症加利胆合剂，兰尾炎加兰尾消炎湯，是否效果更好，有待进一步研究。

胆道感染，胆石症在用筋骨草后第一天，就有九例体温开始下降，一至五天（平均二天），体温降至正常，腹痛减轻，黄疸消退，胆囊缩小，住院四至二十七天（平均十四天），治癒出院。

兰尾炎在使用筋骨草后一至四天（平均一点五天）九例体温逐渐下降，腹痛减

150

轻，食慾好转，右下腹压痛减轻，平均三天，体溫降至正常，一般症状消失，八天治癒出院。

兰尾脓肿服用筋骨草后一天体溫开始下降，二至四天（平均三天）体溫降至正常，腹痛减轻，包块缩小，平均住院十二天，治癒出院。

筋骨草应用于外科临床的三个月中，本院收治的兰尾炎、兰尾脓肿百分之九十治癒，仅百分之十加用抗菌素或其他草药。胆道感染、胆石症收治的百分之六十治癒。

典型病例：叶天锡，男，四十五岁，景市为民瓷厂职工。患者于入院前二天，右下腹痛、呕吐，食慾减退，在门诊治疗，经用青莓素，链莓素后，自觉腹痛稍有好转，但于次日发热，右下腹痛加剧而急诊入院。检查：体溫三十九度，重病容，腹壁紧张，麦氏点有压痛，反跳痛（＋），未触及包块，肠鸣音正常，白血球总数一

1949
新　中　国
地 方 中 草 药
文 献 研 究
(1949—1979年)
1979

阑尾炎及阑尾脓肿20例病史体征

	病史				体征			
	发病日数	右上腹痛	发热	食慾差或呕吐	腹肌紧张抵抗压痛	麦氏点肠鸣音	体温	血象
阑尾炎 16例	12时—16日	16例	9例	11例	16例均有下腹不同程度的紧张反跳痛；5例右下腹有压痛或有4例有同程度反跳痛	16例均正常或稍亢进	37°8—39°C 平均38°5C	9例 9例白血球11000—17000 中性78—89%
阑尾脓肿 4例	3日—10日	4例	4例	4例	4例均有不同程度腹痛及反跳肌紧张痛	4例均正常或减弱	37°8C—39°4C 平均38°6C	4例7900—26000 中性76—87%

152

胆道感染、胆石症病史、体征

病名	病史					体征			体温	血常规	肝功能检查
	右上腹痛	恶心呕吐	上腹发热	恶寒发热	腹泻	右上腹、右上腹压痛、腹肌紧张、腹包块	肝大		体温	血常规	肝功能检
胆道感染数	13	9	12	5	8	7例 13 3	右上肋下2—3横指 2例		37°8—39°C 平均38°2C	10900—18600 中性78—83%	胆红质明显升高 2例 余正常
胆石症—共五例	13例	9例	12例			右上 13 右上 例	肝大				
共十三例											

1949

新　中　国
地方中草药
文　献　研　究
(1949—1979年)

1979

万二千六百，中性百分之八十七，诊断为急性兰尾炎，局限性腹膜炎、入院后即内服白花蛇舌草，兰尾炎汤，一日二次，自觉症状稍有减轻，热度下降，三天后腹痛加剧，热度升高，经检查发现右下腹部有一鹅蛋大之硬块，触痛明显，已形成兰尾脓肿，后改用筋骨草一百毫升，日三。用筋骨草后第二天体温降至正常，腹痛明显减轻，第三天包块明显缩小，白血球降至正常，住院十六天，包块完全消失，压痛（－），食慾正常，痊癒出院。最后诊断：兰尾脓肿，局限性腹膜炎。

（人民卫生院）

筋骨草二两，土大黄一两。

作为煎剂，以水三碗，煎取一碗，每剂煎二次。每日服一剂，头煎，二煎分二次服。

治疗急性兰尾炎十二例，痊癒九例，占百分之七十五，有效三例，占百分之二十五。

154

典型病例：陈方，男性，九岁，住本市小绣球弄五号。患者一天突然发生持续性腹痛，恶心，呕吐，右侧大腿呈弯曲状态。检查发现患者脉象沉紧，麦氏点明显压痛，化验白血球一万八千，中性百分之八十，医院诊断为急性兰尾炎，因患者家属不同意外科手术治疗而转来我处。经用上方三剂诸症消失，续服三剂巩固疗效，以后随访並未复发，获得痊癒。

（市中医院）

筋骨草、紫金牛。

筋骨草一两煎水內服，另取上药二味捣碎外敷。

病例：郑莉萍，女，六岁，患急性兰尾炎，使用此方內服、外敷，炎症消退，免于手术。

（枫树山林場）

大青（叶）一两，食盐二斤。

食盐炒热后布包放痛点处，持续热敷。大青叶煎水內服。配合针灸，足三

155

1949
新 中 国
地 方 中 草 药
文 献 研 究
(1949—1979年)
1979

里、兰尾穴、关元、中枢、天枢。

典型病例：程××，男，三十六岁，七〇年五月十六日，右下腹痛一天入院，**诊断**为兰尾炎，体温三十七度九，白血球一万零七百，中性百分之八十二，经服大青叶，炒盐热敷，治疗六天痊癒出院。

（三十一工程处医院）

防风二錢，荆芥二錢，金银花三錢，连召三錢，生地三錢，黄芩二錢，野菊花三錢，土茯苓二錢，大黄一錢，甘草二錢。

煎水內服，每日一剂，服药后加服牛黄解毒丸一粒。

病例：王昌荣，男，二十七岁，六零二厂职工，因突发右下腹痛半天，呕吐一次入院，检查体温三十七度七，一般情况好，心肺（—），腹平软，右下腹明显压痛，肌肉痙挛，有反跳痛，诊断为急性兰尾炎，经用上药加针刺足三里，兰尾穴，强刺激不留针，每日二次，共二天，服一

156

剂症状减轻，二剂后除重压右下腹有痛感外，其余恢复正常，饮食、活动如常人，再给二剂，完全治愈，上班工作。

（蛟潭公社）

白花蛇舌草（可研成细粉配用）。

每日三次，每次干粉十五至二十克或鲜草二至四两煎服。

（峙滩公社）

小叶对口莲* 二两（全草）。

煎水二次分服，部份病人配合新针灸治疗，穴位：足三里(双)，兰尾穴(双)，上巨虚(双)，合谷(双)，每日二次，强刺激。

共治十一例，其中妊娠拌急性兰尾炎一例，兰尾脓肿一例，慢性兰尾炎急性发作一例。抗兰尾汤加针灸八例，痊愈九例，好转二例。

（人民卫生院）

紫金牛二两，白花蛇舌草一两。

紫金牛鲜用，白花蛇舌草晒干备用。

157

1949

新 中 国
地方中草药
文 献 研 究
(1949—1979年)

1979

白花蛇舌草一两，煎服日一剂，紫金牛二两捣烂加糯米饭外敷兰尾穴。

病例：占××，男，二十八岁，瑶里寺前大队人，开始满腹疼痛，后局限于右下腹部，已三十二小时，伴呕吐，入院。兰尾区压痛明显，及反跳痛，用上药治七天痊愈出院。

（瑶里公社）

肠 梗 阻

★肠舒通合剂治疗肠梗阻

大黄五錢，芒硝五錢，只壳五錢，厚朴五錢，白芍五錢，甘草五錢，莱菔子五錢。

煎水內服，每天一剂，头、二煎分服，连服两天。有发热者加抗炎合剂。

本院收治机械性肠梗阻十例，麻痹性肠梗阻三例。一般患者服肠舒通合剂后均在一至二天內症状好转（腹胀减轻，放屁

158

机械性肠梗阻其病史、体征如下表

病史				体征					
发病日数	阵发性腹痛	呕吐	腹胀	肠型	包块	肠鸣音	体温	血象	X透视
2—5天 平均3天	8例	6例	8例	5例 同膨隆可触及见肠型块	6例 明显亢进 同膨隆可触及柔状包块	3例 4例可闻及气过水音	38—39°C	白血球 1万—1.5万 中性 76—86%	2例 X线诊断为机械性肠梗阻

机械性肠梗阻 10例

159

1949

新　中　国
地方中草药
文　献　研　究
(1949—1979年)

1979

或解大便，包块消失）。十三例中五例中度发热者，用药后一至三天（平均二天）体温降至正常，住院二至十四天（平均六天），治愈出院。

病例：

例一：冯绍明，男，二十八岁，景市瓷器加工部工作。

患者入院前一天下午突然脐周围阵发性疼痛，每次发作持续十余分钟，伴有呕吐二十余次，为黄苦水，量少，进食后呕吐加剧，两天未解大便及放屁，无发热，经门诊入院。

检查：体温三十七度六，痛苦表情，眼睛凹陷，心肺（－），腹膨隆，无肠型呈轻鼓音，腹软，肝、脾（－）。右下腹可触及一长约四至五厘米之索状包块，质软，轻度压痛，无反跳痛，肠鸣音亢进，有时闻及气过水音，肛诊未触及包块，指套正常大便，入院诊断为蛔虫性肠梗阻，即予禁食，输液，胃肠减压，胃管内注入肠舒通合剂一

160

百毫升，一日两次，给药后第一天腹痛减轻，呕吐停止，腹膨隆减轻，包块消失，第二天解出大便，能进食，一般情况良好，住院六天，驱虫后痊愈出院。

例二：程兆元，男，五十四岁，住景市茶厂，七〇年二月二十五日入院。

患者入院前两天发生阵发性腹痛，伴腹胀，呕吐三次，为食物残渣，中量，两天未解大便及放屁，自觉发热，无感染，因腹痛、腹胀加剧，由经公桥卫生院转入我院。

患者六九年十二月十五日因溃疡病穿孔，渗漫性腹膜炎，在当地行胃穿孔修补术，腹腔引流，恢复尚好，切口一期愈合。约半月后发生粘连性肠梗阻，需行第二次手术，在局麻下行广泛小肠切除，肠管倒置术，术后恢复顺利，住院三十五天出院。

检查：体温卅八度八，血压130／40毫米水银柱，脉博90次／分，呼吸26次／分，

161

1949

新 中 国
地 方 中 草 药
文 献 研 究
(1949—1979年)

1979

痛苦表情，眼睛稍下陷，心、肺（－），上腹正中及右下腹可见六至九厘米之手术疤痕二条，腹部膨隆，未见肠型，呈轻鼓音，尚软，肝、脾（－），未触及包块，右下腹部轻度压痛，无反跳痛，肠鸣音亢进，白血球一万五千二百，中性百分之八十四，入院诊断为粘连性肠梗阻，即予禁食，胃肠减压，输液，抗炎治疗。患者入院第二日阵发性腹痛，呕吐加剧，未放屁，腹部出现典型肠型，经会诊后由胃管内注入肠舒通合剂一百毫升，一日二次。第一天剂量同前，第二天加重药量，于次日解大便二至三次，腹胀减轻，呕吐停止，肠型消失。继续服用肠舒通合剂一天腹胀消失，一般情况良好，住院八天治愈出院。

（人民卫生院）

胆　石　症

积雪草五钱，山栀五钱，水煎，内

服，每日一剂。

典型病例：

方有志，女，五十岁，鹅湖公社朱锦大队社员，经常性右上腹阵发性疼痛，反复发作二十余年，伴有畏寒、发烧。于七〇年五月十五日入院，诊断：总胆管结石，胆囊炎，服此方十剂，治愈出院。

（鹅湖公社）

泌尿系结石

海金沙、天胡荽、积雪草、凤尾草、灯心草、大蓟、各一斤。

水煎内服，加水八千毫升，煎至四千毫升，每日二次，每次五十毫升。

病例：彭武，男，成人，因血尿，经化验小便，红血球(卅)，服上药二天，小便中红血球消失。

（江西无线电厂卫生所）

163

1949

新　中　国
地 方 中 草 药
文 献 研 究
(1949—1979年)

1979

痔　　　疮

三白草、节节钻米、千层藤米、柳叶白前、算盘子、山豆根。

上药共煎水冲洗和薰冲，疗效显著。

本方可治脱肛，子宫下垂。

（竟成公社）

肛　　　瘘

止血散：血竭、儿茶、乳香、末药。各等量。

共研细末备用。

珠麝散：牛黄一分，珍珠一分，冰片一分，麝香一分，熊胆五分，石决明一分，川连三分，乳香一分，末药一分，牡蛎一分，龙骨一分，轻粉五分。

共研细末备用。

共治三十余例，大部份一至二週痊

164

瘉，疗效百分之百。

典型病例：范××，男性，二十八岁，肛瘻二年之久。患者于七〇年五月九日住院治疗，入院后在局部浸润痲醉下用探针从瘻管的外口插入，用手术刀沿着探针将瘻管割开，外敷止血散，丁字带包扎，第二天改用花椒水坐浴，珠麝散换药，每天一次，直至刀口瘉合为止。

本病例经中、西医结合治疗十四天痊瘉出院。

（三十一工程处医院）

脱　　肛

螺絲壳。

研末，取末调痲油外敷。

（枫树山林場）

土大黄二两。

水煎服，日一剂，分二次服。

（人民中医院）

1949

新 中 国
地方中草药
文 献 研 究
(1949—1979年)

1979

肛 门 脓 肿

茶树虫二錢，水酒二錢。

将茶树虫去头研末，以水酒为引，內服。

（宇宙瓷厂卫生所）

疝 气

★醉鱼草治疗小儿疝气

醉鱼草（根）一两，黑毛公猪肉二两。

取醉鱼草根一两与黑毛公猪肉二两（此为一岁量，以后随年龄增长而增加）同燉，食肉喝湯（若是婴儿其母可代服）。

本方共收治十一例小儿疝气，均获良好效果，多则治疗半月，少则三天，即可治癒。

典型病例：刘××，男，一岁，因右侧阴囊逐渐增大，疼痛半天，呕吐频次，不排便，不放屁，而来院求治。检查：一

166

般情况好，心、肺（一），腹软稍膨隆，肝、脾触及不满意，肠鸣音亢进，右侧阴囊肿大、触痛，推之不能还纳。

诊断： 右侧斜疝嵌顿。即用上方，经三天服药后痊愈出院。

备注： 服药期间忌盐、糖、腥等食物。醉鱼草根应用雄的（雄醉鱼草成熟期不结子）效果更佳。

（江村公社）

吊泡刺※、黄泥树球※。

用吊泡刺根，量不拘，黄泥树（球）一至二个（一侧疝气用一个，二侧疝气用二个），水煎成浓汁，稍冷，冲入肉桂粉一至五钱，内服，每日一次，幼儿不能服的，可母亲代服。

病例： 余江湖，男，二岁，清溪大队人，出生后，半岁起，单侧疝气，每日发数次，哭闹时尤甚，经用上药五剂，观察九个月，未再复发。

（峙滩公社）

167

1949

新 中 国
地 方 中 草 药
文 献 研 究
(1949—1979年)

1979

青木香一两，胡颓子（根）一两，马兰（根）二两。

切碎炒焦，水煎。乌鸡蛋二只，打碎，用上药滚开汁冲服，沙糖为引。

病例：苏发狗，男，三十七岁，罗家上铁节队人，多年疝气，服上药二剂痊癒。

（红源公社）

菝葜一两，板栗（壳）一两。

以水煎取浓汁一碗，再放入精猪肉二两，煮烂为度。

每日服一剂、连汤带猪肉尽服。

主治各种疝气，包括腹股沟疝、股疝，脐疝。

本方疗效可靠，一般疝气，服上方四剂卽癒，严重者服五至十剂，有可靠的疗效。

典型病例：罗××，男性，五十六岁，住本市祥集下弄四十三号。自诉腹股沟（右侧）靠近大腿內侧下方可以摸到鸡蛋大的肿块，疼痛，行路不便，诊断为股

168

疝，使用本方治疗二次后疼痛大减，连服至六剂后则肿块消失，诸症尽退。

（市中医院）

薏仁米（根）五两，桔核一两，小茴香二两，荔枝核一两，乌药五钱，丁香五钱。

共研细末，炼密为丸，每丸一钱。每日三次，每次一丸，配合针刺，三阴交，足三里，中极。

病例：刘××，男，二岁，瑶里人，右阴囊肿块，剧烈呕吐，惊哭。于六九年十二月二十日入院，阴囊肿块梨子大，疼痛，经多次复位无效。服疝气丸一钱，针刺三阴交，足三里，中极，三小时后肿块消失。

（瑶里公社）

荔枝核、川楝子、桔核、小茴香、炒白芍、制香附各三钱，淡吴萸一钱，炒延胡二钱，细青皮一钱半，右侧疝加广木香、左侧疝加当归、水煎内服。

169

1949

新　中　国
地方中草药
文　献　研　究
(1949—1979年)

1979

典型病例:

王荣生，男，四十二岁，峙滩南源生产队人，右侧嵌顿性腹股沟斜疝半尺，疼痛牵涉到腹，大、小二便艰难，恶心呕吐。

体检: 右下腹部有一包块，如鸡蛋大，不能回纳，表情痛苦，按上方服药一剂，包块消失。痊愈。

（峙滩公社）

睾 丸 肿 痛

海金砂三錢，黄独二錢，算盘子（根）一錢，大青（叶）二錢。

水煎服，日一剂，分二次煎服。

一般三剂可愈。

（庄湾公社）

跌 打 损 伤

★跌打全身丹

铁网金水、铁凉伞、万年青、铁扫

170

帶、八角莲、七叶一枝花、耳叶牛皮消、龙云草✽、草乌、银线草、紫金牛、楤木、威灵仙、土大黄、冷水珠✽、三九子✽、过风藤✽、桂枝。

以上药各等量研细末。每晚一次，每次一錢五分，米酒糟为引。

主治跌打损伤，疯湿痹痛。

以上药加铁扇子✽、洋伞花✽、天仙藤主治头、面、上肢跌打损伤。

以上药加浙贝母、川芎、只壳、郁金主治胸、背跌打损伤。

以上药加土牛膝、杜仲、金樱子（根）主治腰、腿跌打损伤。

治疗八百余例，疗效百分之九十。

典型病例：吳却林，男性，四十四岁，红卫公社邮电所工人，一九六九年五月十一日在一丈高电线桿上工作，不慎跌下，送市人民卫生院治疗，当时拍片诊断为胸椎压缩性骨折，嘱打石膏背心，卧床休息三个月，患者拒治。在我院服用上

1949

新　中　国
地 方 中 草 药
文 献 研 究
(1949—1979年)

1979

药，十五天症状消失，一月后恢复劳力。

（红卫公社）

★伤科良药

八角枫（根）五钱至一两。

水煎服、临睡前服用。

共治五十余例，新伤疗效百分之八十，老伤较慢。

病例：冯必强，女，六十二岁，枫树山林场人。左侧肋下被水桶撞伤，局部红肿、疼痛，来我所就诊，当即敷消肿膏、内服八角枫，服第一剂症状显著减轻、服第二剂后症状消失。

备注：患者服该方后，反映良好，有舒筋活血，止痛作用。新伤服二至三剂痊愈，老伤要多服八剂，服药后，患者感觉全身无力，四肢关节松软，头晕付作用，但于次日，以上付作用均自消失。

（枫树山林场）

草乌三钱，南星三钱，半夏三钱，红花一钱五分，山栀五钱，土别一钱五分，

172

川乌一钱五分。

上药均用生的，洗净晒干共研末和匀，用好白酒二两加开水半碗煎开，再加苴麻根、韭菜根捣细入药，煮至稀糊状即成，敷于伤处，纱布包扎。

治疗二十余例，疗效百分之百。

忌：鱼、肉、辛、辣。（本药有大毒，不可内服）。

（南安公社）

八角莲六钱，耳叶牛皮消六钱，杜仲六钱，制草乌一分。

上药共研细末，每次六分至一钱，每日三次。

病例：张天德，男，二十岁，红卫公社东风茶场职工，七〇年二月被树打伤腰部，多天不能弯腰，服药三天，痊愈，参加劳动。

治疗三十余例，疗效百分之八十五。

主治：损伤性腰痛。

（红卫公社）

173

1949

新中国
地方中草药
文献研究
(1949—1979年)

1979

马尾松一两，陆英一两，雪见草五钱。

水煎内服。每日一剂，每剂两次分服。疗效满意。

（人民中医院）

薯莨半斤，酒二斤。

上药浸酒半月，过滤即得。

内服，每日三次，每次五至十毫升。

（峙滩公社）

松树（二层皮）一两，麦冬一两，土别一两，韭菜（根）一两，生姜一两，大黄一两，双白皮一两，雪见草一两，柞树（根皮）一两。

上药炒焦研末，加麻油调匀成膏。涂敷料上外贴患部。

病例：刘细古，男，二十岁，庙下队社员。左手肘部撞伤，疼痛，肿胀甚剧，上药外贴一次，肿消痛止，三次痊愈。

本方可治风湿骨痛。

（红源公社）

174

虎掌四錢，马尾松（球）七个。

将马尾松球，虎掌根捣碎外敷。

病例： 戴龙江，男，三十五岁，于七〇年三月十六日，因工作不慎，右足背被铁锤砸伤，当即皮下血肿，大至 6×6 公分，疼痛甚剧，用上药外敷，二十四小时血肿消失，行走自如。共治三例，均痊愈。

主治急性挫伤。

（八九七厂卫生所）

芫花、雪见草（叶、桿）、凡士林。

取上药晒干研末调入凡士林內，敷于疼痛红肿处，门诊使用此方共二十余例，消肿止痛效果良好。

（红源公社）

生南星、生半夏、陆英、蛇葡萄，共研末，以醋或烧酒调拌，外敷患处。

主治损伤肿痛，关节肿痛。

（瑶里公社）

陆英一两，五爪龙❋一两，虎刺一

175

1949

新 中 国
地 方 中 草 药
文 献 研 究
(1949—1979年)

1979

两，紫金牛一两。

共研细末，每次二钱。轻者两剂，重者十剂。

治愈三十余例。

（三龙公社）

虎刺一两，牛蹄香❈四两，竹叶麦冬一两，紫金牛一两。

水煎服，轻者二剂，重者十剂。

治愈二十余例。

（三龙公社）

虎骨二两，枫荷梨（鲜）二斤，大活血一斤，五加皮（鲜）一斤半。

上药加白酒二十斤，浸 泡 三十天以上。每日二次，每次十至十五毫升。

病例：计炳南，女，四十五岁，红卫公社鸦桥大队张家坂人。右手肩，肘关节风湿性肌炎二天，剧痛七天，不能动弹，举不起，在市中医院住院四天无效。服此方后，第二天痛止，五天后手各关节恢复正常。

176

本方亦治风湿性痹痛。

（红卫公社）

耳叶牛皮消六两，八角莲三两，万年青一两五錢，乌药一两五錢，黄精一两五錢，水龙骨三两，桂枝三两，银线草六两，射干一两五錢，蚤休六两，红三七✿三两，大活血六两，冷水珠✿六两。

上药共研细末，炼蜜为丸，每丸重二錢，每次一丸，每日三次。

病例：程清旺，男，三十一岁，红卫公社经公桥大队人，损伤腰痛复发，三天不能劳动，服药后一天可以劳动，五天恢复健康。

治疗五十余例，疗效百分之九十。

（红卫公社）

百两金、万年青、紫金牛、瓜子金。

研末内服，每次一錢五分，酒冲服每日二次。

生川乌、生草乌、南星、半夏、公丁香、广丹，麻油一斤。

1949

新　中　国
地　方　中　草　药
文　献　研　究
(1949—1979年)

1979

　　将麻油放锅内文火熬，待麻油起丝后，将以上药研末加入油内调匀，略冷片刻，再放在布上备用。外贴伤处，每周换药一张。

　　共治十三例，疗效达百分之八十。

　　　　　　　　　　（宇宙瓷厂卫生所）

蛇葡萄在临床上的应用

　　蛇葡萄软膏：取蛇葡萄根（剥皮去木心），晒干研末，以醋或凡士林调成软膏。外敷患处（新鲜捣烂外敷更好）。

　　蛇葡萄溶液：鲜蛇葡萄根皮百分之七十五，鲜狗脊百分之二十五共捣烂后，用冷清水浸泡三十至四十分钟，再用纱布过泸成液体状。外洗溃疡患处。

　　蛇葡萄接骨膏：蛇葡萄根皮百分之五十，陆英（根）百分之二十五，牛膝百分之二十五共捣烂成膏（或制成粉剂以醋调亦可）。外敷骨折处。

　　蛇葡萄软膏、溶液主治恶疮肿毒，毒蛇咬伤，跌打损伤，风湿痹痛等，未溃烂

178

蛇葡萄的临床疗效观察表

名称	受伤部位		性别	痊愈	好转	后遗症	合计
	上肢	下肢					
跌打损伤	4	4	男女	13			13
风湿关节炎	3	2	男女	8			8
恶疮肿毒	2	1	女男	2	1		3
毒蛇咬伤	34	14	男女	60			60
	2	10					
小计	47	37		83	1		84

179

1949
新 中 国
地 方 中 草 药
文 献 研 究
(1949—1979年)
1979

者均可外敷。蛇葡萄接骨膏可治骨折、跌打损伤。

典型病例：李××，男，十四岁，波阳人。住院号六百零七。患者开始两腹股沟淋巴结肿大，右脚中趾疼痛，约一月后两膝盖肿大疼痛，不能行走，曾在当地治疗，症状未减，于二月二十一日到市人民卫生院治疗，三月四日转来我院，检查：两膝红肿如大碗，膝盖上、下均消瘦，形成鹤膝一样，中医称"鹤膝疯"，踝以下红肿放光，青筋一目可见，局部灼热，有触痛。患者面色苍白，有时低热，大便祕结，小便短赤，舌苔黄腻。诊断：痹症（鹤膝疯）。外敷蛇葡萄软膏，内服：苍术一钱五分，知母二钱，石膏三钱，羌活二钱，银花五钱，煎水内服，经治疗十余天后，关节疼痛减轻，红肿亦渐消退。原三个多月寸步难移，现行走自如。唯患者病后体弱，待调理一阶段即可出院。

（市中医院）

180

妇、产科部份

月 经 不 调

丹参半斤，益母草四两，青木香二钱。

各炒焦研细末，炼蜜为丸，每丸二钱，每日二次，每次一丸。

病例：周正娥，女，三十八岁，庙下队社员。小产后，恶露不尽，腹痛，脸色萎黄，服上药八丸，痊愈。

本方主治产后血瘀腹痛。

（红源公社）

益母草十五斤，红糖三斤。

先将益母草加四倍水熬煎二次，再将二次煎液、加热浓缩至十斤左右，加糖成糖浆。每日三次，每次服十五至三十毫升，治愈十余例。

181

1949

新 中 国
地方中草药
文 献 研 究
(1949—1979年)

1979

本方亦可治产后腹痛。

（峙滩公社）

益母草五两，白马骨二两（均用全草）。

上药水煎，红糖为引，日一剂，分二次服。效果显著，共治愈二十五例。

本方可治白带。

（罗家农场）

元宝草一两，雪见草一两，益母草一两，酒糟一只。

先将元宝草、雪见草、益母草共煎取浓汁一碗，再将酒糟打烂入煎五分钟，去渣内服，每日一剂，早、晚各服一次。

（市中医院）

紫薇二两，鸡冠花二两，旱莲草一两，土人参一两。

以上药水煎，每剂煎两次，每次煎取浓汁一碗，每日一剂，头、二煎分服。

主治气虚或血热所致月经过多症。本方共治三十二例，一般服二至四剂即愈，

182

重者六剂可瘥。

典型病例：杨××，女性，四十六岁，住本市太平巷1号，豆制品厂工人。患者近年来，每逢月经来潮量多，持续数日，不得干净，伴有头昏目眩。检查脉细，舌质淡红，诊断为气虚不能摄血。服上方二剂则瘥。

（市中医院）

薯茛（研末）七钱，熟石膏（研末）二钱，松香一钱。

共熬煎，浓缩四分之一即成。每次一钱，早、晚各一次。治瘥十二例，治瘥率百分之百。

本方主治月经淋沥不尽。

白　　带

白马骨（全草）二两，商陆二两，（干者均减半）。

用公猪肉一两和药共燉，服汤食肉。

183

1949

新　中　国
地 方 中 草 药
文 献 研 究
(1949—1979年)

1979

治愈率百分之七十。

（新华瓷厂卫生所）

商陆三錢，牛角腮八錢，杉树节三个。

水煎服，每日一剂，三剂痊愈。共治愈七例。

（宇宙瓷厂卫生所）

算盘子二两，椿树皮二两。

水煎服，红、白糖二两为引，每日一剂，每日二次。

（电瓷厂卫生所）

蚊母草（白节）八节，灯草八根，灶心土五錢。

水煎服，红糖为引，每日一剂，分二次服。一般二剂可愈。

（红源公社）

鸡寇花五錢，金樱子(根)五錢，获苓五錢，苍术三錢。

水煎服，每日一剂，分二次服。

可治头晕、体倦。

184

（人民中医院）

白马骨二两，硝皮五錢，细辛一錢，桂枝五錢。

以上药和生蛋母鸡燉服，喝湯食鸡。

说明：1.白带者用白质硝皮，黄带者用黄质硝皮。

2.病情严重者三至四付见效，轻者一至二付。

3.服上药白带增多系生效征兆，再服便净。

（新平公社）

子 宫 下 垂

★南瓜蒂、茄子蒂治子宫下垂。

南瓜蒂十个，茄子蒂十个，鸡一只。

先将毛鸡宰杀洗净后，去掉肠杂，再将南瓜蒂、茄子蒂装入鸡腹内，用絲線縫合，隔水燉烂。去药渣，尽食鸡肉。

治疗六例，一度脱出三人，二度脱出

185

1949

新 中 国
地 方 中 草 药
文 献 研 究
(1949—1979年)

1979

二人，三度脱出一人。从疗效上看，一度者服上方一至三剂可愈，二度者服三至六剂可愈，三度者要服十剂左右。

典型病例：王××，女性，三十六岁，住波阳县凤岗区大阳埠。因分娩后过早劳累子宫脱出，服上方三剂痊愈。

（市中医院）

子 宫 功 能 性 出 血

益母草、大蓟各一斤。

加水四千毫升煎至二千毫升，每日两次，每次五十毫升。

共治愈二十例，其中产后及括宫术后宫缩不良四例，用药一次即愈，宫缩恢复。另十六例子宫功能性出血亦均痊愈。

病例：沈××，女，成人。刮宫后，阴道流血不止，用药后两天痊愈。

（国营江西无线电厂卫生所）

186

绝　　育

棕树根、紫石英、三白草。

水煎服，每月于月经干净后服一剂。

病例：闵××，女，成人。每月服上方，至今未受孕。月经正常，对健康无影响。

（庄湾公社）

187

1949

新　中　国
地方中草药
文　献　研　究
(1949—1979年)

1979

小儿科部份

小 儿 高 热

★★草药治疗小儿发热类疾病。

有角乌蔹莓五分至一錢，射干五分至一錢，白头翁三分至八分，仙鹤草五分至一錢。呕吐、腹泻加祁术一錢，高热、惊厥加勾藤一錢。日服一剂，分二次服。具有良好的退热，消炎作用。

本方治疗小儿发热类疾病二百例。其中极大部份病例是上感、病毒感染、消化不良，小部份病例是肺炎、扁桃腺炎等。在治疗过程中，除二例未愈改用它药，一例因病情严重死亡外，其余一百九十七例全部治愈。

病例：李学稻，男，三岁，发热三

188

天。检查：一般情况好，体温三十九度（摄氏），咽部不充血，心、肺、腹（一）。印象：病毒感染。用上药二剂痊癒。

（瑶里公社）

金线吊葫芦(有角乌蔹莓)一至三錢。磨汁內服。

共治疗十例，治癒率达百分之九十。

病例：卢新华，男，二岁。诊断为上感，枝气管炎。曾用青莓素、链莓素、四环素，发热不退，改用上药，內服二次热退痊癒。

（峙滩公社）

星宿荣一錢五分，盘柱南五味子一錢五分，土地磨针＊一錢，麦冬一錢，仙鹤草一錢，黄毛耳草一錢五分，山楂（根）一錢，六月雪一錢。

以上药煎水服，灯草数根、银器一具为引。每日一剂，分头、二煎服。

治疗四百例，治癒率百分之九十五。

（庄湾公社）

189

1949

新 中 国
地 方 中 草 药
文 献 研 究
(1949—1979年)

1979

虎刺（根）二錢，马鞭草五錢。

水煎服，每日一剂，分二次服。三剂痊癒。

（红源公社）

麻 疹

荷叶（干）。

取干荷叶一张，用手搓成团状在小儿身上轻轻地推擦。先擦背部，再四肢、后至胸部。不宜擦头部。

施用一次，麻疹可透。

（人民中医院）

百 日 咳

★应用"百咳灵"治疗小儿百日咳

百部（鲜根）五錢，乳母（鲜根）五錢，虎耳草（鲜全草）一两。

水煎內服，每日一剂，二次分服。

190

本方治疗十例小儿百日咳，平均服药四剂，最少三剂、最多七剂，服后，咳嗽等症状均得到明显缓解。在临床应用中，新鲜草药比干草药效果更好。"百咳灵"服后均无不良反应。

典型病例:

江连平，男，四周岁，住本市中华路一百二十八号。因阵发性咳嗽月余，咳时伴有呕吐、面赤。于七〇年四月二十七日来我院门诊治疗。检查：两肺呼吸音粗糙，心音(一)，咽充血，其他正常。诊断：百日咳。处方："百咳灵"三剂，每日一剂煎水内服，二次分服。第一剂服后，咳嗽症状减轻，第二剂服后，症状明显好转，第三剂服后，咳嗽、呕吐等症状消失。

（人民卫生院）

猪胆五只，百部一两。

百部研粉拌猪胆汁为小丸。内服一日三次，每次一钱。

191

1949

新　中　国
地 方 中 草 药
文　献　研　究
(1949—1979年)

1979

治疗三十余例，疗效百分之八十五。

典型病例： 焦发女，女性，九岁，**红卫公社**邮电所职工家属。百日咳。低热二十天，咳嗽，颜面浮气，服用氯莓素、合莓素、止咳糖浆、非那根无效，但服上方后三天咳嗽减轻，一周痊愈。

（红卫公社）

车前草（根）一把，红糖适量。

煎水内服。每日一剂，头、二煎分服。

本方疗效可靠。

典型病例： 陈小兵，男，六岁，百日咳，咳甚时脸红、唇紫，经使用多种抗菌素治疗均无效，服上方一剂咳嗽减轻，四剂痊愈。

（红源公社）

白　　喉

★★万年青治疗白喉心肌炎及严重喉梗阻

192

方一：万年青四十克，醋一百毫升。

取万年青四十克加入一百毫升醋内，浸泡四十八小时后，取汁去渣。第一天按每公斤体重七十毫克用药，次日服首剂的三分之二，第三天起则服首剂的二分之一，第五天后停药。

主治白喉併发心肌炎。

方二：万年青（根）三钱。

取万年青鲜根三钱，捣烂取汁，加温开水适量，频频内服。

主治白喉併发喉梗阻。

典型病例： 王爱荣，女，五岁，贫农子女，于一九六九年十一月六日入院。诊断为白喉併发心肌炎。当时患儿精神萎靡，脸色青紫，心率不齐，心低纯，肝肿大达肋下五厘米，食慾大减，时有呕吐，采用中、西医结合治疗，内服万年青醋露（方一），三天后心肌炎症状逐渐消失，病情日益好转，住院十七天痊癒出院。

疗效观察。

193

1949
新中国
地方中草药
文献研究
(1949—1979年)
1979

一、根据统计，▨▨▨▨▨▨前白喉患儿死亡率平均为百分之三十八，其主要死亡原因是并发心肌炎和严重的喉梗阻。对于白喉心肌炎之治疗虽然采用抗毒素，抗菌素和激素等治疗，但死亡率仍高达百分之九十以上。自去年十一月份起，我们采用中、西药结合治疗，服用万年青醋露治疗白喉心肌炎三例中，服药后心肌炎症状逐渐消失，无一例死亡，平均住院时间十二天。另外，采用万年青治疗的三十四例白喉患儿中，没有一例发生心肌炎的。

二、白喉严重喉梗阻，历来都是采用气管切开的方法进行抢救，虽然救活了一些病人，但是在气管切开时或者切开后，因继发感染而死亡的，病例也不少。我们采用万年青根先后治疗白喉严重喉梗阻七例，患儿均在服药汁后十五分钟至三十分钟，严重喉梗阻症状显著减轻或消失，免于气管切开，无一例死亡，平均住院时间四天。另外，我们再采用了同样的方法治疗

194

了急性喉炎引起的严重喉梗阻，获得同样的疗效。

（人民卫生院）

白土牛夕五錢，抱石莲五錢，海金沙五錢，射干二錢。

以上药水煎，每日一剂，分二次內服。

本方治疗三例，疗效百分之百。

典型病例：邵××，男，五岁，桥头大队叶村生产队人，七〇年三月一日急诊入院。当时有明显三凹症状，口唇青紫，咽喉部有伪膜，涂片鏡检阳性。內服上方，症状逐渐消失，一週痊癒出院。

（鹅湖公社）

流　　脑

金银花半斤，野菊花半斤，积雪草半斤，叶下红半斤，马兰（根）一斤，连翘半斤，大青叶一斤。

以上药加水二十斤，煎至十斤，加适

195

1949

新　中　国
地方中草药
文　献　研　究
（1949—1979年）

1979

量防腐剂备用。成人每日二至三次，每次六十毫升，小儿酌减。

疗效可靠，有广谱抗菌素作用。

本方亦可以治疗乙型脑炎，大叶型肺炎，小叶型肺炎，急性支气管炎。

（红源公社）

流行性腮腺炎

★★回阳青酊剂治疗腮腺炎

回阳青※（属葵属之一种）一支（手指粗一寸长），藤黄一钱五分。

共研细末，投入白酒或酒精一斤内。

典型病例：患孩齐敏，女，十岁，住本卫生院，该小孩起病时发高热，右耳下肿胀，食慾不振，曾给服土霉素五天无效，后左耳下亦肿胀，高热达四十度以上，并有惊厥，不进饮食，消瘦，又改服合霉素二天仍无效，停服西药，改用本酊剂涂敷二次，体温即下降至正常，涂敷三次后即

795

痊愈。

本药经治愈一百三十七例，皆在敷本药后二至三次痊愈。

（西湖公社）

★草药隔山香治疗腮腺炎

取隔山香根煎水內服，成年人每次五錢，小儿酌减。每日一至二剂，头、二煎分服。

本方治于三十二例。成年人五例，儿童二十七例，单侧肿大四例，双侧肿大二十八例，发热二十一例，不发热十一例。轻症一剂可愈，重症二至三剂可愈。

（红源公社）

吴芋三錢，大黄一錢，胡黄连二錢，胆星一錢。

上药研末用醋调成糊状，敷涌泉穴二十四小时。五岁以下二錢，五岁以上三錢，十岁以上四錢，十五岁五錢。

疗效显著。

（竟成公社）

197

1949

新 中 国
地 方 中 草 药
文 献 研 究
(1949—1979年)

1979

前胡(干根)三錢。

水煎內服，成人每日一至二剂，小儿酌减。

本方疗效显著。

典型病例：朱银荣，女，八岁，红源善仁桥生产队人，腮腺炎。双侧腮腺肿大，发热，体溫三十八度五（摄氏），服上药两剂痊癒。

（红源公社）

苍耳子五錢，马兰四錢，银花四錢，板兰根五錢，防风二錢，薄荷二錢。

以上药煎水內服。每剂煎两次，每次煎取浓汁一小碗，每日服一剂。

本方有清热解毒，消炎镇痛之效。一般腮腺炎初起，服三剂即癒。

典型病例：项××，男，九岁，住本市里村前街。患者突然畏寒、发热，左腮部红肿疼痛，全身不适，脉来洪数，舌苔薄黄，照上方服三剂后诸症消失。

（市中医院）

198

云实二两，韭菜根五钱，蛇葡萄一钱五分，中活血*一两，天南星五钱，麻油一斤。

以上药共熬成糊状加樟脑一钱。用上药敷涂患部肿胀处，一般敷本药三至四天痊愈。

本方共治二百余人，疗效百分之百。

典型病例：夏利兰，女，四岁，西湖大队人。两耳下肿胀，畏寒发热，口张开疼痛，不能进食。敷本药三次即愈（本品有毒，切忌入口）。

（西湖公社）

七叶一枝花、八角莲。

将以上药根洗净晒干，等量研末备用。将药末置交药或敷料上，敷贴患处，二至三日换一次。

本方治疗十例。六例痊愈，四例因发热加用板兰根二两，煎水内服。

典型病例：李庆，十二岁，男。患者腮腺局部红肿，灼痛，体温三十九度。经

1949
新 中 国
地 方 中 草 药
文 献 研 究
(1949—1979年)
1979

上述治疗，两剂痊愈。

（江西无线电厂卫生所）

七叶一枝花（青杆）四钱，天南星五钱，藤黄一钱五分。

将上药研细末，浸于百分之九十五酒精五百毫升内。用上药涂敷患部肿胀处，每日二次。

本方共治五十二例，疗效百分之百。

典型病例：汪新中，男，十六岁，西湖公社潘溪大队人。患者两耳下肿大，疼痛，高烧，全身不适，吃东西困难，流涎。经用本方二次痊愈。

（西湖公社）

粉防杞（根）一两，面粉适量。捣烂外敷。

典型病例：扬××，男，十三岁。双侧腮腺炎，服磺胺药三天症状未减轻。用上药外敷患处，一日痊愈。

（八九七厂卫生所）

200

急 性 肝 炎

南天竹三錢，犁头草四錢，灯蕊草五錢，马兰三錢，车前草四錢。

水煎服，十天痊癒。

（为民瓷厂卫生所）

署 热 症

灯草十六根，乌韭一两，马齿苋一两，梨树(叶)一两，白糖二匙。

灯草煎汁，乌韭、马齿苋挤鲜汁加入白糖、服二剂时减马齿苋加梨树叶汁。频频内服。

疗效可靠。

典型病例：冯兰姣，女，四岁，宝石上古生产队人。署热症。曾用广谱抗菌素治疗无效。服上方两剂痊癒。

（红源公社）

201

1949

新 中 国
地 方 中 草 药
文 献 研 究
(1949—1979年)

1979

脊髓灰白质炎

刺葡萄五钱，合掌消五钱，金樱子（根）五钱，五加皮五钱，大蓟五钱，紫金牛五钱，细辛三钱，虎刺五钱。

以上药水煎，每日一剂，分二次内服，连服七至十剂（剂量可根据体质，营养状况适当加减）。

共治两例，全部痊愈。

典型病例：严月华，女性，四岁，宇宙瓷厂职工家属。患儿发热二天，恶心、呕吐一天，精神不振，嗜睡。于发病的第二天到市医院儿科治疗，未见缓解，五天后左足膝以下冰冷，运动障碍，再往医院复诊，诊断小儿麻痹症。因无特效治疗，在家卧床二十余天，后用以上草药，六剂痊愈。

（宇宙瓷厂卫生所）

202

单纯性消化不良

兔耳风二至三錢，白茅（根）七节为引。

将上药晒干，切断或研粉。每日一剂，每次二至三錢。

本方治疗二百余例，疗效百分之百。本方亦可以治疗成人腹泻。

典型病例：程丽萍，女性，一岁半，罗源大队仁子生产队人。

七〇年五月二十八日起，水样大便二天，每天五至七次，伴呕吐，服兔耳风三錢即愈。

（瑶里公社）

小 儿 疳 积

仙鹤草（鲜）一两。

水煎服，白糖为引，日一剂、分二次

1949

新 中 国
地 方 中 草 药
文 献 研 究
(1949—1979年)

1979

服。一剂即愈。

病例：患者，汪××，男，十一岁，西溪大队高溪生产队人。脸色苍白，食慾差，全身无力，浮肿。小便检查蛋白（－）服药二至三天痊愈。

（西湖公社）

爵床（全草）一两。

加水五十毫升煎服，两次服完，此为一日药量。连服五至七天为一疗程。

（人民卫生院）

威灵仙（干根）五至八分。

水煎服，每日一剂，连服三至八剂即愈。

本院收治三十例，疗效满意。

病例：患者冯××，男，二岁半。由于一度缺乳，一向瘦弱，两岁多，不会走路，食欲不好，腹胀。经用本方三剂痊愈。

眼腔疳积用猪肝为引。大肚疳积用陈萝葡根煎汁为引，其它均用黄莲为引。

（鹅湖公社）

204

爵床、土荆芥、百部。

上药水煎服，鸡肝一具为引，每日一剂，分二次服。

（罗家农场）

白野苓二两，准山药二两，白扁豆、谷精珠各二两，五谷虫二两，白玉米二两，君子肉五錢，草决明五錢，卢甘石五錢。

其中草决明和卢甘石用羊油炒过，然后和其它药共研细末。每次服五分，每天两次（忌晕油）母鸡肝为引。

（宇宙瓷厂卫生所）

石决明（煅）、草决明、瓦楞（煅）、使君子肉（煨）、五谷虫（炒）、红豆叩（炒）。

以上药各等分共研细末。一岁至三岁服一錢五分，四岁至六岁服二錢，七岁至十五岁服三錢，饭前服用。

（人民中医院）

白术五錢，广木香二錢，山楂四錢，五谷虫三錢，石决明三錢，山药三錢，神

205

1949

新　中　国
地 方 中 草 药
文 献 研 究
(1949—1979年)

1979

粬三錢，青皮四錢，使君子肉二兩，爵床二錢，狗头壳三錢，月石二錢。

共研细末。每天两次，重者一錢，轻者五分，开水送服。忌食生、冷、腥食物。曾治瘉三例。

（岐滩公社）

爵床一錢五分。

水煎，猪肝湯冲服，二次即瘉。治瘉率百分之九十五。

（庄湾公社）

观音草*、倒挂金钟*。

上药等量共研细末。每日三錢。腹泻者加鉄苋一錢。

轻者二剂，重者四至五剂。治瘉五十余例。

（三龙公社）

马鞭草三錢，煅青凡一錢，山楂一錢，罂粟壳三錢，姨婆柴*五錢。

前两天用马鞭草、山楂、姨婆柴煎水内服，服后会腹泻。然后加煅青凡、罂粟

206

壳水煎服，三剂即癒。

疗效百分之九十五以上。

（新平公社）

小 儿 脐 风

野菊花（根）三錢，马鞭草五錢，白线头七只。

水煎，频频內服。

典型病例：刘小毛，男，半个月，哭闹不吃奶，脸青唇紫，服上药三剂痊癒。

（红源公社）

207

五官科部分

急、慢性中耳炎

虎耳草（鲜）、冰片五分。

将鲜虎耳草捣取自然汁一百毫升加冰片五分即成。

滴耳，每日一至二次，未用药前先清除脓液。

共治疗二十余例，均有效。（急性中耳炎伴有全身症状如高热者，应加服中、草药消炎汤）。

（峙滩公社）

鼻　　炎

★丝瓜根治鼻炎

絲瓜根（干）一斤，山栀半斤。

208

共研细末。每日三次，每次三钱，开水送服。

主治急、慢性鼻炎，如头痛，流臭鼻涕，鼻部热痛，不闻香臭等症。本方有清热凉膈，消炎通窍作用，一般服上方一剂后则症状消失，嗅觉恢复正常，严重者服两剂即愈。

典型病例：曹××，男性，五十七岁，住本市中山路116号。自诉鼻部热痛，时流秽涕，伴有头痛，大便祕结等症，服上方一剂后诸症消失。

治疗二十五例均痊愈。

（市中医院）

石胡荽、捣烂取汁二十毫升加水八十毫升混合均匀即成，滴鼻用、每日二至四次。

治愈二例。

此方对萎缩性鼻炎有一定效果。

（峙滩公社）

★通矢散治鼻炎

1949

新　中　国
地方中草药
文　献　研　究
(1949—1979年)

1979

珠砂根、冰片。将珠砂根研细末，加冰片适量调匀，卷纸筒上药吹鼻，治疗十例，均瘥。

病例：朱茂生，男，十六岁，住红卫鸦桥大队，鼻塞、干燥、嗅觉不灵、下甲有萎缩痂皮少量，分泌液多且恶臭五年，诊断为萎缩性鼻炎，用链莓素滴鼻半月无效，用上方六天后自觉通气良好，二十天痊瘥。

亦可治慢性鼻窦炎。

（红卫公社）

山栀一至二两。

炒焦水煎服，头、二煎分服，成年人每日一剂。

疗效可靠。

典型病例：万红源，男，三十岁，红源生产队人。鼻出血不止，西药治疗无效，服上药一剂痊瘥。

本方主治鼻出血。

（红源公社）

210

急性扁桃体炎

百两金五錢，万年青（根）二錢，紫茉莉（根）三錢。

以上药煎汁，每日一剂，频频內服。

疗效显著。曾治二例均在二剂后即痊癒。

本方亦可治疗急性喉炎。

（药材公司）

抱石莲、筋骨草、土牛夕、金银花。

以上药水煎內服。

疗效佳。

典型病例：朱××，男性，十六岁，明溪栏河坝居住。患者发热，全身疼痛，以咽痛为甚，吞嚥困难，体溫三十九度五（摄氏），心、肺、腹（一），扁桃体红肿（卅），于午夜急诊入院。用上药二煎二服，次晨九时退热，一切症状消失。

（峙滩公社）

211

1949

新 中 国
地方中草药
文 献 研 究
(1949—1979年)

1979

万年青（根）。

切片研末。

每次服三錢，每日三次。

共治六例，疗效显著。

（罗家农場）

山豆（根皮）一两，人乳。

上药捣汁入人乳二湯匙燉服，疗效显

著。

（竟成公社）

万年青二两。

水煎取浓汁一小碗，头，二煎分服。

初起者二次即癒，严重者需三至六剂

可癒。

（人民中医院）

急 性 咽、喉 炎

绞草二錢。

水煎内服。

典型病例：佘××，男性，二十四

212

岁，峙滩吊鱼队人，患者咽痛二天，咽右侧充血明显，咽峡部有黄色疱疹二个，服药一剂，咽痛消失，二剂痊愈。

主治咽峡炎。

（峙滩公社）

瓜子金一两，牛夕五钱，绶草五钱，镇江醋一两。

以上药和醋捣烂取汁内服。

本方疗效可靠。

（电瓷厂卫生所）

牛膝（根）一至三两 或干 根三 至五钱。水煎服，每日煎服二次。

治二例，痊愈二例。

典型病例：涂秋秀，女，四十五岁，住景德镇市祥集下弄41号，家务，因咽喉肿痛，经服用土牛夕（鲜根）一两，煎水内服，痊愈。（孕妇忌服）

（蛟潭公社）

大青、筋骨草、紫花地丁、菊花、鸡眼草。共研末。每日二至三次，每次二至

213

1949
新 中 国
地 方 中 草 药
文 献 研 究
(1949—1979年)
1979

三錢，效果较好。

病例：余××，男，十七岁，南安公社五七中学学生，发热、发冷两天、咽痛、就诊检查体溫三十八度，咽部显著充血，扁桃腺不肿，心、肺（一）诊断急性咽喉炎，经口服磺胺类药物，症状未改善。改服上药，二天后痊愈。

（南安公社）

高粱泡五錢，牛膝五錢，毛茛（根）八分。

将上药加少许盐，共捣烂冲开水当茶饮。一般服二剂即愈。

本方对喉闭、咽喉干痛有效、

（枫树山林場）

射干四錢，桔梗二錢，甘草二錢，木蝴蝶二錢，煎水內服。

本方对声音嘶哑有效

（电瓷厂卫生所）

214

口 腔 炎

皂角五錢，醋适量。

取皂角去皮、研末，加热醋调成糊状，敷足心湧泉穴，二十四小时后取下。一般一次痊癒，曾治癒三例。

病例：刘××，男，四岁，住峙滩二队，患疱疹性口炎，流涎、口痛、发热，不愿进食，尖舌、下唇粘膜、咽峡部均散布黄色泡疹，形成溃疡面，充血明显，按上法治疗，一次疼痛消失进食正常，充血减轻，三天后溃疡自行癒好。

（峙滩公社）

咽 喉 鱼 刺

大蒜二片。

将大蒜衣剝掉，塞入两鼻，十五分卽癒。

1949

新 中 国
地方中草药
文 献 研 究
(1949—1979年)

1979

典型病例：吴××，男性，成人，化工厂负责人。患者六七年因食鱼被鱼刺刺入喉部，当即用饭块吞下，都不能缓解，并卡出血，准备到医院治疗，后经用大蒜塞鼻，仅十五分钟后即瘥。

（宇宙瓷厂卫生所）

目　翳

★发泡疗法治眼疾

发泡药物：斑蝥三錢，糯米三錢，冰片三分。

将斑蝥炒热后拌糯米，再加冰片共研细末，装瓶备用。

取穴和方法：大阳穴（头部侧伏位，按大阳穴常规定穴）用发泡药如粟粒大敷穴上，再以小块膏布固定。

主治：目翳，急、慢性结膜炎，角膜炎，视网膜炎，视神经炎等眼疾。

病例：梁凤玲，男，四十三岁，江西

216

东乡人，住景德镇市风景路58号。

左眼红肿锐痛，翳膜形成，遮瞳孔四分之二，视力全无，经多次治疗无效，用此方药治一次，红肿·锐痛逐渐消退，翳膜淡薄，继用六次，炎症全消，翳膜退净，视力重新恢复。

疗效：通过五十余例实践证明，疗效快、显著。

（人民中医院）

急 性 结 膜 炎

仙鹤草（春、夏、秋用全草，冬天用根）三至五钱。取仙鹤草（或根）加酒糟（或食盐）少许，捣烂。

敷患眼侧太阳穴上即可。

此药在解放前曾治疗过数例，除翳子无效外，对于因炎症引起角膜缘泡疹的均有特效。经我们临床观察无任何反应和付作用。共治五例。

1949
新 中 国
地 方 中 草 药
文 献 研 究
（1949—1979年）
1979

典型病例：何××，女，成人，蛟潭医院职工，右眼结膜充血有异物感，经敷药一剂，当即感患眼清凉舒适，次日充血消失而痊愈。

此方对疱性角膜炎、结膜炎、眼充血及各种炎症有效。

（蛟潭公社）

角 膜 溃 疡

毛茛（叶用三片、根少许）。

取毛茛叶三片、捣烂敷患侧太阳穴。

取毛茛根少许、捣烂成绿豆大小一丸，敷内关穴稍上方，均敷患眼对侧。

治一例，愈一例。

（蛟潭公社）

犁头草（鲜）、极霉草（鲜）。

取上二药等量捣烂，敷上眼睑，每日三至四次。

典型病例：胡××，右眼角膜溃疡，

218

久治不瘥，红肿，疼痛，改用上药后即逐日好转，经半月治愈。

（蛟潭公社）

牙 病

★★马威合剂治牙病

白马骨五錢，威灵仙三錢，蒲公英五錢，犁头草五錢。

水煎服，每日一剂，每日煎二次，分二次服，每次煎取浓汁一小碗服之。

主治各种牙病。

病例：冯××，男，二十岁，住工人新村前进四排16号。

患者左侧下颌智齿牙龈红肿，疼痛，按压患处有少量脓液，吞嚥疼痛加甚，张口困难，拌有发热。经诊断为冠周炎，服本药四剂，诸症消失。

疗效：经治各种牙病五百二十四例，其中牙周炎三百一十二例，牙龈炎一百六

219

1949

新 中 国
地方中草药
文 献 研 究
(1949—1979年)

1979

十五例，冠周炎三十九例，牙髓炎八例，服药最多六剂，最少二剂，临床证实可代青霉素等抗菌素，较青霉素疗效好而广，并使用方便。在治疗中急性较多，慢性炎症较少，本方对急性牙病疗效更佳。

附效果观察表

病名 病例数 疗效	牙周炎	牙龈炎	牙髓炎	冠周炎	小计	备註
痊癒	290	149	×	33	472	
良好	15	11	8	4	38	
有效	7	5	×	2	14	
无效	×	×	×	×	×	
合计	312	165	8	39	524	

（人民中医院）

220

白马骨一两，灯蕊草、车前草各三钱，加水三百毫升煎至一百毫升为一剂，含漱服下，每日数次，小儿酌量。

病例：章翠娥，女，三十二岁，牙痛一天难忍，来所治疗为龋齿并发齿龈炎，即服一剂，痛止，炎症消除。

效果：经治三十一例，效果均满意，一般服一至三剂即愈。

（江村公社）

沙氏鹿茸草、南天竹各一两，水煎服，连服三剂即愈。鲜草更佳，但需加量。共治愈二十人。

病例：陈连英，女，三十四岁，宇宙瓷厂工人。牙痛三天，有轻度发热，右侧牙痛，拌有颜面轻度浮肿，尤以夜间疼痛难忍，食欲减退，经诊断为牙龈炎。曾用抗菌素、磺胺药治疗无效，转草药治疗，连服三剂即愈。

本方亦治牙龈炎、牙髓炎、龋齿、喉炎。

【宇宙瓷厂卫生所）

227

1949
新 中 国
地 方 中 草 药
文 献 研 究
(1949—1979年)
1979

万年菁（鲜根）。

将根洗净，切成片，咬在患牙上，每次一片，止痛效果良好，如一次不行可多次，但每次咬在患牙上不得超过半小时。共治六例，疗效均好。

（蛟潭公社）

安乃近（结晶）、冰片、西红花、人中白各等量，混合研极细末，撒于患处，治二十余例，均达止痛良效。

（宇宙瓷厂卫生所）

沙氏鹿茸草（鲜）一两，乌韭（鲜全草）一两，鸭蛋一个。

将上药洗净，与鸭蛋放在一起煮佛二十分钟，去药渣、蛋壳，吃汤和蛋，分二次服。

共治五例，均有效。

典型病例：王来春，男性，四十二岁，蛟潭公社外蒋大队汪家生产队人，患者牙痛，服上药二剂痊愈。

（蛟潭公社）

222

白马骨一两，车前草一两，灯蕊草一两。

煎水内服。

每日三次，每次一百毫升。

共治疗五十七例，疗效百分之百。

本方治疗风湿疼痛也有效。

（罗家农场）

鲜骨碎补（切片去毛）一两，三白草一两，射干一两。

干品减半，加鸭蛋一个，煎水，服汤吃蛋。

共治四例，效果很好。

（新华瓷厂卫生所）

韭菜子、车前草（根）、麻油。

将韭菜子、车前草（根）少许调麻油，放置烧红的瓦片上用漏斗盖住瓦片，烟从漏斗尖出来，拿纸卷成条状，一头接在漏斗尖上，一头接在外耳道。

疗效：百分之七十。

典型病例：张××，男，四十六岁，

223

1949
新中国
地方中草药
文献研究
(1949—1979年)
1979

丸，龙山叠村人，经常牙痛有三至四年之久，发作时疼痛难忍，用此药治疗后一年未发。

本方可治虫牙。

（九龙山茶场）

石膏一钱，儿茶一钱，樟脑一钱，川连一钱五分，北细辛一钱，冰片适量。

共研极细末，上药、搽牙、塞牙。

治疗二十余例，有效率百分之八十。

（红卫公社）

万年青（根）浸于百分之五十酒精内，用药棉醮取液塞入患牙处即可，屡用屡效，止痛作用好。

（枫树山林场）

白马骨、车前草、灯芯草各三两。

水煎取浓汁四百毫升，每日二次，每次二十毫升。

曾治疗十余例，均有效。

病例：卢××，男，成人，崎灌中学老师，牙龈红肿、疼痛二天，服上药二次，症状消失，疼痛亦止。

（峙滩公社）

羌活二钱，柴胡二钱，白马骨四钱，马兰五钱，防风二钱，薄荷二钱，万年青一两，白芷二钱，全虫二钱，银花五钱。

水煎内服，每日一剂。

本方主治牙髓炎，疗效可靠。

典型病例：王××，女性，二十岁，住三宝蓬新厂大队。七〇年五月二十日就诊，一周前左牙床肿痛，口不能张开，咀嚼困难，经内服上药六剂，症状消失。

（市中医院）

225

1949

新 中 国
地 方 中 草 药
文 献 研 究
(1949—1979年)

1979

皮肤科部份

湿 疹

甘草粉一两，明凡三錢，氧化锌一百六十克，凡士林三百克。

上药和匀调凡士林即得。

外用一日数次。

共治十三例，均有效（本方适用于渗出型湿疹）。其中十例，见好。疗效较西药甲紫泥剂为好。本方对皮炎亦有效。

（卫生局皮肤病组）

博落回。

博落回叶研末，白糖调敷。首先用博落回根、茎切碎煎水冲洗，然后敷上药。

轻者一次，重者四至五次，治愈四例。

（三龙公社）

226

虎杖（根）、麻油适量。

将虎杖根研末，麻油调成刷剂。轻者一次，重者三至四次。治愈六例。

（三龙公社）

枯矾六钱，熟石膏六钱，雄黄二钱，冰片三分。

以上共研细末，加凡士林二百克调匀即成，外敷或搽患处。

治疗十二例，疗效良好。

本方适用于皮肤、浸润肥厚之湿疹患者。

（峙滩公社）

博落回一两，苦参一两，酸模一两。

以上药水煎，每次煎水半盆外洗患处。

止痒特效，一般急性患者三天即愈。

（人民中医院）

橙树（叶）三两。

煎水冷却后洗患部。适用会阴部、下肢，疗效可靠。

（红源公社）

227

1949

新 中 国
地方中草药
文 献 研 究
(1949—1979年)

1979

鹿乳米（根皮）。

煎水洗涤，每日一次，三至五天可愈。

本方亦可治皮炎。

（宇宙瓷厂卫生所）

虎耳草一两，杠板归三两，犁头草一两，白头翁一两。

将上药焙干研末和凡士林一千五百克调匀外敷。一日二至三次。

治疗一百余例，效果满意。

本方可治皮炎。

（瑶里公社）

青黛五钱，蓖麻油或麻油二百毫升，炉甘石二两，冰片一钱，凡士林二百二十克。

共研细末，和油调凡士林。

外用一日三次。

治二例均见好，疗效较西药甲紫，锌氧油膏为好。本方适用于婴儿湿疹（鳞屑、脂溢者）。

（卫生局皮肤病组）

228

头 癣

★★草药治疗头癣

四叶对☘（全草）三两，羊蹄（根）一两，百部一斤，

上药分别干燥后，共研细末，瓶装备用。用时可加麻油适量调搽。

用药前患者须将头发、头痂刷光，用温开水洗涤后，调搽此药于患部约为一毫米厚，不盖，每天上药一至二次，三天刷发一次，连续十天为一疗程。

病例：李华英，女，一岁半，红源生产队人。自一九六九年五月以来，生头癣、结痂、出水、搔痒，曾经中、西医治疗无效，用红源"头癣散"加麻油调搽头癣部四次，观察一星期，不出水，搔痒停止，痂脱痊愈。

（红源公社）

松香一两，火柴合（灰）二钱，百分

1949

新 中 国
地方中草药
文 献 研 究
(1949—1979年)

1979

之七十五酒精三百毫升。

松香研末和火柴合烧灰入酒精浸即可。

外搽每日二至三次。

疗效可靠。

（卫生局皮肤病组）

四叶对三两，博落回一两，百部一斤。

焙干研末外敷。

治疗一例，有一定疗效，

（卫生局皮肤病组）

禾草灰一两，明凡三钱，木子油一百毫升，凡士林五十克。

禾草灰和明凡末加木子油调凡士林即得。

外搽每日一次，先洗头后搽药。

疗效可靠。

（卫生局皮肤病组）

黄连、花椒、蜡各等分。

上二药研末熔蜡中调匀即得。

230

外搽每日二次。

有奇效，一般十天即癒。

（卫生局皮肤病组）

雄黄一斤，生石灰四斤，常水适量。

上二药研末加水调匀，放置二天以上可用。

外敷满头，十五分钟后刮去药膏，头部病发即除，后洗头。

作头癣外用药，屡用见效。小面积头癣连用数次可癒。

（卫生局皮肤病组）

硫黄十克，凡士林一百九十克。

硫黄研末调凡士林即得。

剃头发后外搽患处，每日一次，反复外搽。

屡用见好。

（卫生局皮肤病组）

足　　　　癣

博落回(根、茎)适量，陈醋适量。

231

1949
新　中　国
地方中草药
文　献　研　究
(1949—1979年)
1979

取根、茎入醋（过药面）浸泡一至二天后去渣取醋液备用。

外搽一日数次，或用纱布浸液外敷，再用酒精棉球烧，透热效果更好。

共治四例均见好。

（卫生局皮肤病组）

羊蹄（根）四两，浸入白酒四百毫升，三天后过泸即得。

外搽患部。

（峙滩公社）

博落回（根皮或根），浸入百之分六十酒精内，浸泡三至五天后，以液搽或敷均可。

（蛟潭公社）

羊蹄适量。

取鲜草捣汁加防腐剂备用。

外搽一日数次。

共治七例，均有效。

（卫生局皮肤病组）

黄柏二钱，青黛一钱五分，滑石三

232

钱，枯凡一钱。

上药共研极细末，外用，撒佈患处。

（峙滩公社）

茅膏菜三钱，绶草二钱，菖蒲（根）五钱，蓖麻子五钱，桃仁三钱，乌蔹莓五钱，银线草五钱，兔耳风五钱，酒精六十毫升，樟脑油四十毫升。

上药共研细末，加酒精、樟脑油浸六天备用。

外搽每天三次，连续数天即愈。

共治三十余例，疗效百分之八十。

本方可治冻疮、皮炎。

（宇宙瓷厂卫生所）

顽　　癣

水黄藤（鲜）三两，天南星四钱，雄黄一两，青娘虫一钱，斑蝥一钱，草乌五钱。

233

1949

新 中 国
地 方 中 草 药
文 献 研 究
(1949—1979年)

1979

上药加百分之九十五酒精浸泡，外搽患处。

本方可治神经性皮炎。

（红卫公社）

搔 痒 性 皮 肤 病

百部一两半，薄荷（叶）五錢，艾叶五錢，百分之五十酒精五百毫升。

上药捣碎入酒精浸泡四十八小时，去渣取汁备用。

外用一日三至四次。

共治八例，均见好。

（卫生局皮肤病组）

百部三两，百分之五十酒精一千毫升。

浸泡二十四小时后备用。外搽。

治疗多例，效果满意。

（卫生局皮肤病组）

234

急、慢性寻麻疹

苦参一两半，桂枝一两半，蝉衣七钱，何首乌一两半，金银花七钱，甘草二两半，麻黄一两半，艾叶七钱，枫球一两半，薄荷叶七钱，常水五千毫升。

水煎二小时，沪汁备用。

内服一日三至四次，每次十毫升。

共治二十六例，均有不同程度疗效。其中十四例见好。本方亦治皮炎、湿疹、牛皮癣。

（卫生局皮肤病组）

虎耳草（鲜全草）五至七钱。

水煎服。另外用适量外搽。一般二剂即愈。

（枫树山林场）

过 敏 性 皮 炎

鹅掌金星一两，水煎冲洗，洗后用消

235

毒凡纱护住疮口。

（新平公社）

杠板归三两。

煎水外洗，治癒二例。

（卫生局皮肤病组）

带 状 疱 疹

★应用青龙骨治疗带状疱疹

青龙骨*（全草）。

将青龙骨全草捣烂成泥状，加入食盐少许，外敷患处，用纱布包裹。每日二至三次，约一小时后可止痛，二天后水疱结痂，痂落痊癒。

（西湖公社）

化脓性皮肤病

藤黄一两，硫桐脂二两，凡士林四百克。

236

先将藤黄研末，以末调凡士林后，再加硫桐脂调匀即得。

外敷。每日一次。

共治四例，均见好。

（卫生局皮肤病组）

老南瓜囊（鲜）捣烂外敷。治愈一例。

（卫生局皮肤病组）

黄药子（黄独）二十五克，凡士林一百克。

将黄独切碎晒干研末调凡士林即得。

外敷。治愈四十余例。

（卫生局皮肤病组）

铁苋、银花藤、大青叶、海金砂各三两。

以上药水煎内服，每日一剂，头、二煎分服。

本方有消炎、止痒作用，治疗多例均有效。

（卫生局皮肤病组）

237

1949

新 中 国
地 方 中 草 药
文 献 研 究
(1949—1979年)

1979

白头翁二两，马齿苋二两，冰片二钱，黄凡士林一千克。

上药共研极细末调凡士林即成。外搽。每日二至三次。

治愈百例。可代替磺胺膏使用。效果很好。

（卫生局皮肤病组）

神 经 性 皮 炎

苦参二两，川乌五钱，明凡二钱，水五百毫升。

苦参、川乌捣碎加水煎，沪汁加明凡备用。

外用一日数次。

治二例见好。

（卫生局皮肤病组）

白 癜 风

补骨脂二两，百分之七十五酒精五百

238

毫升。

研碎浸泡于酒精中，一周后去渣备用。

外搽患处一日三次，以起疱疹为度。

治十例，均见好。

（卫生局皮肤病组）

斑 秃

斑蝥二钱，百分之七十五酒精二百毫升。

斑蝥去头、足研末，入酒精浸泡四十八小时后备用。

外用一日一至三次。

治六例均有效，一例显著见好。

（卫生局皮肤病组）

扁 平 疣

鸭胆子五两，百分之七十五酒精五百

239

1949

新 中 国
地方中草药
文 献 研 究
(1949—1979年)

1979

毫升。

捣碎浸泡于酒精中，四十八小时后过泸备用。

外搽一日一至二次。

治一例见效。

（卫生局皮肤病组）

鸡　　　眼

石灰五錢，明凡五錢，鸭胆子（仁）五錢，半夏一錢半。

研细末和匀郎得。

外敷，以胶布保护正常皮肤。

治三例均有效，一例见好。本方对寻常疣亦有效。

（卫生局皮肤病组）

天　疱　疮

杠板归一两，苦蘵一两，白头翁五

钱。

煎水取浓汁内服。另取上药煎水用淡汁外洗。

治癒二例，疗效百分之百。

（卫生局皮肤病组）

蚕豆壳烧灰研末，加冰片、麻油调敷。

（枫树山林場）

241

1949

新 中 国
地方中草药
文 献 研 究
(1949—1979年)

1979

肿 瘤 部 份

鼻 咽 癌

中草药治疗鼻咽癌

方一：桔梗一錢，枳壳一錢，甘草一錢五分，防风二錢，厚扑一錢，羌活一錢，乌药一錢，香附一錢五分，茯苓二錢五分，半夏一錢，柴胡二錢，赤芍一錢。

以上药水煎内服，每日一剂，头、二煎分服。

方二：砂仁二錢，冰片三分，辰砂一錢，黄柏五錢。

以上药共研细末，吹咽。

病例：何怡开，男，四十一岁，婺源古坦公社菊往大队人。因颈部肿块，咽部溃烂三年，吞嚥困难三天于五月八日抬来

242

医治。患者六八年开始颈部出现包块多个，大的如鸡蛋大，小的如蚕豆大，继之溃烂，分泌物恶臭，影响饮食，且日见消瘦。到南昌二附院诊治，经口腔科与五官科会诊及活体组织病理切片检查证实为鼻咽癌。经放射线治疗月余，包块消失·病情好转而出院返家。近数月右颈部包块又逐渐增大，咽部又出现小包，影响饮食，吞嚥困难三天而入院治疗。检查：神志清楚，消瘦呈慢性病病容，右颈部自下颌骨至锁骨上有鸽蛋大、红枣大、蚕豆大三个肿块，质较硬，边缘尚清楚，压痛明显。口腔检查：悬雍垂向左侧偏斜，舌根部右侧有一黄豆大之菜花样赘生物，分泌物有恶臭，咽部充血。诊断为鼻咽癌进展期。用上药治疗后病情逐渐好转。治疗一月身体较前明显变胖，精神食慾显著改善，能参加一般生产劳动。颈部肿块已消失一个，其他两个明显缩小，压痛明显减轻。悬雍垂位置基本恢复正常。右舌根部赘生

243

1949

新 中 国
地 方 中 草 药
文 献 研 究
(1949—1979年)

1979

物明显缩小至二米粒大小，表面亦变光
滑，七月初随防，舌根部赘生物已基本消
失。

（瑶里公社）

子宫颈癌、胃癌

垂盆草、白花蛇舌草。

以上药等量（一般鲜草可用二至三
两，干者减半），煎水内服。

病例：宁××，女，五十九岁，阴道
流血一年。诊断为子宫颈癌。进行手术治
疗，手术过程中发现已转移膀胱及腹部。
在家属要求下行子宫切除术，送病理切片
检查为鱼鳞状上皮癌。术后坚持服上药（
当茶喝）至今未发，情况良好。

（南安公社）

绒毛膜上皮癌

龙葵四两，紫金牛一两，扛板归一

244

两，土茯苓一两。

煎水内服。一日一次。另用扛板归四两，煎水冲洗患部。

治二例，有近期效果，分泌物减少。

（卫生局皮病组）

淋巴瘤、舌瘤、膀胱瘤

核桃枝一两，鸡蛋四个。

煮服，每日一剂，十天一疗程。曾治一膀胱瘤患者，经一疗程后，瘤明显缩小三分之一。

（药材公司）

血　管　瘤

沙氏鹿茸草五钱，山栀(根)五钱，大青(根)三钱。

水煎服，一日一剂，头、二煎服。

（兴田公社）

245

1949

新 中 国
地 方 中 草 药
文 献 研 究
(1949—1979年)

1979

皮 肤 良 性 肿 瘤

乌梅七个，"六八一"粉五十克，常水二百五十毫升。

取"六八一"溶于水加乌梅煮沸再文火加热二十分钟，放置二十四小时后备用。

每日饭前、饭后各服一次，每次五毫升。

治疗皮下脂肪瘤、皮脂腺瘤各一例。肿物变小一例，症状好转一例。

（卫生局皮肤病组）

肝　　癌

白参一錢（另煎），黄芪、丹参、郁金、香附子各三錢，炙别甲四錢，全虫散（全蝎、蜈蚣、水蛭、姜蚕、蟑螂、蝙

246

蝠、五灵脂等分为末）一錢五分（另煎），水煎服，每日一剂。

癌　性　溃　疡

炉甘石六十克，密陀僧六十克，上梅片一点五克，猪板油二百五十克。将前三药共研细末，再与猪油捣匀成软膏状，外敷。

（编写组）

247

1949

新 中 国
地 方 中 草 药
文 献 研 究
(1949—1979年)

1979

兽 病 部 份

牛 瘤 胃 膨 气

（草肚气胀、红花草肠）

鲜爆竹＊（野红花）。

将鲜爆竹用手捣烂。大牛用二錢，小牛用一錢，一次服，一剂卽癒，疗效百分之百。

本方治癒五十头牛瘤胃膨气。

（竟成公社）

牛痢疾（紧口痢）

无花果(叶)、侧柏(叶)。

捣烂冲水內服。大牛零点五至一斤，小牛零点五至零点八斤。

248

疗效百分之八十以上，一般一至二次即癒。本方亦可治牛瘤胃膨气。

（竞成公社）

牛、猪胃肠下泻

大青六两，耳叶牛皮消六两，百草霜（锅底灰）四两，马齿苋四两。

将上药混合研末。

大家畜每次二至三两，中家畜每次零点五至一两，小家畜每次零点五至零点八两，连服二至三天即癒。疗效百分之八十以上。

（蛟潭公社）

猪 喘 气 病

鲜剑菖蒲（根）。

将剑菖蒲根蒸馏得注射剂。

大猪二十毫升，小猪十毫升（存储不

1949

新 中 国
地 方 中 草 药
文 献 研 究
(1949—1979年)

1979

宜大长、以防变质）.注射一至二次即癒。

疗效百分之八十。治癒二十五头猪。

（竟成公社）

元明子树＊（祭鱼树）三斤，石菖蒲二两，苦参二两，大菁三斤，百部二两。

混合捣碎，水浸二十四小时后，将此药蒸馏即得注射剂。

大猪二十毫升，小猪十毫升。皮下或肌肉注射，一般二至三次即癒。疗效百分之八十以上。

（蛟潭公社）

250

新医疗法篇

· 白 页 ·

自制电兴奋机
在临床上的应用

一、使用范围:

神经衰弱、各种扭伤、关节痛、腰肌劳损疼痛、神经性皮炎、坐骨神经痛、四肢瘫痪（先扎针后进行电兴奋治疗）。

二、取穴及操作方法:

1.神经衰弱:（1)用两电极先以感应电六按太阳、阳白、头准等先后顺次通电三次;（2)用感应电九压风池穴双侧，通电上下滑动一至二分钟，以达到头顶部发麻为准;（3)用直流电十二毫安正极放在阳白，负极放在风池通电三秒钟;（4)用直流电三十毫安在內、外关通电三秒钟。

2.腰肌劳损:（1)先以感应电强感应大输出，在腰肌纵轴通电、横轴通电二分

251

1949

新 中 国
地 方 中 草 药
文 献 研 究
(1949—1979年)

1979

钟；（2）再以直流正极在痛点通电三分钟。

3.急性扭伤：（1）以强感应大输出，按肌肉的纵、横轴通电，或穴位通电二分钟；（2）以直流电正极三十至五十毫安在痛点通电二至三秒钟。

疗效观察

疾 病 名 称	例数	痊愈	好 转 或明 显 好 转	有效率
各 种 扭 伤	98	58	39	99%
关 节 痛	81	32	43	93%
腰 肌 劳 损	73	19	42	84%
神 经 衰 弱	23	4	15	82%
神 经 性 皮 炎	2	2		100%
坐 骨 神 经 痛	9		9	

252

三、电兴奋治疗的特点：

1.疗效高：我们共治疗二百六十二人已痊愈者一百零五人占百分之四十。好转和明显好转者一百三十四人占百分之五十二。

2.疗程短：神经衰弱每天电疗一次、每次一分钟，一个疗程三至六天；腰酸痛者每日电疗二次，每次三分钟，一个疗程三至十二次；各种扭伤每日电疗一次，每次二分钟，一个疗程一至五次，有些时间长些。

病例：朱汝刚，男，三十岁，工人。

患者于今年八月二十二日晚因工作腰部扭伤，自诉腰部髋及关节剧痛、不能行走，检查大腿举起试验阳性，腰部有压痛，大腿外展和内收都很疼痛。

治疗经过：当时我们按急性扭伤处理，先以感应电在腰肌的两侧纵、横轴强感应大输出的量使肌肉大量收缩，然后以直流三十至四十毫安在痛点及环跳、脾关、承

1949
新 中 国
地 方 中 草 药
文 献 研 究
(1949—1979年)
1979

扶、风市等穴通电二至三秒钟，经一次治疗后，病人可以下地步行，但仍不方便，后经十次治疗痊愈出院。

（七一三厂卫生所）

"六、二六"医疗机临床应用

本机功能

1.控制神经功能（输通神经功能）。

（1）战地抢救窒息。

（2）止痛（包括头痛、牙痛、胃痛、腹痛、腰痛、坐骨神经痛、关节痛）。

（3）偏瘫（上肢瘫痪、下肢瘫痪、面瘫）面部神麻痹、上肢麻痹、坐骨神经麻痹、腓神经麻痹、胫神经麻痹、正中神经麻痹、尺神经麻痹、股神经麻痹、膈肌痉挛、胃肠痉挛、小儿麻痹后遗症等症，均有特出疗效。

2.消炎功能：

鼻窦炎、慢性咽炎、乳腺炎、扁挑腺

254

炎），均有显著疗效。

使用方法

"六、二六"半道体电子医疗机，有正、负两个电极，负极接主穴，正极接配穴，频率可根据病情选择。

一般可用四十至六十次／分，使用时可将开关启开，电量由小变大至病人最大耐受量。

在治疗慢性化脓性鼻窦炎时，取穴进针要准，轻不能过深，通电使患者有舒适感、身有疏通感即可。有时电量可适当加大，电频率一百二十次／分或二百八十次／分，每次通电时间六十至九十分钟。

作用机制:

1.对大脑皮层有抑制作用，在治疗过程中患者困倦、思睡，甚至入睡。

2.提高痛觉。

3.治疗部位充血，从而改善组织器管的血液循环状况和新成代谢。促进引起疼痛的病理因子的消除和神经性机能恢复。

255

1949

新 中 国
地 方 中 草 药
文 献 研 究
(1949—1979年)

1979

通过八千人次的实践，在临床中所采取针灸穴位来刺激神经，疗效显著。

（人民卫生院）

眼腔血管瘤摘除成功。

（蛟潭公社）

晚期视网膜母细胞瘤手术成功。

（蛟潭公社）

新针疗法治疗绝对性青光眼成功。

主穴：晴明、球后、健明。

配穴：印堂、大阳、合谷。

口服药：醋氮酰胺、地巴唑。

配合巩膜灼泸术。

（蛟潭公社）

耳针治疗化脓性扁桃体炎

穴位：轮二、三、四、五、六、每次选两穴、交替进针，每天针二次。一般两天症状消失、四天痊愈。治愈二例。

（三十一工程处医院）

256

耳 针 摧 产

取穴：腰推，肾皮质下（均为两侧）。

方法：取五分毫针直捻转进针，待产妇感到胀感后留针，如宫缩不强则加强刺激，反复捻转至宫缩规律而有力即可取针，若宫缩规律不强，则一直留针至分娩。

疗效：治疗二例，效果满意。

典型病例：韩梅菊，女，十八岁，南村大队，贫农，初产，妊娠足月，阵发性腹痛二天，胎儿不下而入院。检查宫口开大一指半，宫缩乏力，经用上法宫缩迅速加强且规则，宫口迅速开大，五小时后顺利分娩。

（蛟潭公社）

水针治疗慢性腰、腿痛

★药物：以百分之十葡萄糖注射为

257

1949

新 中 国
地方中草药
文 献 研 究
(1949—1979年)

1979

主，少数病人加维生素B_1注射液。

操作：用二十毫升注射器及六号针头（肌肉很厚的部位，如臀部可用封闭针头），在选好的点上（以感到酸、麻、胀、痛最大的一点为准），针尖直达痛点，隔日一次。但避免药物注射到关节腔内，对年老体弱者，药量宜少，穴住宜少。

疗效：共治一零八例，治愈八十三例，好转十九例，无效六例。

（市人民卫生院）

水针疗法治腰扭伤

以百分之五至百分之十葡萄糖十毫升注射脊柱两旁压痛点。八天治愈。治愈八例。

（三十一工程处医院）

针刺"落○五"

取穴：食指、中指末节连线中点上一

258

横指便是。

主治：腹痛、牙痛、胃痛。

疗法：针刺"落〇五"穴，宜直刺或向上斜刺，约四至五分深。

疗效：共治五十四例，均能当即止痛，疗效达百分之八十。

典型病例：邵恩娥，胃溃疡，胃痛发作，针刺"落〇五"后，当即止痛。

（国营江西无线电厂卫生所）

针刺疗法治腰扭伤

取穴：阿是穴（双侧），委中（双侧）。

疗法：採取强刺激，留针二十分钟左右（根据具体情况酌减）。

典型病例：汪××，女性，五十岁，湘湖大队社员，腰部扭伤已七天不能起床，疼痛难忍，曾经多次中、西医治疗，不见改善，经用上法针刺二次后，能起床行走，

252

1949

新 中 国
地 方 中 草 药
文 献 研 究
(1949—1979年)

1979

疼痛大减。

（南安公社）

割脂埋线治疗慢性气管炎

穴位：膻中、大椎。

操作：1. 常规消毒。

2. ○○号羊肠线、三角缝合针，从膻中左侧半寸处进针由右侧半寸处出针，剪断羊肠线，线头埋入皮下，盖上消毒棉球，胶布固住。

病例：黄文贵，男，三十八岁、住九龙山茶场陈家坂，患慢性气管炎，咳嗽多年，曾经中西药治疗多次未愈，用此法立即见效，至今未复发。

（九龙山茶場）

埋线疗法治胃
及十二指肠溃疡

穴位：胃俞透脾俞（双侧），中腕透上

260

腕。〇〇号羊肠线以三角针穿刺、线头埋入皮下，盖上消毒棉球，胶布固紧即可。

病例：王永成，男，二十四岁，安徽祁门历口公社社员，患胃溃疡三年，经常疼痛，经本法治疗后，不再疼痛，食欲增加，全身舒服。

（九龙山茶场）

拔火罐治急性乳腺炎

取穴：背部五至十三胸椎。心俞至三焦俞（经外奇穴，骑竹马）。

操作：以拔火罐于患者背部穴位上下移动，至皮肤红紫为止，在拔之前先用三棱针点刺或梅花针轻刺穴位，然而再拔之。一日一次。

病例：患者冯先妹，乳房硬结潮红、肿胀、疼痛，畏寒、发热三十九度，诊断早

261

1949

新 中 国
地方中草药
文 献 研 究
(1949—1979年)

1979

期乳腺炎，经拔火罐一次即癒。半年来共治二十余例，全部痊癒。

（国营江西无线电厂卫生所）

在患侧乳房相对称的背部，薄涂一层凡士林或其它油类，用百分之九十五酒精棉球点燃放罐中，乘热盖于拔之部位。

疗效满意，有的拔一次就能见效。

典型病例：张爱丽，女性，成人，九龙山茶场杨家坂分场职工，患者右乳红肿疼痛，发热，局部有硬块二天来场求诊。经上法理疗，红肿逐渐消失，硬块消散而癒。

（九龙山茶场）

针灸治腮腺炎

穴位：医风、合谷。

每天针一次，三至四次即癒。

针灸治癒二十五例。

（三十一工程处医院）

262

颈神经性皮炎综合治疗

梅花针和癣湿药羔（华陀药羔）综合治疗。

疗法：局部用千分之一新洁而灭溶液消毒皮肤，再用梅花针密刺放血后，再用千分之一新洁而灭湿敷三至五分钟，局部涂癣湿药羔(内加少量黄升丹)，每日一次，连刺十天。共治十例均愈，近一年观察均未复发。

病例：患者杨永康，颈部患神经性皮炎八年，曾于南京、上海等地治疗未好，经用上法治愈，一年未发。

（国营江西无线电厂卫生所）

中草药结合治疗链霉素中毒性耳聋

方药：地丁草一两，金银花一两，天

263

1949

新　中　国
地方中草药
文　献　研　究
(1949—1979年)

1979

葵（根）五錢，黄芩五錢，柴胡三錢，九节菖蒲三錢。

水煎取浓汁一碗，每剂煎服两次。

针灸：毫针刺"耳门"、"听宫"、"翳风"三穴，深刺二寸，速刺不留针。

反应：治疗五至十次会出现耳鸣现象，这是有效的兆象，针刺时耳內有触电感。

施治十五次，听觉恢复正常。

病例：程珍珠，女，三十三，住本市中山路1217号，因分娩而得产褥热，败血症，经使用大量链霉素，而产生中毒性的耳聋，败血症，使用上药六剂，热大降，十剂后热退清，出现耳鸣，针灸辅治，施治十五次后，诸症全退，听觉渐渐恢复正常。

（人民中医院）

264

土方草药治疗

二十六天尿潴留症

处方：鲜葱半斤，窑砖一块。

制法：将葱打烂，作成月饼状，将窑砖放在木炭火上烧红，用醋淬熄。

用法：将葱饼敷在患者腹部脐下三寸"关元"穴，急以制好的窑砖放在葱饼上。患者腹部有温热感，蚁走感，并感到舒适。

辅助治疗：白腊子(树叶)、马尾松针各半斤，煎汤内服，外用毫针刺"三阴交"穴，"涌泉"穴，深刺，重提，不留针。施治一至三次即愈。

病例：程六弟，女，三十二岁，住本市方井头三十六号。患者今年元月在市人民卫生院妇产科住院分娩，因难产之后而

1949

新 中 国
地 方 中 草 药
文 献 研 究
(1949—1979年)

1979

致不能排尿，经用中、西药物，针灸理疗二十余天均不能取效。我院诊断为尿潴留、尿无力症，按上方法使用三次，完全治愈。

（人民中医院）

土法综合治疗阑尾炎

方法：

1.大青叶一两，水煎分二次服；食盐两斤，炒热后布包，放痛点处，持续热敷。

2.针刺穴位：足三里、兰尾穴、关元、中极、天枢、每天针二次。

主治：急性兰尾炎

疗效：共治疗十例，均痊愈。

病例：程××，男，三十六岁，本单位职工，于七〇年五月十六日右下腹疼痛

266

一天，入院体温三十七度九，白血球一万零七百，中性百分之八十二，诊断兰尾炎，经用大青叶一两，水煎内服，炒盐放痛点热敷，第二天体温正常，腹痛减轻，共治疗六天，腹痛消失，痊愈出院。

（三十一工程处医院）

附：技术革新

自力更生，土法上马，自制木质压片机。自制酒精喷灯。

（江村公社）

走中、西医结合道路，制造"六、二六"治疗机。

（市人民卫生院）

破除迷信，解放思想，自己设计制造草药切药机，船氏及旋式研药机成功。

（市药材公司）

高举毛泽东思想伟大红旗，走自力更生道路，自己设计制造脚踏式压片机成功。

（竟成公社）

267

1949

新 中 国
地 方 中 草 药
文 献 研 究
(1949—1979年)

1979

走自力更生道路，自制"电兴奋"治
疗机成功。

（江西无线电厂卫生所）

268

制剂篇

· 白 页 ·

卫生局蛇研小组制剂

景德镇蛇药散一号。主治：各种毒蛇咬伤。

卫生局皮肤病组制剂

止痒酊一号：百部一两半，薄荷叶五钱，艾叶五钱，百分之五十酒精五百毫升。主治：各种搔痒性皮肤炎。

健肤汤：苦参一两半，桂枝一两半，蝉衣七钱，何首乌一两半，金银花七钱，甘草二两半，麻黄一两半，艾叶七钱，枫球一两半，薄荷叶七钱，常水五千毫升。主治：急、慢性寻麻疹，皮炎，湿疹，牛皮癣。

清凉膏：石灰水（1：1）一百毫升，木子油三百毫升，冰片二钱。主治：水、火

269

1949

新 中 国
地 方 中 草 药
文 献 研 究
（1949—1979年）

1979

烫伤，各种急性皮炎，虫咬皮炎。

湿疹泥剂：甘草粉一两，明凡三錢，氧化锌一百六十克，凡士林三百克。主治：急性湿疹，皮炎。

地龙注射液：广地龙一千克。主治：各种过敏性皮肤病。

羊蹄汁：羊蹄草适量。主治：皮肤癣症。

乌梅湯：乌梅七个，"681"粉五十克，常水二百五十毫升。主治：各种皮肤良性肿瘤。

头癣药水：松香一两，火柴合（灰）二錢，百分之七十五酒精三百毫升。主治：头癣。

头癣奇效膏：黄连、花椒、红腊各等分。主治：头癣。

头癣药膏：禾草灰一两，明凡三錢，木子油一百毫升，凡士林五十克。主治：头癣。

硫黄软膏：硫黄十克，凡士林一百九

270

十克。主治：头癣及各种癣症。

头癣剥脱剂：雄黄一斤，生石灰四斤，常水适量。主治：头癣。

博落回醋浸液：博落回根、茎适量，陈醋适量。主治：足癣。

婴儿湿疹油膏：青黛五錢，蓖麻油或麻油二百毫升，炉甘石二两，冰片一錢，凡士林二百二十克。主治：婴儿湿疹。

消炎膏一号：藤黄一两，硫桐脂二两，凡士林四百克。主治：各种化脓性皮肤病。

鸡疣散：石灰五錢，明凡五錢，鸭胆子（仁）五錢，半夏一錢半。主治：鸡眼、寻常疣。

白癜风药水：补骨脂二两，百分之七十五酒精五百毫升。主治：白癜风。

斑蝥酊：斑蝥二錢，百分之七十五酒精二百毫升。主治斑秃。

神经性皮炎药水：苦参二两，川乌五錢，水五百毫升。主治神经性皮炎。

271

1949

新 中 国
地 方 中 草 药
文 献 研 究
(1949—1979年)

1979

鸦胆子酊：鸦胆子五两，百分之七十五酒精五百毫升。主治：扁平疣。

人民卫生院制剂

针剂部分

葡萄糖氯化钠注射液

葡萄糖等渗注射液

氯化钠注射液

葡萄糖高渗注射液

普鲁卡因注射液

百分之五十葡萄糖注射液

鱼腥草注射液

抗炎一号注射液

万世竹注射液

辣蓼注射液

柴胡注射液

七叶一枝花注射液

九节枫注射液

272

金银花注射液

复方肾炎注射液

地龙注射液

筋骨草注射剂

七〇一注射剂

海金砂注射剂

散剂部分

牙痛灵	主治：牙痛
龙衣散	主治：牙痛
活良散	主治：胃炎
白带散	主治：白带
菁良散	主治：胃痛
普云散	主治：胃痛
台乌散	主治：胃痛
胃痛散一号	主治：胃病
胃痛散二号	主治：胃病
天葵散	主治：高热
桃花散	主治：湿疹
癌 散	主治：癌症
止血一号	主治：止血

273

1949

新 中 国
地 方 中 草 药
文 献 研 究
(1949—1979年)

1979

止血二号	主治：止血
止血三号	主治：止血
接骨散	主治：接骨
69——3胃散	主治：胃病
抗炎散	主治：消炎
止崩散	主治：血崩

丸剂部分

三香止痛丸

五一丸

辣蓼胶囊

阿魏丸

合剂部分

百部合剂

流脑合剂一号：野菊花、大青叶。

流脑合剂二号

抗菌一号：金银花、连召、菊花、板兰根。

主治：肠道感染

抗菌二号：蒲公英、犁头草、天葵。

主治：小儿高热

274

抗菌三号：大青、天葵。

主治：高热、感冒。

消炎一号：枇杷叶五钱，四季青一两，竹叶麦冬一钱五分。

主治：呼吸道感染

消炎二号：四季青、金银花、淡竹叶。

主治：各种炎症

消炎三号：大青叶、银花藤、野薄荷。

主治：小儿发热

抗炎合剂：大青叶、鱼腥草。

主治：高热

抗癌合剂一号：龙葵、牛支莲各一两。

主治：肺癌、子宫癌。

抗癌合剂二号：龙葵、夏枯草、蚤休、白英、黄药子。

主治：肺癌、子宫癌。

抗癌四号

抗癌五号

抗肝癌合剂一号：龙葵、白英。

主治：肝癌

275

1949

新　中　国
地方中草药
文　献　研　究
(1949—1979年)

1979

抗肝癌合剂二号：地耳草、茵陈、蛇莓。

主治：肝癌

肺炎合剂一号：接骨金粟兰、筋骨草。

主治：大叶性肺炎

肺炎合剂二号：虎耳草、海金砂、瓜子金。

主治：大叶性肺炎

大叶性肺炎合剂：鱼腥草、银花、大青叶、黄芩。

主治：大叶性肺炎

关节炎一号：枫荷梨、牛夕、桂枝、大活血。

主治：风湿性关节炎

关节炎二号：枫荷梨、大活血。

主治：风湿性关节炎

关节炎三号：拔萎、瓜子金、小酒。

主治：风湿性关节炎

关节炎四号：枫荷梨、小活血、大叶麻连、陆英。

276

主治：风湿性关节炎

活血湯：茜草

主治：跌打损伤

跌打损伤一号：陆英、石胡荽、雪见草、金樱子、虎刺、倒挂刺。

主治：外伤。

跌打损伤二号：马兰

主治：跌打损伤

肾盂肾炎合剂：海金砂、金钱草、马兰、车前草。

主治：肾盂肾炎。

肾炎合剂：益母草、大青叶、车前草。

主治：肾盂肾炎。

利尿合剂一号：车前草、猪殃殃。

主治：各种浮肿

利尿合剂二号：木通、茯苓、泽兰。

主治：各种浮肿

肝炎合剂一号：金钱草、山楂根、马兰、野波菜、马鞭草。

主治：急性黄疸性肝炎

277

1949

新 中 国
地方中草药
文 献 研 究
(1949—1979年)

1979

肝炎合剂二号：车前草、夏枯草、马兰、石胡荽。

主治：肝硬化腹水

肝硬化合剂：腹水草、乌药。

主治：肝硬化

肠道药一号：鸭跖草、辣蓼、马鞭草。

主治：细菌性痢疾

菌痢合剂：绿茶、生姜、红糖。

兰尾液：白花蛇舌草

主治：肠炎、兰尾炎。

５１６液：筋骨草

消化合剂：焦山楂、麦冬。

主治：消化不良

消化二号：山楂根、马鞭草。

主治：消化不良

消化溶：乌药

主治：胃痛、消化不良。

止血剂：大蓟、雪见草。

止血一号：紫金标

止血二号：雪见草

278

胆道蛔虫合剂：苦楝树二层皮

柴胡合剂　　　　　主治：感冒

细辛合剂　　　　　主治：上感

地龙合剂　　　　　主治：腮腺炎

调经液

主治：产后出血，月经不调。

糖浆部分

肿节枫糖浆

主治：肺炎、关节炎。

苦楝皮糖浆　　　　主治：驱蛔

枫荷梨糖浆　　　　主治：关节炎

药酒部分

枫荷梨药酒：枫荷梨、川牛夕、大血藤、桂枝。

主治：关节炎

药膏部分

大蓟软羔　　　　　主治：初起疖肿

毛鸡公羔　　　　　主治：止血

土大黄软羔

主治：消炎、生肌。

279

1949
新 中 国
地方中草药
文 献 研 究
(1949—1979年)
1979

烧伤软羔：鳝鱼、冰片、小麻油。

主治：灼伤

百分之五金黄软羔　　主治：疮疖

烫伤羔

消肿羔

芙菊羔

百分之十五桉叶消毒液

主治：外用消毒

忍冬洗剂　　　　　　主治：皮肤感染

桐子花液　　　　　　主治：烫伤

白及液　　　　　　　主治：下肢溃疡

癣药水　　　　　　　主治：癣症

烫伤油　　　　　　　主治：烫伤

人民中医院制剂

紫金标接骨丹

紫金标液

紫金标蒸剂

枫荷梨复方

280

枫荷梨酊剂

枫荷梨合剂

牙科消炎合剂

消炎合剂二号

主治：牙痛、扭伤、红肿。

肾盂肾炎合剂

解表合剂

解毒合剂

驱虫糖浆

止血糖浆

主治：肠胃道出血、咳血、咯血。

景德镇蛇药三号片剂

景德镇蛇药三号散剂

药材公司制剂

针剂部分

肿节枫注射液

主治：高热、关节炎、口腔炎。

十大功劳注射液　主治：菌痢

281

1949
新中国
地方中草药
文献研究
(1949—1979年)
1979

紫金标注射液　　　　主治：内出血

半支莲注射液　　　　主治：炎症

一见喜注射液

主治：多种传染病继发性感染，肺炎、菌痢、感冒、扁桃腺炎、肝炎。

散剂部分

肥儿疳积散　　　　主治：疳积

止血粉：白及、白芷、紫薇。

主治：外出血

金黄散　　　　　　主治：疖毒初起

治伤散　　　　　　主治：外伤

丸剂部分

定喘丸

主治：支气管哮喘

良附丸　　　　　　主治：胃病

香连丸　　　　　　主治：赤白痢

香砂积术丸　　　　主治：胃痛

清热解毒丸

主治：菌痢、急性肠炎、咽喉炎、扁桃腺炎、感冒、高热等症。

282

如意丸

主治：小儿发热、惊风、气促。

甘露消毒丸

主治：高热、胸闷、咽痛。

水剂部分

一见喜合剂　　　　　主治：高血压

过敏性皮炎合剂

主治：过敏性皮炎

关节炎一号

主治：风湿关节炎

关节炎二号

主治：风湿性关节炎

感冒合剂　　　　　主治：上感

消炎合剂一号

消炎合剂二号

消炎合剂三号

糖浆部分

驱蛔灵糖浆　　　　主治：驱蛔

复方枇杷叶糖浆　　主治：支气管炎

膏剂部分

1949

新 中 国
地 方 中 草 药
文 献 研 究
(1949—1979年)

1979

益母草羔

主治：月经不调、产后腹痛。

益母草羔　　　　　　　主治：疮疖

火烫羔　　　　　　　　主治：灼伤

消炎膏　　　　　　　　主治：疖肿

定痛火烫膏　　　　　　主治：灼伤

玉红膏　　　　　　　　主治：疖肿

三花消炎膏

主治：疮、疖，蚊、虫咬。

药酒部分

黄药子酒　　　　　　　主治：癌症

31工程处医院制剂

针剂部分

葡萄糖氯化钠注射剂

氯化钠注射剂

葡萄糖注射液

林格氏注射液

散剂部分

284

蚤休粉　　　　　　　主治：腮腺炎

白及粉

主治：肺结核吐血

三升丹　　　　　　　主治：牛皮癣

止血散　　　　　　　主治：刀伤出血

金黄散　　　　　　　主治：湿疹

丸剂部分

灵芝丸　　　　　　　主治：神经衰弱

银翘丸　　　　　　　主治：上感

槐角丸　　　　　　　主治：痔疮

乌米丸　　　　　　　主治：肠炎

合剂部分

良乌合剂　　　　　　主治：胃寒痛

银蒲合剂

主治：抗菌、消炎。

常山合剂　　　　　　主治：疟疾

梅竹合剂　　　　　　主治：肠炎、菌痢。

百冬合剂

主治：咳嗽、气管炎。

285

1949

新 中 国
地方中草药
文 献 研 究
(1949—1979年)

1979

糖浆部分

苦楝糖浆　　　　　主治：驱蛔虫

枫荷梨糖浆

主治：风湿性关节炎

八九七厂卫生所制剂

止血粉一号　　　　主治：外伤出血

止血粉二号　　　　主治：外伤出血

紫草油　　　　　　主治：水、火烫

伤

建国瓷厂卫生所制剂

止血散

主治：各种外伤出血

花连散　　　　　　主治：腮腺炎

伤风合剂　　　　　主治：上感

感冒汤　　　　　　主治：感冒

风湿酒

286

主治：风湿性关节痛

解毒搽剂

主治：各种毒虫咬伤

黄药子膏　　　　　主治：癌症

红旗瓷厂卫生所制剂

止血散一至十号　　主治：止血
小儿消炎散　　　　主治：小儿炎症
伤科全身丹　　　　主治：跌打损伤
舒肺止嗽丸　　　　主治：止嗽理肺

为民瓷厂卫生所制剂

止疼散剂：马蹄香、青木香、高良姜。各研粉末。主治：胃疼、腹疼、闭沙。

寒心花软膏：寒心花、凡士林。

主治：消炎

感冒合剂　　　　　主治：感冒

鱼腥草水剂

1949

新 中 国
地 方 中 草 药
文 献 研 究
(1949—1979年)

1979

主治：小儿支气管哮喘

宇宙瓷厂卫生所制剂

胃痛散　　　　　　　　主治：胃痛

跌打损伤散：白术、肉桂、然铜、生川乌、茜草、防风、细辛、生草乌、羌活、三棱、生半夏。

主治：全身跌打损伤

消炎止痛散：七叶一枝花、八角连、四叶对。将上药研末，以酒调敷。

主治：指头炎、脓肿

牙痛散　　　　　　　　主治：牙痛

止血散一至六号　　　　主治：止血

乳腺炎散剂　　　　　　主治：乳腺炎

喉炎散　　　　　　　　主治：喉炎

神经性皮炎药水

主治：神经性皮炎

黄药子软膏　　　　　　主治：癌症

芦甘石软膏　　　　　　主治：湿疹

288

布膏药：生川乌、南星、半夏、公丁香、广丹各四錢，麻油半斤。

主治：跌打损伤

新华瓷厂卫生所制剂

刀伤止血粉：

蛇药散：大蒿(根)、十大功劳、土大黄、半边莲、淡竹叶、野菊花、瓜子金、七叶一枝花、旱莲草、八角莲、共研细末。每服一至二錢，三小时服一次。

天南星、六月雪、见肿消、鱼腥草，各用鲜品捣烂敷伤口。

外洗草药：野菊花、贯众根。水煎溫涼后外洗。　　　主治：毒蛇咬伤

关节散：金荞麦、锈花针、大活血、伸筋草、八角枫、硃红藤、石菖蒲、五加皮、枫荷梨、土牛夕各等分共研末。每服二至三錢，米酒糟燉服。

外敷草药：五月艾叶炒热用白酒擂烂

289

1949
新中国
地方中草药
文献研究
(1949—1979年)
1979

敷于关节处。

主治：关节炎

中暑散：马蹄香、石菖蒲，研细末溫开水送服，每次一至二錢。　主治：中暑

肾炎合剂：冬瓜皮、海金沙、樟树根皮、大叶破铜錢、车前草。　主治：肾炎

止咳合剂：竹叶麦冬、车前草、大叶破铜錢、枇杷叶、百部、麻黄、黄精。

主治：止咳、祛痰、润肺定喘。

电瓷厂卫生所制剂

胃痛散	主治：胃痛
腰痛散	主治：腰痛
头痛粉	主治：头痛
牙痛散	主治：牙痛
紫金标 止血粉	主治：外伤出血
止血粉	主治：外伤出血
跌伤散	主治：跌打损伤
生肌散	

290

主治：皮肤感染收口

止血丹　　　　　　主治：外伤出血

外用敷药　　　　　主治：疮疖

鹅 湖 公 社 制 剂

消炎散：半边莲。菊花

主治：肠胃道感染、皮肤感染。

溃疡散

跌打丸：白茅、大活血、雪见草、牛膝、土三七、炒乌药。

主治：跌打损伤。

抗痢合剂：筋骨草、辣蓼草、马齿苋。

主治：痢疾

消炎一号：筋骨草　主治：多种炎症

消炎二号

益母草液

主治：月经不调，产后出血，痛经。

鱼岭素　　　　　　主治：灼伤

祛风糖浆：枫荷梨、大血藤、牛膝、

291

1949

新中国
地方中草药
文献研究
(1949—1979年)

1979

过风藤、桂枝、勾廷根。

主治：风湿痛、跌打损伤。

镇咳糖浆：百部、桔梗、天门冬、半夏。 主治：风寒咳嗽

抗癌酒

主治：肠癌、胃癌、子宫癌。

鹅不食草滴鼻液

葡萄糖注射液

葡萄糖等渗注射液

葡萄糖氯化钠注射液

生理盐水

注射用水

莲菊软膏

天黄软膏

庄湾公社制剂

止血药

烫伤散剂

松花散剂

292

定痛散

一号退热散

二号退热散

治伤散一号：半枫荷、黄柏、大活血、过风藤、八棱麻、锈花针。

主治：风湿痛、跌打损伤。

治伤散二号：马蹄香

主治：跌打损伤、风湿痛。

七〇六蛇药二号

主治：五步龙咬伤

一号胃痛散：炒台乌一錢，青木香一錢，高良姜二錢。　　主治：胃痛

止泻散：白马骨、鸡瓜莲。

主治：小儿腹泻

解毒散：七叶一枝花、八角莲、耳叶牛皮硝、野黄花、骨碎补、石菖蒲、过山龙、马蹄香。　　　　主治：各种毒肿

腮腺炎散：莫芋六錢、大黄二錢。

主治：腮腺炎。

胃痛片：青木香、黄荆叶。

293

1949

新 中 国
地 方 中 草 药
文 献 研 究
(1949—1979年)

1979

主治：疝气，胃痛、腹胀痛。

跌打片

地胡椒蒸剂　　　　　主治：疟疾

夏枯草煎剂　　　　　主治：高血压

白头翁煎剂

主治：菌痢，肠炎。

白喉煎剂：土牛夕　　主治：白喉

仙鹤草汤　　　　　　主治：水、火烫伤

疳积汤　　　　　　　主治：小儿疳积

车前草汤

主治：小便不利，尿血。

土大黄合剂：土大黄、生草同、血竹
管。　　　　　　　　主治：蛇咬伤

腹痛合剂：紫金牛三两，凤尾草二
两，紫苏叶一两。　　主治：产后腹痛

墨汁草合剂：旱莲草、仙鹤草。

主治：咯血、呕血、鼻出血。

绝育合剂：棕树根一两，三白草三
钱，紫石英六钱。　　功能：绝育

抗疟合剂：辣椒叶、七叶常山。

294

主治：疟疾

花椒合剂：山花椒二钱，马兰一钱，扁柏二钱，白毛根一钱，牛夕二钱，枇杷叶五分，栀子根一钱五分，山楂根二钱。

麦冬合剂：麦冬、白茅根。

主治：乳腺炎

滴耳药水：虎耳草　主治：中耳炎

耳炎药水：田螺、冰片。

主治：中耳炎

益母糖浆：益母草

主治：月经不调，产后腹痛。

牛枫荷糖浆：牛枫荷一斤，土木香三两，土牛夕五两，大血藤五两，爬山虎五两。

主治：风湿关节炎，风湿性腰痛。

益母草膏：益母草十斤，紫金牛五两。

主治：月经不调，闭经，产后出血，产后腹痛。

止疟膏：毛茛、茅膏菜、凡士林。

主治：疟疾

295

1949
新 中 国
地 方 中 草 药
文 献 研 究
(1949—1979年)
1979

紫色软交：蛇泡、凡士林。

主治：带状泡疹

瑶 里 公 社 制 剂

小儿退热散

主治：小儿高热惊厥

七〇——止血粉

主治：动、静脉出血

止泻散一号

止泻散二号

主治：肠炎。

退热散	主治：消炎、解热。
疳积散	主治：疳积
石韦粉	主治：止血
胃痛散	主治：胃痛
复方胃痛丸	主治：胃痛

抗菌一号注射液

板兰根注射液

抗菌二号注射液

296

抗菌三号注射液
火烫药

蛟 潭 公 社 制 剂

胃痛粉　　　　　　主治：胃病
一号蛇药合剂　　　主治：蛇伤
枫荷梨合剂
主治：风湿关节炎
香港脚药水　　　　主治：香港脚
七叶一枝花针剂
八角莲针剂
黄独针剂
鱼腥草针剂

三 龙 公 社 制 剂

止血散　　　　　　主治：外伤出血
胃痛散：乌贼骨、甘草、高良姜、佛
手片、广木香。　　主治：胃痛

297

1949

新 中 国
地 方 中 草 药
文 献 研 究
(1949—1979年)

1979

祛风止痛剂：松针、芥菜子、茜草。

主治：关节炎，腰、腿痛。

肝炎合剂：胡颓子、阴行草。

消炎糖浆：大青、海金砂、茜草、野菊花、凤尾草。　　主治：多种炎症

消炎搽剂

湿疹搽剂

水火烫伤搽剂

复方消炎软膏

红 沅 公 社 制 剂

七〇六一止血粉　　主治：动脉出血

七〇六二止血粉　　主治：刀伤出血

二号疯伤散

主治：扭伤、跌打损伤、疯湿痛。

一香散

头癣散　　　　　主治：头癣

胃痛散　　　　　主治：胃痛

乌樟定痛散　　　主治：胃病

298

止痢散　　　　　　主治：痢疾

感冒散

主治：感冒。

通关散

主治：感冒，鼻炎。

乌香定痛散

主治：关节痛、虫积腹痛、胃痛。

前胡散　　　　　　主治：腮腺炎

五香散

主治：皮肤感染、疖肿。

疳积丸　　　　　　主治：疳积

益母丸

主治：月经不调，产后腹痛。

定痢丸

一号消炎汤

主治：流脑，乙脑，肝炎，气管炎。

二号消炎汤

百咳合剂

驱蛔糖浆

火烫膏：海金砂（藤叶）、麻油。

299

1949
新 中 国
地 方 中 草 药
文 献 研 究
(1949—1979年)
1979

七〇六三止血膏：松香、杏仁、蓖麻、铜绿。

主治：动脉出血、防破伤风。

疯湿膏：松树二层皮、麦冬、土别、韭菜根、桑白皮、关公须、、柞树根皮。

主治：跌打、疯湿骨痛。

千尾消炎膏：天葵、乌韭。

主治：疗毒、疖肿。

治痛膏：蜂蜜、凡士林。

主治：痛

消肿膏

主治：疖、肿、疔、毒。

黄独膏　　　　　　主治：疖肿

罗 家 农 场 制 剂

消肿止痛散：半夏、陆英、南星。

主治：肿毒

消炎一号：六月雪　主治：肿、疖。

300

消炎二号：石蒜

主治：大面积红肿、疖。

消炎三号：蚤休　　主治：疖、肿。

拔毒膏：南星　　　主治：痈，疮。

皮肤膏：卫矛

主治：过敏性皮炎

紫金标粉

治伤散

蛇伤散

胃痛散

腰痛散

止红散

肝炎散

活血粉

乌子树粉

三香散

骨痛粉

疳积散

牙痛水

肿疖搽剂

301

1949

新中国
地方中草药
文献研究
(1949—1979年)

1979

红卫公社制剂

针剂部分

黄连素针剂

复方七叶一枝花针剂

抗蛇毒针剂

万年令针剂

八角莲针剂

石子莲针剂

复方瓜子金针剂

杜仲针剂

乌药注射液

蒲公英注射液

黄药子注射液

黄苓注射剂

当归注射剂

延胡索注射剂

天葵注射剂

红花注射剂

302

防风注射剂

车前草注射剂

草乌注射剂

金银花注射剂

马鞭草注射剂

威灵仙注射剂

复方青木香注射剂

丸剂部分

景德镇蛇药二号丸

枫荷梨丸

跌打丸

疯湿丸

百日咳丸

散剂部分

景德镇蛇药二号散

全身丹一号

全身丹二号

全身丹三号

全身丹四号

全身丹五号

1949

新 中 国
地 方 中 草 药
文 献 研 究
(1949—1979年)

1979

石子莲散

复方水母鸡止血粉

痢疾散

内服消炎散

通关散

虎渣止血粉

复方万年令

腰痛散

青黄头痛散

源港止血粉

口服癌毒散

复方玄胡散

癌毒散

水剂部分

肝炎汤

咽咽消炎汤

感冒合剂

消炎煎剂

小儿退热净

复方灵芝菇

304

1949
新 中 国
地 方 中 草 药
文 献 研 究
(1949—1979年)
1979

消肿软膏

八角莲软膏

八黄软膏

峙 滩 公 社 制 剂

复方胃痛散一号：高良姜、土木香。

主治：胃寒痛

复方胃痛散二号：七叶一枝花、青木香。

主治：胃热痛，急性胃炎。

鱼腥草粉

主治：肺结核吐血

大蓟粉

主治：咳血、便血、吐血、妇科出血。

万世竹粉

主治：毒蛇咬伤，胃痛，肿毒。

紫背天葵外敷散剂　　主治：疖、疔。

感冒合　　　　　　　主治：流感

牙痛水　　　　　　　主治：牙痛

306

羊蹄酊　　　　　　　　主治：癣

百部糖浆

主治：肺痨咳嗽，驱虫。

肺形草止咳糖浆

主治：肺热咳嗽、支气管炎。

疯湿药酒

主治：疯湿痛、疯湿性关节炎。

红孩儿药酒

主治：跌打损伤，关节炎，贫血。

中耳炎滴剂

湿疹软膏：枯凡、熟石膏、雄黄、冰片。

密陀僧油膏　　　　　　主治：下肢溃疡

百分之二十大蓟软膏

万世竹软膏　　　　　　主治：无名肿毒

兴 田 公 社 制 剂

止血粉：大黄、石灰、桐油。

主治：外伤止血

复方胃痛丸　　　　　　主治：胃病

307

1949
新　中　国
地 方 中 草 药
文 献 研 究
(1949—1979年)
1979

伤科交药：当归、黄芪、川芎、豆豉、川军、生地、白芷、苍术、肉桂、川乌各二两四钱，山茶、升麻、吴萸、麻黄、细辛、良姜、红花各二两，草乌、赤芍、防风、独活、首午、羌活各二两半，元寸、冰片适量。

江 村 公 社 制 剂

针剂部分

肿节枫注射液

主治：呼吸道、泌尿系统、皮肤等感染。

柴胡注射液

主治：上感，月经不调。

百分之二十五葡萄糖注射液。

611注射液　　　　主治：各种感染

复方三叉剑注射液：三叉剑、青木香杜衡、土木香。

主治：头痛，腹痛，消炎。

308

复方海金砂注射液：海金砂、天胡荽大青、抱石莲。

主治：泌尿系感染

马鞭草注射液

主治：乳腺炎，痢疾，喉炎。

地龙注射液

主治：气喘，半身不遂，惊风。

金银花注射液

主治：疖肿，疮毒。

鱼腥草注射液

主治：肺结核，蜂窝组组炎，肠炎。

白花夏枯草注射液

主治：多种细菌感染

黄连素注射液

主治：痢疾，外科感染。

黄连素粉：注射用水稀释溶解可作注射用。　　　　　　主治：肠道感染

徐长卿注射液

主治：消炎，解热，镇痛。

散剂部分

309

1949

新 中 国
地 方 中 草 药
文 献 研 究
(1949—1979年)

1979

复方胃痛散一号：黄荆子、牵牛子、陈皮、生石羔、干姜。　主治：胃寒痛

复方胃痛散二号：蚤休、菁木香。

主治：胃热痛

复方胃肠炎散：铁头芹、仙鹤草。

主治：胃、肠炎。

复方感冒散：铁头芹、矮脚茶、白茅根、天花粉、马蹄香。　主治：上感

复方芦皮散：野芦皮、杉树炭、松树油。

主治：出血，足癣。

复方胃痛散三号：大活血、辣蓼根。

主治：胃痛

小儿万应散：五梅花、凤尾草、深味草、鸡助草、白茅。　主治：小儿惊风

哮喘散：黄荆子、白糖引。

主治：哮喘

复方腮腺炎散：大青根、白花夏枯草。

主治：流行性腮腺炎。

310

止泻散：仙鹤草、凤尾草。

生肌拔毒散：桐油灰

主治：外伤感染，慢性溃疡。

五步龙蛇药

止血粉：腰花草。

主治：消炎，止血。

跌打粉：枫荷梨（树皮）主治：跌打损伤。

通便散：野菠菜　　主治：便秘

止痛散：青木香、石菖蒲、马蹄香、三叉剑。

主治：头痛、腹痛、胃痛。

外伤止血粉：蕨花、冰片。

主治：外伤出血

二味治伤散：蚤休、八角莲。

主治：跌打、风湿腰痛。

二味头痛散：凤尾草、马蹄香。

主治：风寒头痛。

丸剂部分

止痛丸：防杞、白马骨、杜衡。

311

1949

新　中　国
地 方 中 草 药
文 献 研 究
(1949—1979年)

1979

主治：神经痛、平滑肌痉挛。

跌打丸一号：千年健、蒲公英、乌不宿、红絲毛根、土细辛、大活血、茜草、紫金牛、四叶对、蚤休。　　主治：跌打损伤

跌打丸二号：白马骨、全錢吊蛤蟆、三英雄、茜草、大血藤、陆英、牛膝。

主治：跌打损伤

片剂部分

肿节枫片

主治：呼吸道、外伤、感染，伤寒，痢疾。

徐长卿片

主治：腹痛、腰痛，跌打损伤，中暑。

青木香片

主治：感冒，胃肠道痉挛。

水剂部分

金錢草滴鼻液

主治：急性过敏性鼻炎

风湿液：白马骨、川贝母、当归、茜草、三英雄、陆英、杜仲、桂枝。

312

主治：风湿痛

局部止痛剂　　　主治：局部疼痛

乳腺炎药水　　　主治：乳腺炎

烫伤液　　　　　主治：水火烫伤

止痒水：地阳梅、狼萁。

主治：毒虫咬伤，无名搔痒。

糖浆部分

枇杷止咳糖浆：枇杷叶、陈皮、薄荷、蜂蜜。　　　　　　主治：一般咳嗽

柴胡糖浆

主治：发热，月经不调。

抗癌糖浆：龙葵、半枝莲、黄毛耳草、拨葜。

主治：胃癌、直肠癌、食道癌。

徐长卿糖浆

主治：腹痛、腰痛、牙痛，中毒。

肿节枫糖浆

主治：多种炎症

海金砂糖浆：海金砂、车前草、乌药、陈皮。

313

1949

新中国
地方中草药
文献研究
(1949—1979年)

1979

主治：急、慢性支气管炎，泌尿系统感染，胃痉挛。

枫荷梨糖浆：枫荷梨、大血藤、黄精。

主治：风湿关节炎，腰、腿痛。

白花夏枯草糖浆

主治：各种细菌性感染。

鱼精糖浆：鱼腥草、黄精。

主治：肺结核

大蓟流浸羔

主治：内脏出血、产后出血。

油剂部分

樟脑油　　　　　功用：杀虫

松节油　　　　　功用：舒筋活络

药膏部分

南星软膏：南星、蚤休。

主治：疔、痈、肿毒。

腮腺炎药膏：蚤休、天葵。

主治：腮腺炎，疔肿。

烫伤药膏：广石灰、麻油。

主治：灼伤

314

蚤休软膏　　　　　　主治：皮肤感染

犁头草软膏　　　　　主治：皮肤感染

湿疹膏：松树皮、牙硝、水银、鱼子黄、麻油。

主治：湿疹，下肢溃疡。

疖肿膏：木芙蓉、臭牡丹。

主治：皮肤感染

白花夏枯草软膏　　　主治：皮肤感染

西 湖 公 社 制 剂

感冒散：仙鹤草、细辛。

主治：上感

止血散　　　　　　　主治：内出血

肝炎散一号

肝炎散二号

西卫蛇药一号

西卫蛇药二号

腹痛散一号

腹痛散二号

315

1949
新中国
地方中草药
文献研究
(1949—1979年)
1979

急性肾炎散

参萝止痢散

乳腺炎散

跌打丸

疟疾水剂

呃逆水剂

营养不良水剂

乳腺炎水剂

中风合剂

骨髓炎合剂

流行性腮腺炎酊剂一号

流行性腮腺炎酊剂二号

青龙骨软膏

消炎止痛软膏

流行性腮腺炎油膏

跌打风损膏

九龙山茶场制剂

白翳散

316

止血散

釜底抽薪散

见肿消散

止咳合剂

蚤休搽剂

脱水软膏

荷仙菇软膏

南 安 公 社 制 剂

针剂部分

复方百部注射液：百部、白前。

主治：急性支气管炎

隔山香注射液

主治：止痛、退热，蛇伤。

筋骨草注射液

主治：各种炎症，化脓性疾病。

金银花注射液　　　　主治：清热解毒

黄药子注射液

主治：脓、肿、疖、痈。

317

1949

新 中 国
地 方 中 草 药
文 献 研 究
(1949—1979年)

1979

肿节枫注射液

主治：急性化脓性炎症，高热，风湿性关节炎。

地龙注射液

主治：皮肤痛，过敏性皮炎，精神分裂症。

鱼腥草注射液

主治：肺脓疡、肺炎。

大青叶注射液

主治：多种传染病

紫花地丁注射液

主治：多种化脓性疾病

白马骨注射液

主治：消炎退热，止咳、止血。

青木香注射液　　　主治：镇痛

注射用水

散剂部分

抗痨散

主治：肺痨、咯血。

六二六骨折散

318

主治：刀伤、骨折。

止痛散

主治：腹部疼痛。

止泻散　　　　　　主治：肠炎

止吐散　　　　　　主治：斑症呕吐

牙痛外敷散　　　　主治：牙疾

逐风散　　　　　　主治：半身不遂

蛇伤散一号：菁木香、天花粉、半边莲、南星、隔山香。　　主治：蛇伤

蛇伤散二号　　　　主治：蛇伤

蛇伤散三号　　　　主治：蛇伤

水火烫伤散　　　　主治：烧伤

复方消炎三号：大青、筋骨草、紫花地丁、菊花、人字草。　　主治：消炎退热

胃痛散：菁木香、台乌、威灵仙、冰片。

主治：胃溃疡、胃炎。

九一丹：尿浸石膏、昇丹。

主治：肿、毒。

消核散

319

1949

新 中 国
地 方 中 草 药
文 献 研 究
(1949—1979年)

1979

主治：疖肿、淋巴结核。

拔毒散：雄黄、昇丹。

主治：疖肿

生肌散：煅甘石、尿浸石膏、白蜡、冰片、广丹、象皮。　主治：生肌

六生散：生南星、生半夏、生白附、生川乌、生草乌、生山栀　主治：扭伤

冰硼散：灰黛、月石、薄荷、儿茶、人中白、黄柏。

主治：口腔炎、牙龈炎、牙痛。

北安消炎粉：大叶蛇泡勒、仙鹤草、冰片。

主治：消炎止血。

丸剂部分 ：

抗痨丸　　　　　主治：肺痨发热

痧斑丸　　　　　主治：痧斑

跌打丸

主治：风湿痛、跌打损伤。

复方消炎丸一号：大青叶、淡竹叶、青蒿、灯芯草。

320

主治：咽喉炎、扁桃腺炎。

复方消炎丸二号：土牛夕、双花、万年青、车前草、白前。

主治：喉炎，白喉，扁桃腺炎。

胃痛丸一号

主治：胃溃疡、慢性胃炎。

胃痛丸二号：七叶黄荆、香附、台乌、青木香、山渣。

主治：胃溃疡、胃炎。

复方首乌丸：何首乌、合欢皮。

主治：神经衰弱

止痢丸：乳汁草、人字草、车前草。

主治：肠炎、痢疾。

感冒片：大头陈、薄荷、土防丰、

主治：感冒

驱蛔丸：苦栋树皮、乌梅。

主治：驱蛔

调经丸：紫丹参、益母草、青蒿。

主治：月经不调

藿香正气丸　　主治：感冒，腹痛。

321

1949

新 中 国
地方中草药
文 献 研 究
(1949—1979年)

1979

跌打丸：骨碎补、芫花、威灵仙、乌药、大活血、钻骨龙。

主治：跌打损伤

清金润肺丸：白及、百部、桔梗、麦冬、山橡皮。

主治：止咳祛痰，咯血。

化食丸：金樱子、野山楂、薏仁米。

主治：消化不良

保和丸　　　　　主治：消化不良

止咳丸：白前、百部、桔梗、桔皮。

主治：止咳祛痰

蛇药丸　　　　主治：蛇伤

山橡皮胶丸。

主治：内、外伤出血。

水剂部分

桉叶液

膏剂部分

七叶一支花软膏

主治：痛、肿、疔、毒。

三花膏：金银花、野菊花、见肿消、

322

芙蓉花。　　　　　　　主治：疮毒

乌金膏：苍耳草、金银花、见肿消。

主治：痈、肿、疗、毒。

跌打损伤膏：川乌、草乌、肉桂、大活血、牛夕、桂枝、川芎、威灵仙。

主治：跌打损伤

竟成公社制剂

止血消炎粉：橡皮草、白川。

主治：动、静脉出血。

止血粉：白及、仙鹤草、紫薇。

主治：内、外出血。

退热散：抱石莲、碌砂根、鹅掌金星。

主治：小儿高热

胡连粉：胡黄莲、神曲、使君子、金马齿苋、鸡内金、芦会、花大白、焦山楂、银马齿苋、狗肝。

主治：消化不良、疳积。

三香粉：青木香、马蹄香、红木香、

323

1949

新 中 国
地方中草药
文 献 研 究
(1949—1979年)

1979

金荞麦。

　　主治：急、慢性肠炎

接骨丹

　　主治：扭伤、骨折。

烫伤合剂：桐油、石灰。

　　主治：烫伤。

腮腺炎合剂：板兰根、银花。

　　主治；腮腺炎

痢疾合剂：马齿苋、阴行草、仙鹤草。

　　主治：痢疾

上感合剂：白马骨、凤尾草、野菊花。

　　主治：上感

抗炎合剂　　　　　主治：炎症

黄药子软膏

　　主治：疮、疖、痈、肿。

鱼腥草软膏　　　　主治：疖肿

黄疸丸一号

　　主治：黄疸性肝炎，肝硬化。

黄疸丸二号　　　　主治：肝炎

注射用水

324

盐酸黄连素注射剂

葡萄糖注射液

枫树山林场制剂

消炎散

中暑散

火烫散

止血生肌散

止血粉

消炎退热散

生肌散

止泻散

牙痛水

风湿骨痛酒

消炎膏

消肿止痛膏

跌打损伤膏

新平公社制剂

溃疡散：青木香、姨婆柴。

325

1949

新 中 国
地 方 中 草 药
文 献 研 究
(1949—1979年)

1979

主治：胃、十二脂溃疡。

胃痛粉：耳叶牛皮消、杜衡。

主治：急、慢性胃痛。

荷仙姑散

主治：蛇伤，胃痛，斑痧。

马蹄香散

主治：中暑、胃痛。

天秤红散

主治：急、慢性肠炎。

刀伤止血散　　　　主治：刀伤止血

消炎合剂：马鞭草、筋骨草、白花蛇舌草。

主治：胃、肠道感染，肺炎。

感冒合剂：桑枝、大青叶、白前、白英。

主治：感冒

牙痛灵：车前草、灯芯草、白马骨、白糖引。

主治：牙痛

326